广州中医药大学特色创新教材

中医五运六气

主　编　古继红　黎敬波

副主编　王　斌

编　委（按姓氏汉语拼音排序）

古继红　洪俊彬　黄鸿凯　黎敬波

王　斌　张小虎　郑紫薇

科学出版社

北　京

内 容 简 介

本教材的基本内容包括七部分：第一章绪论，重点介绍五运六气学说的概念及沿革。第二章五运六气学说的天文、气象、环境科学基础，重点介绍与之相关的古代天文历法、古代气象学等方面的知识。第三章五运六气学说的基本内容，介绍五运六气的推演工具干支甲子，两者的基本概念及推演方法。第四章五运六气学说的预测意义和方法，分析运气学说预测气候、物候变化和疾病流行的意义和方法。第五章五运六气学说的临床应用及发挥，重点介绍五运六气学说与生理、病因病机、诊法、治则及制方用药的关系。第六章运气医案，精选历代有代表性的运气医案，并进行解读。第七章《内经》运气相关篇章选读。

本教材适用于中医药院校的中医、中西医结合等专业的学生使用，也可供临床中医师及中医科研工作者参考。

图书在版编目（CIP）数据

中医五运六气 / 古继红，黎敬波主编. —北京：科学出版社，2023.7
广州中医药大学特色创新教材
ISBN 978-7-03-076030-2

Ⅰ. ①中⋯　Ⅱ. ①古⋯ ②黎⋯　Ⅲ. ①运气（中医）–中医学院–教材
Ⅳ. ①R226

中国国家版本馆 CIP 数据核字（2023）第 134884 号

责任编辑：刘　亚　郭海燕 / 责任校对：宁辉彩
责任印制：徐晓晨 / 封面设计：蓝正设计

斜 学 出 版 社 出版

北京东黄城根北街 16 号
邮政编码：100717
http://www.sciencep.com

北京九州迅驰传媒文化有限公司印刷
科学出版社发行　各地新华书店经销

*

2023 年 7 月第　一　版　　开本：787×1092　1/16
2024 年 7 月第二次印刷　　印张：13 3/4
字数：322 000

定价：68.00 元
（如有印装质量问题，我社负责调换）

前　言

五运六气学说是在"天人相应"整体观指导下，从天地自然的运动变化角度探讨疾病发生发展的理论，其内容涉及古代天文、气象、历法、物候等多门学科，是中医理论体系的重要组成部分，为后世中医学病因病机理论，治则及用药原则的发展提供了理论基础，对中医临床辨治常见病、流行病及传染病有重要的指导价值。

五运六气学说渊源于《黄帝内经》(简称《内经》)，内经课程是中医本科教育的主干和必修课程，但五运六气学说并没有列入内经课程教学大纲范畴。教研室老一辈教师在多年的《内经》教学过程中积累了丰富的教学经验，也认识到五运六气学说对加强《内经》理论学习、提高学生中医学术素质有重要的指导作用。有鉴于此，2013年本教研室在学校的大力支持下，针对中医及相关专业本科生开设了中医运气学选修课程，教学过程中学生表现出浓厚的学习兴趣，之后本课程在长学制中医专业作为限选课也受到学生的欢迎。通过本课程的学习，能够使学生进一步理解中医的整体观思想，提高中医理论水平，拓宽中医学术视野，为临床辨证治疗提供更宽的思路，为今后临床工作打下坚实的基础。

《内经》五运六气学说的内容主要涉及《素问》的七篇大论及二个遗篇，这几篇经文文辞简朴，内容深奥，不容易理解其内涵及学术思想。而且本校开设的针对长学制中医专业的限选课，以及面向全校各专业开设的选修课中医运气学教学时数、教学目的和教学内容各不相同，因而教学过程中教材以教师自编教案为主，为了更有针对性地开展本课程的教学，提高教学质量、保证教学效果，我们总结近年来的教学经验，编写了这本适合各层次、各专业学生学习的运气学教材。

本教材的基本内容包括七部分：第一章绪论，重点介绍五运六气学说的概念及沿革。第二章五运六气学说的天文、气象、环境科学基础，重点介绍与之相关的古代天文历法、古代气象学等方面的知识。第三章五运六气学说的基本内容，介绍五运六气的推演工具干支甲子，两者的基本概念及推演方法。第四章五运六气学说的预测意义和方法，本章结合运气七篇的相关原文，分析运气学说预测气候、物候变化和疾病流行的意义和方法，便于正本清源，更好地理解渊源于《内经》的五运六气学说。第五章五运六气学说的临床应用及发挥，重点介绍五运六气学说与生理、病因病机、诊法、治则及制方用药的关系，并将《内经》有关运气医理贯穿其中，在此基础上拓展后世医家的观点，说明运气学说对后世临床的指导作用。第六章运气医案，精选历代有代表性的运气医案，并进行解读。第七章《内经》运气相关篇章选读。

　　党的二十大报告强调"传承中华优秀传统文化",本教材的编写以此为出发点,汲取运气学说的医学思想和文化精髓,以培养学生中医学术素质、开阔学术视野为目标,充分体现中医运气学理论精华,同时注重培养学生自学能力,力求用简明易懂的现代文字和语言表述运气理论的基本学术思想及其应用,在继承的前提下揭示运气学说的合理内涵。

　　由于开课时间不长,教学经验有待积累和提高,本教材的编写不足之处在所难免,在今后的应用过程中,我们将不断总结,发现问题及时修正;同时也希望有关专家提出宝贵意见,以便今后进一步修订。

　　本教材在编写过程中,得到学校教务处的大力支持,在此表示衷心的感谢。

编委会

2022 年 10 月

目　录

第一章　绪　论

五运六气学说是中医学理论体系的重要组成部分，它以"天人相应"的思想为指导，运用数理、哲学等语言以概括总结"天象-气候-物候-人体生理病理"之间的关系和规律。其中常用的概念包括阴阳、五行、干支甲子等逻辑工具，通过独特的运算方法总结出一定周期内气候及物候变化规律，再从气候与疾病的关系阐明疾病发生及发展变化的规律，因此，五运六气学说对中医临床辨证治疗常见病、流行病及传染病等具有重要的指导意义。

一、五运六气学说概述

（一）五运六气学说概念

五运六气学说简单说就是由"五运"和"六气"两部分组成。五运，指木运、火运、土运、金运、水运，与五行相配，用天干作为推演工具，推测每年岁运和五个时段的气候变化规律。五运包括主运和客运，主运主常，客运主变。六气，指厥阴风木、少阳相火、少阴君火、阳明燥金、太阳寒水、太阴湿土，以阴阳和五行相配，用地支作为推演工具，用来推测每年岁气和六个时段的气候变化规律。六气也包括主气和客气，主气主常，客气主变。一般认为形成气候变化的地面因素由五运决定，形成气候变化的空间因素由六气决定，通过综合分析五运和六气的变化，既可推测各年气候变化和疾病流行的一般情况，还可预测各年气候变化和疾病流行的特殊变化，为预防自然灾害、疾病流行提供一定的依据。所以，五运六气学说又不能简单地说它只是五运和六气，因为它还是一门疾病预测学，或者说是中医环境医学或环境流行病学。

中医五运六气学说是古代先民在长期的实践观察中总结出来的，到《内经》的七篇大论，已经形成了完整的理论体系，后经历代医家不断充实和发展，形成了独具特色的理论内涵。《内经》构建的运气理论，首创了医学气象历法，阐发了六气致病理论，推演出气化学说和病机学说，系统论述了整体观的治疗原则，扩大了中医学理论范畴，有力地促进了中医理论的发展，并长期以来一直有效地指导着中医临床辨证治疗。诚如《素问·六节藏象论》所云："不知年之所加，气之盛衰，虚实之所起，不可以为工矣。"就强调了业医者学习研究运气理论的重要性与必要性。

运气理论在形成和发展过程中，受当时流行的哲学思想阴阳五行学说的影响，涉及当时先进的古天文、历法、气象、物候等方面的知识，以及这些学科与医学的关系，因而内容极其丰富，虽然天人相应的道理比较简单，但演算的方法比较繁杂，所以不容易掌握，是目前中医理论继承和发扬难度最大的课题之一。

（二）五运六气学说的指导思想

人的生命活动与自然界天地万物及四时六气相互依存、相互作用，形成了不可分割的有机整体。对于自然界的一切变化，包括人体的健康和疾病，都必须运用整体恒动的观点来观察与分析，这就是"天人相应"的整体恒动观思想。中医五运六气学说主要探讨天地自然的气象运动规律及其对人体的影响，因而在五运六气学说中，对"天人相应"的整体恒动观思想的强调表现得尤为突出，强调要通过整体恒动观来认识人体的健康和疾病。

人与自然界是统一的整体，《素问·至真要大论》指出："天地之大纪，人神之通应也。"说明人体生命活动与天地变化规律相通应。《素问·六微旨大论》曰："上下之位，气交之中，人之居也。故曰：天枢之上，天气主之；天枢之下，地气主之，气交之分，人气从之，万物由之，此之谓也。"说明天气在上而下降，地气在下而上升，人生活在天地之气交会之中，必须顺应天地之气的变化。《素问·五运行大论》云："南方生热，热生火，火生苦，苦生心，心生血，血生脾。其在天为热，在地为火，在体为脉，在气为息，在脏为心。……喜伤心，恐胜喜；热伤气，寒胜热；苦伤气，咸胜苦。"更是把天之六气和地之五行、方位与人体的脏腑、七情等方面联系起来，形成了"四时五脏阴阳"的理论体系。

自然界的一切事物都是运动变化的，动物的生长壮老已，植物的生长化收藏，春夏秋冬的四季更替，寒热温凉的气候变迁，都是由天体的周转形成的，正如《素问·天元纪大论》所言："九星悬朗，七曜周旋，曰阴曰阳，曰柔曰刚，幽显既位，寒暑弛张，生生化化，品物咸章。"这些变化与地域方位也有密切的关系，《素问·五常政大论》云："地有高下，气有温凉，高者气寒，下者气热。"正是这种寒热温凉的气候变化，产生了各种纷繁复杂的生命现象。可见中医五运六气学说是将天文、气象、地理等视为一个整体来探究自然界气候变化规律，进而阐明人体及各种生物对此所做出的各种反应。

在天人合一思想的指导下，中医五运六气学说详细地论述了不同年份的气候常变与发病的关系。如《素问·气交变大论》云："岁火太过，炎暑流行，肺金受邪。民病疟，少气咳喘，血溢血泄注下，……岁金太过，燥气流行，肝木受邪。民病两胁下少腹痛，目赤痛眦疡，耳无所闻。"同时强调人类要主动地掌握和研究自然界变化规律，使之能更好地具有主动适应能力。提出了防治运气异常致病的诸多原则和方法，如《素问·五常政大论》强调了："必先岁气，无伐天和。"所谓岁气，即每年的气候变化；天和，即自然气候的正常变化。岁气每年变迁，四季气候不断更替，治疗用药必须顺应四时规律。所以在运气理论中，对标、本、中气，岁主藏害，六气淫胜为病等指导临证治疗都进行了较为详细的论述。例如，针对客主相胜为病，《素问·至真要大论》提出了相应的治法和用药原则："高者抑之，下者举之，有余折之，不足补之，佐以所利，和以所宜，必安其主客，适其寒温，同者逆之，异者从之。"

归纳起来，中医五运六气学说认为人与天地是一个不可分割的有机整体，研究自然气候变化规律及其对人体健康与疾病的影响，必须遵循"天人相应"的整体恒动规律。

（三）五运六气学说的基本学术原理

五运六气学说在中医"人与天地相参应"这一整体观念的指导下，着眼于天地自然的运动变化，特别是气候变化对于人体以及发生于人体的疾病的影响，运用当时的天文、历法、物候、音律等科学知识，并以带有浓厚数理哲学内涵的阴阳、五行、天干地支等为工具，通过独特的运算方法，总结一定时期内的气候变化规律，再从气候与疾病的关系阐明疾病的发

生及发展变化。其基本原理用数学公式加以表述，就是

$$y = f(x) \qquad (1-1)$$

即疾病（y）是以气候（x）为变量的函数 $[f(x)]$，其中

$$x = z\{\phi(t), \ \theta(t), \ \xi[\phi(t), \ \theta(t)]\} \qquad (1-2)$$

气候（x）是以五运 $[\phi(t)]$、六气 $[\theta(t)]$、运气合参 $\{\xi[\phi(t), \ \theta(t)]\}$ 为变量的函数；其中 $\phi(t)$ 和 $\theta(t)$ 分别代表五运和六气，即五运和六气都是以时间为变量的函数。

将式（1-2）代入式（1-1），可得

$$y = f(z\{\phi(t), \ \theta(t), \ \xi[\phi(t), \ \theta(t)]\}) \qquad (1-3)$$

即

$$y = f(t) \qquad (1-4)$$

由上可见，以时间为变量，通过一系列既定的运算法则，可以推算出未来某一时段的气候和疾病的发展变化趋势，这就是五运六气学说的基本原理。

人生活于天地自然之中，天地气交所产生的"风、寒、暑、湿、燥、火"的气候环境，既是人类的生存条件，又是引起疾病、影响疾病发展变化的重要因素。疾病与气候的变化密切相关，是中医在"人与天地相参应"的整体观念指导下形成的基本认识，亦是疾病本质的客观反映。至于自然气候，其常其变，均为自然力所主宰，虽有其不可逆转性和神秘性，但亦具有一定的规律性和可预测性。古代医家通过长期气象观察并对所积累的经验资料进行分析研究，创建了独特的"五运六气历"，在一定程度上揭示了气候变化的周期性规律，成为预测气候和疾病的基本模式和方法。

五运六气学说运用独特的方法客观地揭示了疾病与气候的相关关系，并根据气候变化的周期性规律预测疾病的发生、发展变化趋势。尽管它是用阴阳、五行、天干地支等带有五行术数色彩的概念加以表述，并且其方法还比较朴素、粗糙，但其基本学术原理中却蕴含着丰富且深邃的科学内涵。

二、五运六气学说的历史沿革

（一）五运六气学说的萌芽与形成（汉以前）

五运六气学说是在对自然的认识基础上逐渐发展起来的，经历了漫长而艰苦的历程。最早与古代先民在生活实践的过程中对日月星辰、时令气候现象等的观察和分析密切相关。据《史记》记载，齐国邹衍"著终始五德之运"且有"主运"之作。《吕氏春秋》、《淮南子·天文训》等都有客运的记载。《内经》在此基础之上，运用五行理论分析各个时间节段的相互关系及其周期性，如《素问·六节藏象论》指出："五运相袭而皆治之，终期之日，周而复始，时立气布，如环无端，候亦同法……帝曰：五运之始，如环无端，其太过不及如何？岐伯曰：五气更立，各有所胜，盛虚之变，此其常也。帝曰：平气何如？岐伯曰，无过者也。帝曰：太过不及奈何？岐伯曰：在经有也。帝曰：何谓所胜？岐伯曰：春胜长夏，长夏胜冬，冬胜夏，夏胜秋，秋胜春，所谓得五行时之胜，各以气命其脏。帝曰：何以知其胜？岐伯曰：求其至也，皆归始春，未至而至，此谓太过，则薄所不胜，而乘所胜也。命曰气淫不分，邪僻内生，工不能禁。至而不至，此谓不及，则所胜妄行，而所生受病，所不胜薄之也，命曰气迫。所谓求其至者，气至之时也。谨候其时，气可与期，失时反候，五治不分，邪僻内生，

工不能禁也。"这段论述以五行学说为基础，将一年划分为春、夏、长夏、秋、冬五个时间段，只涉及五运学说中主运的内容，没有术数的推演，是早期比较简单的五运六气学说。《内经》后期的篇章，如七篇大论，则运用五行理论进一步探究气候与疾病的关系，指导疾病防治。可见，由五行到五运，经历了一个长期实践观察的历史过程。

"六气"一词，最早指阴、阳、风、雨、晦、明，见于《左传·昭公元年》。该篇记载："天有六气，降生五味，发为五色，征为五声，淫生六疾。六气，曰阴、阳、风、雨、晦、明也，分为四时，序为五节，过则为灾。阴淫寒疾，阳淫热疾，风淫末疾，雨淫腹疾，晦淫惑疾，明淫心疾。"此处以六气"淫生六疾"、"过则为灾"说明六气是一年四时的六种气候变化，生于天，能够化生万物，而太过则会产生灾害，导致疾病；这是五运六气学说六气的基础，与五运六气用天象变化的太过与不及诊断疾病等逻辑基本一致。《国语·卷三·周语下》指出："天六地五，数之常也。经之以天，纬之以地。经纬不爽，文之象也。"《庄子·在宥》曰："天气不和，地气郁结，六气不调，四时不节。"这里的六气均指阴、阳、风、雨、晦、明。

战国后随着古代天文、历法、气象知识的发展，《内经》对六气的概念有了新的认识。如《灵枢·决气》之六气指人体的六种基本物质，即气、血、津、精、液、脉。《素问·至真要大论》将自然界风热火湿燥寒称为六气，该篇指出："六气分治，司天地者，其至何如？……厥阴司天，其化以风；少阴司天，其化以热；太阴司天，其化以湿；少阳司天，其化以火；阳明司天，其化以燥；太阳司天，其化以寒。"此处六气指风、热、火、湿、燥、寒六种气候变化，其实质是在阴阳学说的指导下将一年划分为六个时间段，说明一年之内不同时间段的气候和物候变化以及其和疾病发生发展的关系。《素问·六节藏象论》中"天以六六之节，以成一岁"可以说是早期关于运气六气时段的划分。

五运和六气，早期各有一套自成体系的理论，但又面对共同的研究对象，于是在长期的实践活动中相互影响、相互渗透。随着古代医家对天人合一理论认识的完善，到了秦汉时期，五运和六气逐渐结合成为一个体系，即五运六气学说，主要记载于《内经》之中。

《素问·六节藏象论》是比较早期的运气理论，亦是七篇大论五运六气学说的嚆矢。经文前半部分论运气，后半部分论藏象及人迎、气口脉。篇中认为"天以六六之节，以成一岁"、"五运之始如环无端"，并提出了五运的太过、不及、平气，以及五运太过、不及与发病的关系及其判断方法。《灵枢·九宫八风》则借用古代"太一九宫占"的法式，根据"斗建"（北斗七星所构成的斗柄）所指确定一年四季八节（"二分"、"二至"和"四立"）的交司时日，再根据该日的气候（主要为风向）估测各个季节的气候和疾病流行情况。这种方法虽然带有比较明显的术数气息，亦不失为一种基于天人相应观念而提出的简单、朴素的气候和疾病预测方法，其所提出的九宫方位亦为七篇大论所采用。《灵枢·岁露论》则在说明疟病发作规律与卫气运行节律的关系，以及疾病发病的强烈程度取决于正气之强弱和邪气的盛衰等问题之后，提出于冬至日候八风以占测未来一年气候和疾病情况的方法，其法与《灵枢·九宫八风》虽略有差异，但基本原理相同。这些都是《内经》早期关于五运六气学说论述的篇章，其中论述气候和疾病预测的内容都属于比较原始、朴素的五运六气学说。

至唐代，王冰在整理、注释《素问》时补入了七篇大论（《素问·天元纪大论》、《素问·五运行大论》、《素问·六微旨大论》、《素问·气交变大论》、《素问·五常政大论》、《素问·六元正纪大论》和《素问·至真要大论》），此七篇大论对五运六气学说进行了详细论述，形成了比较完整、系统的五运六气学说，这一学说至今仍为中医运气理论及临床应用研究所采用。具体各篇内容简述如下：

《素问·天元纪大论》从阴阳五行角度说明天地之道及"形气相感"化生万物等基本理论，并在此基础上提出了天干主五运、地支主六气、六气与三阴三阳的配属关系，以及五运六气的五年、六年、三十年、六十年运转周期等有关五运六气学说的基本原理、基本概念和测算方法。

《素问·五运行大论》论述五运、六气与天干、地支的配属关系及其理由、根据；六气的司天、在泉、左右间气的变化规律；五运六气的变化对万物生化及人体生理病理的影响等。其主要内容是关于五运六气学说的基本概念和方法，是用以推算五运六气以及估测气候、疾病情况的理论基础。

《素问·六微旨大论》首先论述三阴三阳六气的排列次序及其"标、本、中气"关系，六气之间的"亢害承制"关系，接着讨论天符、岁会、太乙天符的推算及其致病情况，最后说明六气在一年中的交司时刻及万物在六气作用下出入升降极变的机理，篇中着重讨论了六气变化及其发病情况。

《素问·气交变大论》论述五运之气在气交中的变化，所论内容主要有：五运太过、不及引起的自然变化及人体病变情况；五运的化与应、胜与复，以及其德、化、政、令、灾、变情况和五星变化情况。本篇主要讨论的是五运的异常变化及其引起的病变，是运气预测应用的主要篇章。

《素问·五常政大论》主要论述五运平气、太过、不及的气象、物候变化及发病情况；地势高下对气候的影响及与人的寿夭关系；六气司天、在泉的物象变化、发病情况及基于五运六气学说而提出的治疗法则。这三方面的问题是讨论五运和六气的变化及相应人体发病情况的，因此，也是运气应用的重要篇章。

《素问·六元正纪大论》讨论五运与六气合参以推测气候和疾病的方法，是最详细论述运气推算方法的重要篇章，所论主要内容有：以六气司天为纲，讨论各年司天、在泉之气，主运和客运五步变化，以及一年六气的气候和发病情况；以五运为纲，并与各年司天、在泉之气合参，说明气候变化情况及药食所宜；五气郁发引起的自然现象变化、致病情况，以及五郁致病的治疗法则。

《素问·至真要大论》讨论六气司天、在泉的气化和胜复，及其气候特点和发病情况，并联系运气理论说明疾病病机（病机十九条）、提出诊断及治疗疾病的原则和方法（如"治求其属"、"正治反治"、药物性味功效及方剂组织法度等），篇中阐述的病机理论和诊治疾病法则为后世所重视和应用，是七篇大论中最具临床指导意义的重要篇章。

上述七篇大论构建了颇为完整的运气理论体系，它们不仅从天地阴阳的角度阐述了气候的变化及其变化规律的可预测性，同时论述了气候变化与人体、疾病的相关关系，并在此基础上建立了一套完整、严密的五运六气推算方法，强调了因时（因地）制宜的诊断、治疗疾病基本原则。

此外，《素问》中另有"本病论"和"刺法论"二篇，该二篇未见于王冰所整理的注本中，系宋代刘温舒所补入，故一般称之为"遗篇"而附列于书末。此两篇亦是论五运六气的专篇，除了论述六气升降不前、迁正退位失时的气候变化、发病情况及针刺治疗之外，还特别提出了六气司天、在泉刚柔失守和五运失守化疫的致病机理、预防和治疗。故该二篇虽为后人所伪托，但在运用五运六气学说预测及防治疫病方面颇有独到之处。另外，近代所常引用的"正气存内，邪不可干"，原文亦出自《素问·刺法论》。

在《内经》的这些篇章中，既有完整的运气推演方法，也有运气理论对自然界气候、物候及疾病影响的预测，并在此基础上确立了防病治病的原则，可见《内经》的成书，标志着五运六气学说的形成。

（二）五运六气学说的发掘和倡导（唐）

唐代王冰在注解编次《素问》时，将师藏"秘本"中的七篇大论补入其中，以补《素问》之亡佚的第七卷，并博引《易》、《传》、《白虎通义》、《阴阳法》等古籍，对七篇大论经文进行了详细的考校疏注，第一次使五运六气学说系统完整的内容得以流传于世。除此之外，王冰还结合运气理论分析中医病机理论，确立治则治法，这使得五运六气学说更加系统完善，成为中医基本理论体系的一个重要组成部分。同时，王冰还撰写了《素问六气玄珠密语》，强调了运气理论产生的天文学背景。世传还有《天元玉册》、《昭明隐旨》及专门论述遵循气运变化规律而处方用药的《元和纪用经》等，都是最早一批羽翼七篇大论的运气专著。由于王冰的发掘和大力提倡，医家和学者开始重视五运六气，故而唐代是五运六气学说的倡导时期。

（三）五运六气学说的发挥和兴盛（两宋金元）

宋代是五运六气学说发展的鼎盛时期，宋仁宗、宋徽宗时期，五运六气学说被列为太医局重要考试科目。据历史所载（《宋会要》第 53 册《运历》），北宋徽宗政和七年即颁布次年运气历，"示民预防疾病"。

宋代诸多医学名著，开卷便首列运气，如《圣济总录》，首论运气及六十甲子运气图；北宋运气学家刘温舒"括上古运气之秘文，撮斯书阴阳之精论"，以"运气七篇"为据，参考《玄珠密语》等，阐发运气义理，揭示运气奥义；指出运气气化本源于宇宙阴阳气化，从宇宙气化角度阐释了天干地支的来源；对运气交司时刻、五行生成数、运气脉象、运气致病、运气治疗等都有独特的观点和发挥。其著作《素问入式运气论奥》是阐述五运六气学说最成系统而又通俗的专著，特别是书首以图表释义，一目了然，这一方法一直被后世所沿用。

宋代医家陈无择《三因极一病证方论》第五卷的"五运论"、"五运时气民病证治"、"本气论"、"六气时行民病证治"等均指出运气变化是疾病发生的因素，创造性地提出了六十甲子五运六气发病的具体治疗方药，并依据运气随证加减变化，体现了中医学"天人相应"的整体观。

北宋科学家沈括也充分肯定了五运六气学说的正确性，在其《梦溪笔谈》中提出"医家有五运六气之术，大则候天地之变，寒暑风雨，水旱螟蝗，率皆有法；小则人之众疾，亦随气运盛衰"。以及"大凡物理，有常、有变。运气所主者，常也；异夫所主者，皆变也"强调自然界的变化有属于规律性的正常变化和属于非规律性的异常变化之分，要注意到异常变化无所不在，不可"胶于定法"，要因时因地制宜，并举例说明运气理论在实际气候中的应用。

金元时期医家刘完素对五运六气学说非常推崇，提出"易教本乎五行八卦，儒教存乎三纲五常，医教要乎五运六气，其门三，其道一，则不知运气而求医无失者鲜矣……"所撰《素问玄机原病式》针对《素问·至真要大论》中的病机十九条，归纳为五运主病（肝木、心火、脾土、肺金、肾水）和六气主病（风、热、湿、火、燥、寒）共十类病机，将病机十九条原来的一百七十六字，演为二百七十七字，逐条逐证进行注释阐发，并提出相应治疗原则。此外，还补充属"燥"条，并提出相应治疗原则。书中以大量篇幅论述了"热"和"火"的病证、病机，反映了刘完素的寒凉派学术思想。

金代成无己认为五运六气学说对《伤寒论》的形成和产生具有重要作用，在其《注解伤寒论》中，首卷即为运气，阐述了运气与疾病的关系，图文结合并附有歌诀。成氏在注解《伤寒论》时，始终以《内经》运气理论为本，将《伤寒论》理论放在更广阔的空间、时间中进行研究，从运气格局来探讨伤寒疾病的变化规律、气候与疾病之间的密切关系，认为疾病的发生转归与运气变迁相关。这推动了《伤寒论》的研究与发展，促进了运气理论的实际应用，是首位运用运气理论阐释伤寒疾病演变的医家。

易水学派创始人张元素所著《医学启源》中关于五运六气的论述有较高的学术价值，张元素以《内经》运气理论为根本，吸收刘完素运用五运六气分析六淫病机的方法，从五运主病、六气为病、五运病解、六气病解、六气方治等方面论述了运气与疾病的关系。其中卷专论《内经》主治备要及六方，对五运六气的理论加以发挥，并拓展到遣方用药方法。从六气言方药，分风、暑、湿、火、燥、寒；从五运言药性，分为风升生、热浮长、湿化成、燥降收、寒沉藏；并从肝木、心火、脾土、肺金、肾水等假设五行制方生克法，通过当归拈痛汤、天麻半夏汤为例加以详细说明。

金元医家李东垣强调脾胃在人体生命活动中的重要作用，在对脾胃病发病的认识及治疗方面充分运用了《内经》五运六气学说作为指导，李东垣在《脾胃论·天地阴阳生杀之理在升降浮沉之间论》中指出"经言岁半以前天气主之，在乎升浮也；……岁半以后地气主之，在乎降沉也……升已而降，降已而升，如环无端，运化万物，其实一气也"，说明升降是自然界万物运动的主要形式之一。此外，李东垣还在《脾胃论·气运衰旺图说》、《脾胃论·阴阳寿夭论》中讨论了脾胃升降失常的天地气运病因病机及用药，并以此为指导创立补中益气汤。

此外，还有不少医家，如张从正、朱丹溪等，也在临床实践中非常重视灵活运用运气理论，促进了运气理论对医疗实践的有效指导。可见，两宋金元是五运六气学说发展的鼎盛时期。

（四）五运六气学说的认识分化（明清时期）

明清时期，对五运六气学说的认识出现了不同的声音，甚至出现了两极分化的现象，但五运六气学说在临床的应用却在争鸣中得到了进一步的发展，特别是将运气理论用于温病的诊断治疗中，促进了温病学的形成和发展。

明代对五运六气学说非常推崇的医家有虞抟及李梴，他们视五运六气学说为千年不易之理。李梴著有《医学入门》，卷首即为"运气总论"，其特点是将运气七篇中如亢害承制等重要理论与物候病候相联系，书末强调"儒之道，博约而已矣，医之道，运气而已矣。学者可不由此入门而求其蕴奥耶！"表明了他对五运六气学说的重视。

明代医家王肯堂临证重视时令、气运对病证及选药组方的影响，在《医学穷源集》前两卷"运气图说"及后四卷的"医案"中，以病人就诊之年的岁运归类，以运气变化分析病情，在运气图说中提出"三元运气论"，指出三元一统，将运气变化过程又分为上元、中元、下元，每元六十年，提出天道六十年一小变，而人之血气（即人的体质、禀赋）亦随之小有变化。

汪机在《运气易览》中对运气中的六十年交司时刻、月建、五音建运、南北政等重要问题进行了深入阐述，但也阐明研究运气应持有正确态度，指出研究运气不应该只限于一年一时的变化，应注意"元会运世"，为其后提出大司天理论奠定了坚实基础。所谓"元会运世"，即三十年为一世，十二世为一运，三十运为一会，十二会为一元。

张介宾对五运六气学说持中立态度，研读《素问》、《灵枢》三十余年著成《类经》，并在《类经》中专立运气类，研究运气理论，对运气七篇的注文释义为后世研究者所推崇；另外还撰写了《类经图翼》，书中卷一、卷二对五运六气中寓意艰深之处详加说明。张介宾对运气理论的研究具有鲜明的个人特色，对运气理论中复杂之处用图解和文字加以详尽说明；从临床实际出发研究气候与疾病的关系，并总结发病及治疗规律；重视研究气候变化所导致的物候变化影响，并补充了一年七十二候及其自然界的物候现象；善于运用古代天文历法等自然科学知识阐明运气理论中的疑难问题，揭示了运气理论产生的古代自然科学基础及其科学性；详尽论述了二十四节气、中星、岁差、气数等疑难而重要的问题，对它们具有独到的见解。

楼英研究运气，运用归类方法整理七篇大论，分类清晰，注释详细，见解独到。在其《医学纲目·卷四十·〈内经〉运气类注》中，深入研究了运气占候、亢则害承乃制、病机十九条等，说理透彻。楼英的论述为后世研究五运六气学说奠定了良好基础。

清代医家探究运气，重视运气与瘟疫的关系，并积累了大量防治瘟疫的经验。吴瑭在《温病条辨》卷首引证《素问·六元正纪大论》等十九条经文，并加以注释，说明温病发生与运气的关系；在《温病条辨·卷六·痘证总论》中，吴氏论述了运气导发痘证，认为温病之源来自运气变化。叶桂在雍正癸丑年疫气流行年间，根据当年运气特点创立的方剂甘露消毒丹，通过临床加减辨治，挽救了无数人的生命，至今临床都有非常确切的疗效。薛雪根据《素问》遗篇"三年化疫"理论，指出："凡大疫之年，多有难识之证，……当就三年中司天在泉，推气候之相乖者在何处，再合本年之司天在泉求之。"强调治疗瘟疫时应当推算出考虑三年司天在泉及本年的五运六气，再以此为指导进行防治，以免误治。

杨璿治疗疫病重视运气，在《伤寒温疫条辨》卷一指出："天以阴阳而运六气，须知有大运，有小运，小则逐岁而更，大则六十年而易。"继而举例说明诊治疫病应顺应于大运，不要拘泥于小运，提出"民病之应乎大运，在大不在小"等重要观点。

刘奎重视五运郁发致疫，在其《松峰说疫》卷六，详论疫病发生规律以及五疫之治。卷五列出收集整理的民间治疫验方 120 首，为后世防治瘟疫提供了方药参考。余霖非常重视运气与温病的关系，在《疫疹一得》中有"运气便览"、"运气之变成疾"等专篇，强调运气变化为疫疹之因，运气演变火毒为疫疹病机，并根据临床经验，创立了名方清瘟败毒饮。

清代医家雷丰撰写的《时病论》，阐述了四时"伏气"、"新感"等急性热病，提出时病与运气相关。在附论第二论之《五运六气论》中概述了五运六气的主运、客运、主气、客气、司天之气、在泉之气及五运三纪等，并引用张从正之言"不读五运六气，检遍方书何济"，强调通晓五运六气对治疗时令之病的重要性。

五运六气学说除了在温病学上的贡献外，清代医家在运气研究方面还提出了"大司天"理论。乾嘉年间名医王丙，在《伤寒论说辨附余》中，根据《内经》"天以六为节，地以五为制，五六相合而七百二十气，凡三十岁而为一纪，千四百四十气，凡六十岁而为一周"，宗其经旨，扩而大之："以三百六十年为一大运，六十年为一大气，五运六气迭乘，满三千六百年为一大周。"在此理论基础上，以历代医家生活年代所处的甲子周期的运气特点为背景，认为中医历史上不同的学说流派，历代医家不同的学术思想及治疗特色的形成，如刘河间、张元素主寒凉，李东垣、张景岳主温补，朱丹溪主滋阴，吴又可主寒凉下夺，均与大司天有关。

陆懋修排列了自黄帝八年至同治三年的干支纪年序列，依六气先后之序，分别标记各甲子的司天、在泉，并在"六气大司天上篇"和"六气大司天下篇"中，详述了张仲景、金元四大家、王海藏、张介宾、周禹载等人之所以用温、用寒、用补、用滋，皆由其所处时代气运所致，认为整个医学史上各个学派的产生无不如此，这个观点与王丙的学术思想一脉相承。六气大司天理论，经两位医家先后阐发，不仅能够从运气角度分析历代医家理论及方药产生的运气背景，又可指导临床医家根据大司天气候特点诊治疾病。陆懋修的贡献还在于对《内经》中运气七篇大论的主要经文进行注释和阐发，分析运气变化与疾病发生的机理，进一步指导临床实践。在《内经遗篇释》中，他强调疫疠与温热病有别，从运气角度研究了"刺法论"、"本病"中"五疫"及疫疠的病因。书后《内经运气表》一卷，将运气中"有不能图而宜于表者"作表十三幅，并在表后附以简要论述，为后世研究五运六气学说提供了重要资料。

明清时期也有一些医家对五运六气持批评态度，如缪希雍《本草经疏》辟"五运六气之谬"专篇。张飞畴《伤寒兼证析义》、徐灵胎《医学源流论》等均对五运六气学说提出了不同的看法。

（五）五运六气学说研究"冰河时期"（清末民国年间）

清末民国年间由于社会动荡不安，加上西方科学技术与医学的传入，推崇五运六气学说的医家相对减少，时有反对、批评之声，使这一理论的研究与传承受到极大影响，但仍有不少医学家继续研究《内经》运气理论。

（六）五运六气学说研究理性化（新中国成立以后）

新中国成立后，五运六气学说研究逐渐趋于理性。任应秋教授认为全盘否定或全盘肯定五运六气学说的态度都不正确，而应该客观对待。方药中教授强调五运六气学说中的一些规律是古人多年的经验积累，但毕竟受到当时历史条件的限制，科学发展的限制，不能完全认识自然变化的全貌，所以不能机械地套用五运六气学说。

20世纪70年代开始，我国出版了一些研究五运六气学说的相关著作，以及众多关于运气研究的学术论文，从理论研究、文献整理、临床治疗、流行病学调查，以及多学科角度研究五运六气学说的科学性及实用性。进入21世纪，五运六气学说的研究更加深入，特别是关于五运六气与近年来的流行性疾病，如严重急性呼吸综合征及甲型H1N1流感的研究，也取得一定成效，推动了中医学发展，为现今临床防治流行性疾病提供了更广阔的思路。

三、学习五运六气学说的方法

五运六气学说由于跨越的学科比较多，推演方法相对复杂，且推演结果受地理因素、突发事件等影响较多，而存在一些不确定性等问题，常常使学习者、研究者感到困难和棘手，甚至不敢涉猎。但其实运气思想与临床实践的距离非常近，很多时候临床医生就算不懂运气推算，也会随着运气（气候-环境-物候-病候的改变）而实时调整用药处方的方向或轻重分量等，因此，学懂运气，重要的是要学会其在临床上的运用。

（一）熟练掌握推算方法

我们处在纷繁复杂的自然界之中，经历着寒来暑往的气候变化，如何探究自然界春生、夏长、秋收、冬藏的生化规律，以及四季变迁对物候和病候的影响，是中医五运六气学说研究的基本内容之一。《素问·天元纪大论》引《太始天元册》曰："太虚寥廓，肇基化元，万物资始，五运终天，布气真灵，总统坤元，九星悬朗，七曜周旋，曰阴曰阳，曰柔曰刚，幽显既位，寒暑驰张，生生化化，品物咸章。"这段经文强调气化的根本在于宇宙天体不断的运动，气化是物化的基础，万物统一于气化，只有掌握气化规律，才能推究运气对气候、物候、病候的影响。意欲掌握气化的规律，首先要懂得气位划分，而历法是依天度制定的，是气位划分的依据，即《素问·六节藏象论》提出的"正天之度，气之数也"，"天度者，所以制日月之行也。气数者，所以纪化生之用也"。日月的运行规律，由天度测之，而天度是制定历法的依据。反而言之，根据历法可以推知天象规律、气位划分。《素问·气交变大论》也有"善言天者，必应于人；善言古者，必验于今；善言气者，必彰于物"的论述，可见掌握历法和气化规律及定数，是学习五运六气的关键。

中华先民很早就运用干支纪时，并建立了甲子六十年系统。肇源于《内经》的五运六气学说一再强调天体运动规律和气化规律，而这两者皆合于六十甲子系统之中。《素问·六微旨大论》云："天气始于甲，地气始于子，子甲相合，命曰岁立，谨候其气，气可与期。"十天干代表天气，十二地支代表地气，"子甲相合"，天地气交，而气化生矣。《类经图翼》曰："干支出而六甲成，运气分而时序定。所谓天地相临，阴阳相合，而生成之道存乎其中。"可见干支系统具有春生、夏长、秋收、冬藏的气化规律。因此，学习运气，首先应该掌握干支推演运气的方法。

（二）灵活运用五运六气学说

五运六气学说是在阴阳五行学说指导下，通过对天人关系长期的生活观察及临床实践，运用独特的宏观研究方法及几千年的反复验证，而形成的一种与时令、气候、物候、地理等相关的医学理论，对社会生活、生产活动及医疗方面都有一定的指导作用。

但由于历史条件的限制，五运六气学说对自然界复杂的气候变化及其与疾病相关性的推断也并非尽善尽美，有时候还会出现不相符合的情况，因而我们开设中医五运六气学说课程，旨在通过这门课程的学习，了解古代先贤认知世界的方法，以及这种方法对我们认识事物的启示。在学习研究过程中，也应该顺天以察运，因变以求气，特别是对运气的推演方法，在运用的过程中，切不可生搬硬套，因为我们学习的目的，并不是局限于单纯的预测，而是要通过学习，认识这种独特推演方法蕴含的合理内涵，以及对我们认识疾病的指导作用。

 思考题

1. 如何理解中医五运六气学说与《内经》的关系？
2. 举例说明刘完素及张介宾在运气发展史上的作用。
3. 从运气理论的形成、发展说明其与疫病防治的关系。

第二章 五运六气学说的天文、气象、环境科学基础

中华祖先认识自然的历史可以追溯到近万年前，其中对天文、气象、环境的认识一直领先世界，古人的这些智慧充分融入到《内经》的理论和文字里，因此说《内经》是一本百科全书。《内经》多学科的理论体系注定了医学是多学科知识的结合，它不同于其他任何学科，因为它研究的人体是生存在自然空间（天地环境）里的有个性、有丰富心理活动及社会属性的生物体，因而医者确实需要掌握各学科知识，才能更好地为人类健康服务。

五运六气学说理论与应用主要以《内经》中七篇大论为基础，而七篇论著以天文为线索（纲），探讨自然环境的不同变化（目），以及它们对人体健康的影响，其内容涉及医学天文学、医学气象学、医学环境学等方面的知识。古人通过观察、推理、归纳、总结，上升为一套较完整的五运六气学说。学习、研究、发展五运六气学说，应该具备相关学科知识，丰富中医学的学科基础，因此，我们首先介绍我国古代的天文学成就，因为它是五运六气的基础，然后再结合现代气象科学、环境科学，展开我们对五运六气学说的学习。

第一节 我国古代天文学

我国古代天文学从原始社会开始萌芽。公元前 24 世纪的尧帝时代，就设立了专职的天文官，专门从事"观象授时"。早在仰韶文化时期，人们就描绘了光芒四射的太阳形象，进而对太阳上的变化也屡有记载。描绘出太阳边缘有大小如同弹丸，呈倾斜形状的太阳黑子。在我国河南安阳出土的殷墟甲骨文中，已有丰富的天文现象记载，如对太阳、月亮、行星、彗星、新星、恒星，以及日食和月食、太阳黑子、日珥、流星雨等天象，都有详尽记载，古人对天文现象观察仔细，记录精确，描述具体，且认识水平已相当高，这表明远在公元前 14 世纪时，我们祖先的天文学已很发达了。然而，在欧洲，公元 16 世纪前天文学的发展一直很缓慢，在从 2 世纪到 16 世纪的 1000 多年中，更是几乎处于停滞状态。在此期间，我国天文学得到了稳步发展，取得了辉煌成就。

我国是世界上天文学起步最早，古天文成就最大的国家之一，也是最早拥有历法的国家之一。远在 5000 多年前，我国就有了"阴阳历"，每年 366 天。商代（公元前 1600～公元前 1046 年）时期，已有专门的官员负责天文历法，当时采用的是"阴阳合历"，将闰月放在岁末，称为"十三月"。西周（公元前 1046～公元前 771 年）时期，天文学家用圭、表测量日影，确定冬至、夏至和一年的二十四个节气，来指导农牧业生产。天文学和农学、医学、数学并称为我国古代最发达的四门自然科学，天文学的成就主要表现在优良的历法和卓有见

识的宇宙观等方面，在世界天文学发展史上，占据重要地位。我国古代天文学的成就大体可归纳为三个方面，即天象观察、仪器制作和编订历法。

一、天地自然观

我国古代对于宇宙的认识是非常先进且丰富的，甚至毫不逊色于西方近代以来的天文学认识。我国古代的宇宙观主要有三种，即盖天说、浑天说和宣夜说。我们不妨一一走进这三种天体观，深入了解其对于天地的看法及古人的智慧。

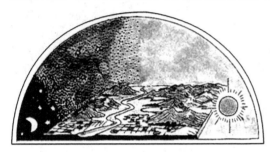

图2-1　盖天说示意图

1. 盖天说：天圆如张盖，地方如棋局

盖天说是汉民族一种非常古老的宇宙观，早在殷商至周时期就已经出现了。在古人眼中，地球是一块平坦的、四方的土地，天空好比一个圆形的屋顶，覆盖着整个地球，即"天圆如张盖，地方如棋局。"这就是我们日常所说的"天圆地方"（图2-1）。古人认为天与地相接，融为一体。但后来又有人提出天与地其实并不相接，天虽然覆盖着地，但由于地是方的，故而有四个角是无法覆盖的，于是有人就认为，这四个角上有八根柱子支撑着整个天空。

盖天说的思想见于《晋书·天文志》，其中记载道："其言天似盖笠，地法覆槃，天地各中高外下。北极之下为天地之中，其地最高，而滂沲四隤。三光隐映，以为昼夜。天中高于外衡冬至日之所在六万里。北极下地高于外衡，下地亦六万里，外衡高于北极下地二万里。天地隆高相从，日去地恒八万里。"按照这一观点，天是一个穹形，地也是一个穹形，其中间距八万里。东汉的著名哲学家王充（公元27～约公元97年，字仲任）认为："今试使一人把大炬火，夜行于平地，去人十里，火光灭矣；非灭也，远使然耳。今，日西转不复见，是火灭之类也。"

当然，盖天说自产生以后就是一个不断开放、不断发展的体系。"敕勒川，阴山下。天似穹庐笼盖四野。天苍苍，野茫茫，风吹草低见牛羊。"对于这首南北朝民歌，我们并不陌生，其中反映的就是盖天说的观点。从民歌中，我们可以看出其中反映的内容无疑是属于草原民族的日常生活。当我们来到草原，就会发现远天一色，天好比一个穹盖，地好比一个棋盘，整个天地连接在一起，融为一体。因此，产生这种盖天说的观点也就不足为奇了。

2. 浑天说：浑天如鸡子

浑天说的基本观点认为天上的恒星都布于一个"天球"之上，而日月星辰都附着于天球之上，不停地运转着。从这点来说，无疑与现代球体天文学相近。那么，为什么叫浑天呢，以及这一观点对于天地的看法究竟是什么呢？

关于浑天说的描述，《开元占经·卷一》引张衡《浑仪注》，其中记载："浑天如鸡子，天体圆如弹丸，地如鸡子中黄，孤居于天内。天大而地小，天表里有水。天之包地，犹壳之裹黄。天地各乘气而立，载水而浮。周天三百六十五度又四分度之一；又中分之，则一百八十二度八分度之五覆地上，半绕地下，故二十八宿，半见半隐。其两端谓之南北极。北极，乃天之中也，在正北，出地上三十六度，然则北极上规，径七十二度，常见不隐。南极，天地之中也，在正南，入地三十六度。南极下规七十二度，常伏不见。两极相去一百八十二度半强。天转如车毂之运也，周旋无端，其形浑浑，故曰浑天也。"

相比于盖天说，浑天说无疑是更推进了一步，其认为天地并不是一个半球体，而是一个球体（图 2-2）。这种观点认为天宇宙好比鸡蛋壳，而地球则是其中的蛋黄。最难能可贵之处在于，这种观点认为宇宙是无限的。正如张衡（公元 78～139 年，字平子）所说："过此而往者，未之或知也。未之或知者，宇宙之谓也。宇之表无极，宙之端无穷。"

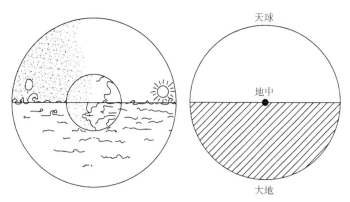

图 2-2　浑天说示意图

在我们今天看来，浑天说比盖天说更具有进步性，但古人认为这两种观点并无高下之分，而是各自持不同看法。不过，浑天说还是具有一定优越性的，那就是根据这种观点能够制造出一种天体仪器——浑天仪（图 2-3），古人根据浑天仪能够制作出较为精确的历法，对于祭祀与农业生产具有重大意义。浑天仪是我国古代的一种天文观测仪器，是以浑天说为理论基础制造的。

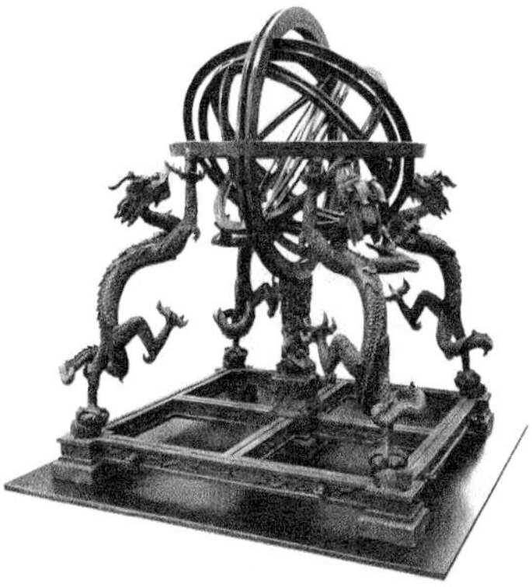

图 2-3　浑天仪

3. 宣夜说：天了无质

从前面两种天文观点来看，无论是盖天说还是浑天说，都将天体看成一个球体，即一种实体的观念。与这两种观念相比，宣夜说无疑是一场思想革命。宣夜说认为："日月众星，自然浮生于虚空之中，其行其止，皆须气焉。"即整个天体漂浮于气体之中。

其实，宣夜说的观点起源极早，如《庄子·逍遥游》认为："天之苍苍其正色邪？其远而无所至极邪？"即整个天地是由气构成的，并且是无限的。后来的宋钘、尹文继承了庄子的元气观念，将世界万物的本源追溯到"元气"。后来的名家著名代表人物惠子则提出：我国哲学史上有名的"历物十事"，其中一个观点就是："至大无外，谓之大一；至小无内，谓之小一。"这种关于宇宙既无限大又无限小的观点成为宣夜说的思想奠基。

宣夜说的思想一直渗透于我国哲学发展的过程中，最终成型于晋代，如《晋书·天文志》记载："天了无质，仰而瞻之，高远无极，眼瞀精绝，故苍苍然也。譬之旁望远道之黄山而皆青，俯察千仞之深谷而窈黑，夫青非真色，而黑非有体也。日月众星，自然浮生虚空之中，其行其止皆须气焉。是以七曜或逝或住，或顺或逆，伏见无常，进退不同，由乎无所根系，故各异也。故辰极常居其所，而北斗不与众星西没也。摄提、填星皆东行，日行一度，月行十三度，迟疾任情，其无所系著可知矣。若缀附天体，不得尔也。"

这种观点认为，"天了无质"即天体是没有形质的，不是一个实体，而是无边无际的气。而日月星辰则依托于气体在宇宙中飘浮运行，各自遵循着自己的轨道，有规律、有秩序地不停运转。

我们知道，西方天文学最为著名的两种观点即是地心说和日心说。这两种观点都将天体看作一个坚硬的球体，其他的日月星辰都固定于这个球体之上。但宣夜说却否定了这种观点。宣夜说认为整个宇宙是无限的，充满着气体，宇宙是由气构成的，因此，呈现出虚空的特点，所有的天体都飘浮于气体中，各自遵循着自己的轨道运行。这种思想与近代西方天文学的认识已经十分接近。但这种观念由于受封建意识及科技手段的局限，在我国古代并没有得到足够重视和更大发展，我们今天能够了解这一观点，无疑是得益于《晋书·天文志》，得益于我国发达的史学传统。

二、天象观察

我国最早的天象观察，可以追溯到几千年以前。无论是对太阳、月亮、行星、彗星、新星、恒星，以及日食和月食、太阳黑子、日珥、流星雨等天象，都有着悠久而丰富的记载，这些记载至今仍具有很高的科学价值，表明远在公元前 14 世纪时，我们祖先的天文学已经很发达。举世公认，我国有世界上最早、最完整的天象记载，是欧洲文艺复兴以前天文现象最精确的观测者和记录的最好保存者。

古人勤奋观察日月星辰的位置及其变化，主要目的是通过观察这类天象，掌握它们的规律性，用来确定四季，编制历法，为生产和生活服务。这种观测在西周时期就已经很普遍，而且卓有成效，政府还为此设立了天文观测与历法管理机构，因此，在春秋、战国，以及两汉时期的文献里都有很多关于日月星象等的记载。秦汉设有太史令，隋改为太史监，唐初为太史局，隶属秘书省，唐代还设有司天台（官署名，正三品），主管观测记录天文气象、制定颁发历法，兼掌天文历法知识传授。

唐代在乾元元年（公元 758 年）建置司天台，不隶属秘书省，成为独立的国家天文机构。设有历博士（保章正）一人，教授历法；天文博士（灵台郎）二人，教授天文气象；漏刻博士六人（或九人），教授计时技术。《新唐书·卷四十七·志第三十七》记载司天台曰："监掌察天文，稽历数。凡日月星辰、风云气色之异，率其属而占。有通玄院，以艺术召至京师者居之。凡天文图书、器物，非其任不得与焉。每季录祥眚送门下、中书省，纪于起居注，岁终上送史馆。岁颁历于天下。武德四年，改太史监曰太史局，隶秘书省；七年，废监候。龙朔二年，改太史局曰秘书阁局，令曰秘书阁郎中。武后光宅元年，改太史局曰浑天监，不隶麟台；俄改曰浑仪监，置副监及丞、主簿，改司辰师曰司辰。长安二年，浑仪监复曰太史局，废副监及丞，隶麟台如故，改天文博士曰灵台郎，历博士曰保章正。景龙二年，改太史局曰太史监，不隶秘书省，复置丞。景云元年，又为局，隶秘书省，逾月为监，岁中复为局；二年，改曰浑仪监。开元二年，复曰太史监，改令为监，置少监。十四年，太史监复为局，以监为令，而废少监。天宝元年，太史局复为监，自是不隶秘书省。乾元元年，曰司天台。艺术人韩颖、刘烜建议改令为监，置通玄院及主簿，置五官监候及五官礼生十五人，掌布诸坛神位，五官楷书手五人，掌写御书。有令史五人，天文观生九十人，天文生五十人，历生五十五人。初，有天文博士二人，正八品下；历博士一人，从八品上；司辰师五人，正九品下，装书历生五人。掌候天文，掌教习天文气色，掌写御历，后皆省。"

《新唐书·卷四十七·志第三十七》还记载："春官、夏官、秋官、冬官、中官正，各一人，正五品上；副正各一人，正六品上。掌司四时，各司其方之变异。冠加一星珠，以应五纬；衣从其方色。元日、冬至、朔望朝会及大礼，各奏方事，而服以朝见。乾元三年，置五官正及副正。五官保章正二人，从七品上；五官监候三人，正八品下；五官司历二人，从八品上。掌历法及测景分至表准。五官灵台郎各一人，正七品下。掌候天文之变。五官挈壶正二人，正八品上；五官司辰八人，正九品上；漏刻博士六人，从九品下。掌知漏刻。凡孔壶为漏，浮箭为刻，以考中星昏明，更以击鼓为节，点以击钟为节。武后长安二年，置挈壶正。乾元元年，与灵台郎、保章正、司历、司辰，皆加五官之名。有漏刻生四十人，典钟、典鼓三百五十人。初，有刻漏视品、刻漏典事，掌知刻漏、检校刻漏，后皆省。"可见唐代天文观测体制十分健全，这种建制是历史的传承，它体现了我国古代对观测天象的重视。

此外，我国古代观测天象的台址也很多，但因历经战火等，唐宋以前的观象台已经保存不多，或早已失去它的天文功能，而现今保存最完好的应该是河南登封观星台和北京古观象台。河南登封观星台位于河南省郑州市登封市东南 13 千米告成镇。由天文学家郭守敬于至元十三年至至元十七年（1276～1280 年）主持建造。观星台由盘旋踏道环绕的台体和自台北壁凹槽内向北平铺的石圭两个部分组成，台体呈方形覆斗状，四壁用水磨砖砌成。观星台北侧的石圭用来度量日影长短，所以又称"量天尺"。其独特的设计成为元代天文学高度发达的历史见证。北京古观象台位于北京市建国门立交桥西南角，始建于明朝正统年间（1442 年），是世界上现存最完整的天文台之一。它建筑完整、仪器精美，观象台在明代时被称为"观星台"，台上陈设有简仪、浑仪和浑象等大型天文仪器，台下陈设有圭表和漏壶。清代时观星台改称"观象台"，辛亥革命后改为中央观星台。清代康熙和乾隆年间，天文台上先后增设了八件铜制的大型天文仪器，均采用欧洲天文学度量制和仪器结构。

（一）星象

星象是星体的明、暗及位置等现象。春秋战国时期，甘德、石申、巫咸等，各自建立了自己的星官体系。据古文献记载，我国战国以前记载下来的星官，大约为 38 个，共 200 余颗恒星。到公元前 2 世纪司马迁的《史记·天官书》中，则系统地记载了全天 92 座星官约 500 余颗恒星。到三国时代，吴国的太史令陈卓综合甘德、石申、巫咸三家星官的观测，编撰成 283 官 1464 颗恒星的星表，并绘制成星图（但该星表、星图早已散佚），晋、隋、唐继承并加以发展，我国的星区划分体系趋于成熟，此后历代沿用达千年之久，这其中最重要的星官是三垣、二十八宿。

星官就是现代所说的"星座"或"星宿"，古人为了认识星辰和观测天象，把天上相近的恒星组合在一起，分别给以名称，即为星官。最早，人们只注意东南西北四方最显著的星象，有北极、黄道、赤道的知识后，就对北极附近和黄道、赤道沿线的恒星作了划分，形成了各个星官。我国星官的名称，大致来自两个方面：一是原始社会和奴隶社会流传下来的，这些名称大都与生产和生活有关，如营室、壁、箕、毕、井、斗等，它们分别表示房屋、墙壁、扬谷的簸箕、捕兔的小网、水井和盛酒的容器等；还有神话人物和传说故事，如牵牛和织女。

《春秋左传》载鲁昭公元年子产讲的一个故事："昔高辛氏有二子，伯曰阏伯，季曰实沈，居于旷林，不相能也，日寻干戈，以相征讨。后帝不臧，迁阏伯于商丘，主辰……商人是因，故辰为商星。迁实沈于大夏，主参。"大致表述语意为高辛氏的两个儿子阏伯和实沈不和，天天打架，尧只好派阏伯到商丘去主管辰星，即心宿，亦称商星；派实沈到大夏去主管参星，彼此不相见。参星为当时冬季的初昏中星，商星为当时夏季的初昏中星，一在西，一在东。所以杜甫有诗句曰："人生不相见，动如参与商。"

另一部分星官或恒星的名称则是把阶级等级制度的社会结构映射到星空的体现，使天上世界的名称反映地下人间社会的事物。如北极附近为"太一常居"的宫阙组织，中央为帝星（小熊座 β），在它周围有太子（小熊座 γ）、正妃（勾陈一，小熊座 α）等星；外面还有相当于帝车的北斗七星以及由表示上将、次将、贵相、司命、司中和司禄的六星组成的天府文昌宫等，这就把人间的宫廷组织搬到了天上。之所以把星座称为星官，可能就是认为星座和人的官曹列位以及事物的贵贱一样，也有尊卑之别。

1. 三垣

三垣即紫微垣、太微垣、天市垣。每垣都是一个比较大的天区，内含若干（小）星官（或称为星座），据《清会典》所载，甘氏、石氏、巫氏的划分互有不同。各垣都有东、西两藩的星，左右环列，其形如墙垣，故曰为"垣"。

紫微垣：是三垣的中垣，居于北天中央，所以又称中宫，或紫微宫。紫微宫即皇宫的意思，各星多数以官名命名。它以北极为中枢，东、西两藩共十五颗星。两弓相合，环抱成垣。整个紫微垣据宋皇佑年间的观测记录，共合 37 个星座，附座 2 个，正星 163 颗，增星 181 颗。它的天区大致相当于现今国际通用的小熊、大熊、天龙、猎犬、牧夫、武仙、仙王、仙后、英仙、鹿豹等星座。

太微垣：是三垣的上垣，位居于紫微垣之下的东北方，北斗之南。约占天区 63°范围，以五帝座为中枢，共含 20 个星座，正星 78 颗，增星 100 颗。它包含室女、后发、狮子等星座的一部分。太微即政府的意思，星名亦多用官名命名，如左执法即廷尉，右执法即御史大夫等。

天市垣：是三垣的下垣，位居紫微垣之下的东南方向，约占天空的 57°范围，大致相当于武仙、巨蛇、蛇夫等国际通用星座的一部分，包含 19 个星官（座），正星 87 颗，增星 173 颗。它以帝座为中枢，呈屏藩之状。天市即集贸市场的意思（图 2-4）。

2. 四象

苍龙、玄武、白虎、朱雀，统称为"四象"。古人将全天二十八宿按东、南、西、北四个方位划分为四部分，每一部分包含七个星宿，并根据各部分中的七个星宿组成的形状，用四种与之相像的动物命名这四个部分，叫作四象或四陆。东方七宿如同飞舞在春、夏（初）夜空的巨龙，故称为东官苍龙；

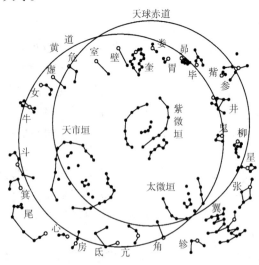

图 2-4　三垣、二十八宿图

垣是围墙，宿是宿舍，象征月亮每夜留宿处

南方七宿像寒冬、早春出现在天空中的朱雀，故称为南官朱雀；西方七宿犹猛虎跃出深秋初冬，故称为西官白虎；北方七宿似夏末、秋初夜空的蛇、龟，故称为北官玄武。

对于四象，我国的不少典籍多有叙述，如《考工记》、《御龙子》，以及张衡的《灵宪》、孔颖达的《尚书疏》等，其中以《灵宪》中的叙述最生动，张衡写道："苍龙连蜷于左，白虎猛据于右，朱雀奋翼于前，灵龟圈首于后。"我国典籍中有的称"四象"为"四维"，如《史记·天官书》、《石氏星经》、魏人张揖的《博雅》、元代黄镇成的《尚书通考》等，但记述又互有不同，如《石氏星经》所载，不是四象，而是分为若干小象，且西方、北方都没有完整的形象，书中写道："奎为白虎，娄、胃、昴，虎三子也。毕象虎，觜、参家璘。"又曰："牛蛇象，女龟象。"《史记·天官书》的记载则与《灵宪》所载基本相同，即：苍龙、朱雀、白虎、玄武分别代表着四季星象。我国天文学家高鲁以《史记·天官书》为依据，设计了二十八宿与四象的关系图，堪为精彩（图2-5）。

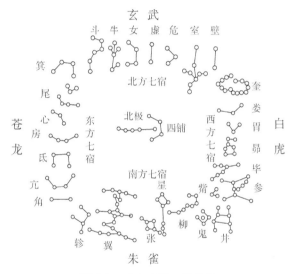

图2-5　二十八宿、四象图

就现代国际通用的88星座而言，东方苍龙大约是占室女、巨蛇、半人马、牧夫、天秤、天蝎、豺狼、蛇夫等座。北方玄武大约占人马、摩羯、宝瓶、飞马、天鹅、仙女、双鱼、鲸鱼等座。西方白虎大约占仙后、白羊、英仙、金牛、波江、猎户、天兔等座。南方朱雀大约占双子、御夫、巨蟹、大犬、南船、狮子、长蛇等座。

3. 二十八宿

古人观测日月五星的运行是以恒星为背景的，因为恒星相互间的位置相对稳定不变，可以用它们来标定日月五星运行所到的位置。古人选取黄道赤道附近的二十八宿作为坐标。黄道是古人假想的太阳周年运行轨道。地球沿着自己的轨道线围绕太阳公转，从地球轨道不同的位置上看太阳，则太阳在天球（为研究天文而假想的，通常是以地球为中心，无限长为半径的球体）上的投影的位置也不尽相同，这种视位置的移动叫作太阳的视运动，太阳周年的视运动轨迹就是黄道。赤道是地球赤道在天球上的投影。

二十八宿（"宿"音：xiù），是我国古代天文学说之一，又称二十八舍或二十八星，是古代我国将南中天的恒星分为二十八群，且其沿黄道或天球赤道（地球赤道延伸到天上）所分布的一圈星宿。二十八宿分为四组，又称为四象、四兽、四维、四方神，每组各有七个星宿，故称二十八宿。

最初，古人为了比较太阳（日）、太阴（月）、金、木、水、火、土的运动而选择二十八个星官，作为观测时的标记。"宿"的意思和黄道十二宫的"宫"类似，是星座表之意。表示日月五星所在的位置。到了唐代，二十八宿成为二十八个天区的主体，这些天区仍以二十八宿的名称命名，但和三垣的情况不同，作为天区，二十八宿主要是为了区划星官的归属。

二十八宿从角宿开始，自西向东排列，与日、月视运动的方向相同：东方称青龙（或苍龙），包括角木蛟、亢金龙、氐土貉、房日兔、心月狐、尾火虎、箕水豹。南方称朱雀，包括井木犴、鬼金羊、柳土獐、星日马、张月鹿、翼火蛇、轸水蚓。西方称白虎，包括奎木狼、娄金狗、胃土雉、昴日鸡、毕月乌、觜火猴、参水猿。北方称玄武，包括斗木獬、牛金牛、女土蝠、虚日鼠、危月燕、室火猪、壁水貐[据明代张岱《夜航船》，壁水貐应为壁水貐（獥貐，貐音：yǔ）]。《淮南子·天文训》将二十八宿分成九野：中央钧天（角宿、亢宿、氐宿）、东方苍天（房宿、心宿、尾宿）、东北变天（箕宿、斗宿、牛宿）、北方玄天（女宿、虚宿、危宿、室宿）、西北幽天（壁宿、奎宿、娄宿）、西方颢天（胃宿、昴宿、毕宿）、西南朱天（觜宿、参宿、井宿）、南方炎天（鬼宿、柳宿、星宿）、东南阳天（张宿、翼宿、轸[1]宿）。

在二十八宿中，青龙（或苍龙）是东方七星宿的总称，包括角宿、亢宿、氐宿、房宿、心宿、尾宿和箕宿七个星宿。因其形状极似龙形，故称青龙。角是龙的角，亢是颈项，氐是本，是颈根，房是膀、胁，心是心脏，尾是尾，箕是尾末。白虎是西方七星宿的总称，包括奎宿、娄宿、胃宿、昴宿、毕宿、觜宿和参宿七个星宿。西方七星宿的形状如虎，故称西宫为白虎。朱雀是南方七星宿的总称，包括井宿、鬼宿、柳宿、星宿、张宿、翼宿和轸宿七个星宿。朱雀七星宿联为鸟形，因此称为朱雀，《尚书·虞书·尧典》曰："日中星鸟。"《传》曰："鸟，南方朱鸟七宿。"《疏》曰："南方朱鸟七宿者，再天成象，星座鸟形。"《礼记·曲礼》说："军陈象天之行：前朱雀而后玄武，左青龙而右白虎。"玄武是北方七星宿的总称，包括斗宿、牛宿、女宿、虚宿、危宿、室宿和壁宿七个星宿。因这七星宿其形如龟，所以称为玄武。

4. 七政、五纬

古人把日、月和金、木、水、火、土称七政，也叫七曜。其中金木水火土合起来又称五纬。

金星古称明星，又名太白，这是因为它光色银白，亮度特强。"子兴视夜，明星有灿"（《诗经·国风·郑风·女曰鸡鸣》）及"昏以为期，明星煌煌"（《诗经·国风·陈风·东门之杨》）都是指金星。金星黎明见于东方叫"启明"，黄昏见于西方叫"长庚"。木星常称为岁星，简称岁，水星又叫辰星，火星古名荧惑，土星又叫镇星或填星。需要注意的是，先秦古籍中谈到天象时所说的水并不是指星中的水星，而是指恒星中的定星（营室），即室宿，在西方则为飞马座的 α、β 两星。如《左传·庄公二十九年》曰："水昏正而栽。"先秦古籍中谈到天象时所说的火也不是指星中的火星，而是恒星中的大火，特指心宿二，在西方则为天蝎座的 α 星，如《诗经》中的"七月流火"即是。

---

1 亢，音 kàng；氐，音 dī；箕，音 jī；昴，音 mǎo；觜，音 zī；参，音 shēn；轸，音 zhěn。

据《吕氏春秋通诠》所载，北方玄武七宿包括斗、牛（牵牛）、女（须女）、虚、危、室（营室）、壁（东壁）。室宿为北方第六宿，因其星群组合似房屋状而得名"室"（似一所覆盖龟蛇之上的房子），房屋乃居住之所，人之所需，故室宿多吉。"室宿值日大吉利，婚姻祭祀主恩荣，葬埋苦还逢此日，三年必定进田庄。"

室和壁是相连的两宿，古有营室、东壁之称。营室原为四星，呈四方形，有东壁、西壁各两星，正如宫室之象。

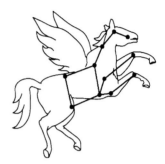

其后东壁从营室中分出，成为了室、壁两宿（图 2-6）。曾侯乙墓漆箱盖上称这两宿为西紫与东紫。东壁、西壁四星就是著名的飞马座四边形。室宿一（α Peg）和室宿二（β Peg）是西壁，也称为定，《诗经·国风·鄘风·定之方中》曰："定之方中，作于楚宫。"春秋时期室宿在秋末冬初的傍晚出现于南方中天，此时是农闲时节，人们利用这段时间建造房屋为冬天作准备，因此有营室之称。壁宿一（γ Peg）和壁宿二（α And）是东壁，这二星的赤经都非常接近于 0°，从壁宿二向壁宿一连线并约延长一倍，就可找到春分点的大概位置。

图 2-6　室宿

七曜，源于古代人们对星辰的自然崇拜，可追溯到周朝。自两汉时期应用甚广，刘向曰："夫天有七曜，地有五行。"《后汉书·律历中》中曰："夫甲寅元天正，正月甲子朔旦冬至七曜之起，始于牛初。"刘洪亦有著作《七曜术》。《后汉书》曰："宜还本朝，挟辅王室，上齐七燿，下镇万国。"《晋书》卷二十二曰："煌煌七曜，重明交畅。我有嘉宾，是应是觊。邦政既图，接以大飨。人之好我，式遵德让。"东晋范甯的《春秋穀梁传·序》曰："阴阳为之愆度，七曜为之盈缩。"杨士勋疏："谓之七曜者，日月五星皆照天下，故谓之曜。"五星指火、水、木、金、土。

以七曜为一周的历法观念是由印度传入我国，与欧洲的星期概念似乎都是源自于同为月阴历法的两河流域古巴比伦文明（日曜日一定是英文的 Sunday、月曜日一定是 Monday，更明确的是无论是哪一天的名称、拉丁文与汉文所指的星球都是同一颗），七为希腊与两河流域文明常用数字，也是该地区的吉数。但学界对目前起源仍有争议。该概念在我国唐朝时期获得发展，将 7 日结合七曜谓之曜日，其后再传入日本，至清末以前皆如此，到了民国以后改为星期，以数字替代星名，见表 2-1。

表 2-1　七政与星期对照

	星期日	星期一	星期二	星期三	星期四	星期五	星期六
七政	日曜日	月曜日	火曜日	水曜日	木曜日	金曜日	土曜日

5. 北斗七星

古人以二十八宿来观测日月和五个行星的运行，《尚书》中"月离于毕"，指的是月亮附于毕宿（离通丽，附着的意思）；《论衡》中"荧惑守心"，指的是火星位于心宿；《诗经》中"太白食昴"，指金星遮蔽了昴宿。古人还用其测定岁时季节，上古时代，人们认为初昏时参宿在南方就是春季正月，心宿在正南方就是夏季五月等。另外，古人还以二十八宿为主体，把黄道附近的一周天按照由西向东的方向分为 28 个不等分的星空区域。

北斗七星在古代天文学中具有重要地位。北斗由天枢、天璇、天玑、天权、玉衡、开阳、摇光七星组成，古人把这七星联系起来想象成舀酒的斗形。天枢、天璇、天玑、天权为斗身，古曰魁；玉衡、开阳、摇光为斗柄，古曰杓。北斗七星属于大熊座。古人重视北斗，是因为可以利用它来辨别方向、定季节。把天璇、天枢连成直线并延长五倍距离，就可以找到北极星，而北极星是北方的标志。北斗星在不同的季节和夜晚不同的时间，出现于天空不同的方位。看上去它好似在围绕着北极星转动，所以古人又根据初昏时斗柄所指的方向来决定季节：斗柄指东，天下皆春；斗柄指西，天下皆秋；斗柄指南，天下皆夏；斗柄指北，天下皆冬。

（二）十二次与十二宫

古人为了说明日月五星的运行和节气的变换，黄道附近一周天按照由西向东的方向分为十二等份，称为十二次。每次中都有二十八宿中的某些星宿作为标志。由于十二次是等分的，而二十八宿广狭不一，所以十二次各次的起止界限不和宿与宿之间的界限一致，有些宿是跨属于相邻的两个次的，见表2-2。

表2-2　十二次与二十八宿（黄道十二宫）表

十二次	二十八宿	黄道十二宫
星纪	斗、牛	摩羯宫
玄枵 [1]	女、虚、危	宝瓶宫
娵訾 [2]	室、壁	双鱼宫
降娄	奎、娄	白羊宫
大梁	胃、昴、毕	金牛宫
实沈	觜、参	双子宫
鹑首	井、鬼	巨蟹宫
鹑火	柳、星、张	狮子宫
鹑尾	翼、轸	室女宫
寿星	角、亢	天秤宫
大火	氐、房、心	天蝎宫
析木	尾、箕	人马宫

1. 枵，音 xiāo；2. 娵訾，音 jū zī

古人创立十二次主要有两个用途：一是用来指示太阳所在的位置，以说明节气的变换，如太阳在星纪中交冬至，在玄枵中交大寒。二是用来说明岁星（木星）每年运行所到的位置，并据以纪年，如说某年"岁在星纪"，次年则"岁在玄枵"等。十二次的名称，多和各自所属的星宿有关，如大火是次名，同时又是心宿的星名。鹑首、鹑火、鹑尾，其所以名鹑，显然又和南方朱雀有关，朱雀七宿也正属于这个天宿内。

（三）分野

古人是把天上的星宿和地上的州域联系起来看的。在春秋战国时期，人们根据地上的区域来划分天上的星宿，把天上的星宿分别指配于地上的州图，使它们相互对应。说某星是某国的分星，某某星宿是某某州国的分野，这种看法，即是"分野"的概念。

古人建立分野的目的是观察天象，以占卜地上所配州国的吉凶。当然这些带有封建迷信的内容应该为我们所摒弃，但了解分野，对我们阅读、研究古代，了解古代地域有很大的帮助。古代很多诗人在写到某地区时会连写到这个地区相配的星宿，如庾信《哀江南赋》"以鹑首而赐秦，天何为而此醉"，王勃《滕王阁序》"星分翼轸"，李白《蜀道难》"扪参历井"，指的就是所描绘的地方的星宿分野。

三、编订历法

《尚书·尧典》说："乃命羲和，钦若昊天，历象日月星辰，敬授人时。"测定回归年的长度是历法的基础。我国古代历法特别重视冬至这个节气，准确测定连续两次冬至的时刻，它们之间的时间间隔，就是一个回归年。我国最古老、最简单的天文仪器是土圭，也叫圭表，它是用来度量日影长短的，它最初是从什么时候开始有的，已无从考证，但一年365天的认识已经有几千年的历史。我国的历法从上古时代的黄帝历到夏朝的夏历，商朝的殷历，周朝的周历，秦朝的颛顼历，西汉的太初历、三统历，东汉的四分历，南朝的大明历，隋朝的开皇历，唐朝的大衍历，北宋的应天历，元朝的授时历，清朝的时宪历等，少数民族地区还有自己的历法，如回历、藏历、彝历等。

（一）太初历

西汉时期，落下闳改制了浑仪，它是我国古代测量天体位置的主要仪器，经过历代的改进，我国天文观测与历法的制定更为精确。如东汉的张衡创制了世界上第一台利用水力作为动力的浑象仪。元代的郭守敬先后创制和改进了10多种天文仪器，如简仪、高表、仰仪等。落下闳（公元前156～公元前87年），字长公，西汉天文学家，巴郡阆中（今四川阆中）人，他创制了"太初历"，确定了我国的历法结构。

汉武帝元封年间（公元前110～前105年）为了改革历法，征聘天文学家，经同乡谯隆推荐，落下闳由故乡到京城长安（今陕西西安）。他和邓平、唐都等合作创制的历法，优于同时提出的其他17种历法。落下闳是太初历的主要创立者，其在家乡阆中蟠龙山建立了我国最早的民间观星台，改制了观测仪器浑仪，近代天文学家朱文鑫说："自汉落下闳作浑天仪，始立仪象之权舆。"后来的天文历法家如贾逵、张衡、祖冲之等人的历法理论，则是在落下闳的基础上加以改进和发展的。落下闳完善了古代天文学说浑天说，奠定了我国古代先进的宇宙结构理论基础。他在天文学上的贡献，承前启后，对于推动我国天文学的发展，起到了重要作用。汉武帝采用了落下闳等编订的历法，于元封七年颁行，并改元封七年为太初元年，故称其为"太初历"，也称为新历。

太初历是我国历史上第一部有完整文字记载的历法，在历史上有着极其重要的地位。而落下闳在天文学、数学、农学上的一系列开创性的贡献，也已经被学术界公认，英国科技史学家李约瑟称他为"中国天文史上最灿烂的星座"。"太初历"的制订是我国历史上有文字记载的一次历法大改革，是中华民族在世界天文学上的巨大贡献。但太初历在行用后，受到包括司马迁、张寿王等人的反对，张寿王甚至提议改回到殷历。然而孰优孰劣，还要以实测为准。为此朝廷组织了一次为期3年的天文观测，同时校验太初历和古六历的数据，结果表明，太初历更为符合天象。

太初历仍用十九年七闰的置闰法，但取 29+43/81 日为一朔望月，由于分母为 81，所以太初历又称八十一分法。它在很多方面超越颛顼历，例如，太初历采用夏正，以寅月为岁首，与春种秋收夏忙冬闲的农业节奏合拍。置无中气之月为闰月（在二十四节气中，位于偶数者，即冬至、大寒、雨水、春分、谷雨、小满、夏至、大暑、处暑、秋分、霜降、小雪，叫作中气），凡阴历月中没有遇到中气的，其后应补一闰月。

落下闳还提出浑天学说，改进了赤道式浑天仪，其测定的二十八宿赤道距离（赤经差），一直用到唐开元十三年（公元 725 年），才由僧人一行重新测过。落下闳还提出交食周期，以 135 个月为"朔望之会"，即认为 11 年应发生 23 次日食。此外，他还指出"太初历"存在的缺点："后八百年，此历差一日，当有圣人定之。"（事实上，每 125 年即差一日，到公元 85 年就实行改历）。落下闳创制的浑仪（包括浑天仪和浑天象），形象地展示了宇宙模型。落下闳还发明了通其率，即"连分数（辗转相除）求渐进分数"的方法，定名"通其率"，现代学者称之为"落下闳算法"。"落下闳算法"的提出时间比印度数学家爱雅哈塔提出类似方法的时间早 600 年，比意大利数学家朋柏里提出连分数理论的时间早 1600 年。落下闳确立正月为岁首后，人们将正月初一称为"元旦"、"新年"，民间习称"过年"，民间也就有了"春节"的说法，并一直沿用至今。所以，今天落下闳也被尊称为"春节老人"。

（二）大衍历

大衍历从唐开元十七年（公元 729 年）起，共施行 29 年，由唐玄宗时僧人一行主持编订。为了编订历法，一行与率府兵曹参军梁令瓒共同设计制造了当时最先进的观天仪器——黄道游仪，它可直接测量日月五星的位置以及二十八宿的距离，为准确地测定日月五星的运行奠定了基础，还制造了集天象演示及计时报时功能于一体的大型自动天象演示仪——"水运浑天俯视图"，并对一百五十多颗恒星的位置进行了重测，将其坐标标出。同时在全国范围内开展了规模空前的测量活动。这些测量工作，为编制新历法奠定了坚实的基础。

大衍历是一部较为成熟的历法，其名称根据周易系辞"大衍之数五十，其用四十有九"推导而来。大衍历共分为"历议"与"历术"两大部分。"历议"讲述历法的基本理论。"历术"讲述具体的计算方法，分为七个部分：步中朔，计算节气和朔望的平均时间；步发敛，计算七十二候；步日躔，计算太阳的运行和位置；步月离，计算月亮的运动和位置；步晷漏，计算晷影的长短和昼夜时刻；步交食，计算日月食；步五星，计算金木水火土五大行星的运动和位置。

大衍历比较准确地反映了太阳运行的规律，表明我国古代历法体系的成熟，为后世的研究带来了丰富的知识参考以及运用，其格式为后世历家编历相沿袭用。

（三）授时历

授时历是我国古代最精确和使用时间最长的一部历法，因元世祖忽必烈封赐而得名，原著及史书均称其为"授时历经"。元朝初期主要沿用金国的大明历，这种历法年代长久，已经出现了很大的误差。南宋的历法十分先进，已经将一回归年的时间精确到了 365.2425 日，但是采用了十九年闰月七的传统古法，误差也很大。而蒙古在西征的过程中逐渐认识到大明历的误差，于是试图制定一部新的历法。公元 1276 年（至元十三年）元世祖命许衡、郭守敬、王恂共同修订历法。为此，元朝廷修建了观星台，并且进行了有史以来最大规模的天文学实际测量工作，14 位天文学家在全国设置 27 个观测站，这些观测站"东起高丽，西极滇池，南至占城，北尽铁勒"，测定了夏至日的表影长度和昼、夜时间的长度，为修订历法提供了很多精确的数据。通过一系列精准的天文测量，在南宋成天历的基础上，成功制订完成了授时历，于至元十八年（公元 1281 年）实施。

授时历抛弃了以往历法推算中的"上元积年法"，而截取近世任意一年为历元，以实测结果为依据进行推算。它应用弧矢割圆术来处理黄经和赤经、赤纬之间的换算，并用招差法推算太阳、月球和行星的运行度数，这在我国历法史上是一个进步。将一回归年定为 365.2425日，比地球绕太阳公转一周的实际时间，仅差 25.92 秒，和现代世界通用的公历完全相同。编制过程中创立的"三差内插公式"和"球面三角公式"，是具有世界意义的杰出成就。授时历在我国沿用了三百多年，对后世历法的编制有很大影响，该历法在我国传统历法的基础上，吸收阿拉伯、吐蕃历法的优势，实现了集大成。明代的大统历实际上就是采用的授时历的数据和方法。

（四）时令节气

二十四节气起源于黄河流域，其名首见于《淮南子·天文训》，是历法中表示自然节律变化以及确立"十二月建"的特定节令。一年四季，春夏秋冬各三个月，每月两个节气，每个节气均有其独特的含义。立春、立夏、立秋、立冬，合称"四立"，分别表示四季的开始，但"四立"表示的是天文季节的开始，从气候上说，一般还在上一季节，如立春黄河流域仍在隆冬。夏至、冬至，合称"二至"，表示天文上夏天、冬天的极致。春分、秋分，合称"二分"，表示昼夜长短相等。雨水，表示降水开始，雨量逐步增多。惊蛰，春雷乍动，惊醒了蛰伏在土壤中冬眠的动物，这时气温回升较快，渐有春雷萌动。清明，含有天气晴朗、空气清新明洁、逐渐转暖、草木繁茂之意。谷雨，雨水增多，大大有利谷类作物的生长。小满，是夏熟作物的籽粒开始灌浆饱满，但还未成熟，只是小满，还未大满。芒种，指麦类等有芒作物成熟，夏种开始。小暑、大暑、处暑，暑代表炎热。小暑还未达最热，大暑才是最热时节，处暑是暑天即将结束的日子。白露，气温开始下降，天气转凉，早晨草木上有了露水。寒露，气温更低，空气已结露水，渐有寒意。霜降，天气渐冷，开始有霜。小雪、大雪，开始降雪，小和大表示降雪的程度。小寒、大寒，天气进一步变冷，小寒还未达最冷，大寒为一年中最冷的时候。《吕氏春秋》、《礼记·月令》及《淮南子·时则训》等文献记载春月为春阳布发生之令，夏月为夏气扬蕃秀之令，秋月为秋气正收敛之令，冬月为冬气正养藏之令，反映了春生夏长、秋收冬藏的自然规律，因此几千年来二十四节气一直是我国各地农事活动的主要依据，在我国古代先民的日常生活中发挥了极为重要的作用。

二十四节气是根据太阳的位置来划分的，即根据太阳在黄道上的位置，把一年划分为 24个彼此相等的段落。也就是把黄道分成 24 个等份，每等份各占黄经 15°。由于太阳通过每等份所需的时间几乎相等，二十四节气的公历日期每年大致相同，上半年在 6 日、21 日前后，下半年在 8 日、23 日前后。

《素问·六节藏象论》中云"五日谓之候，三候谓之气，六气谓之时，四时谓之岁"，"时立气布，如环无端"，六气为一季，四季即二十四节气。《素问·四气调神大论》提出春夏养阳、秋冬养阴的四时养生原则，以维护人与自然的和谐而保持健康。《内经》许多篇章中有关疾病的死生预后等内容常以节气来划分。七篇大论推演五运六气的交司时间，以大寒节气为起点，这些都是二十四节气在中医学中的具体运用，由此也可推断，最晚到战国时期，二十四节气的历法已经非常成熟。

第二节　气象学基础

气象是所有出现在大气中的气温、风力、干湿度、日照等物理要素，以及由此而引起的云雨、霜雪、雾露、冰雹、雷电、光象等各种物理状态和物理现象。地球周围由于引力作用形成了大气圈，大气圈是人类生存环境的重要组成部分。地球是太阳系的行星之一，强大的太阳辐射赋予了地球最重要的生命能源，太阳辐射经过大气圈到达地球表面，大气中所发生的一切物理（化学）现象和过程，除取决于大气本身的性质外，都直接或间接与太阳辐射和地球表面环境有关，这些现象和过程与人类的生活和生产活动密切相关。人类在长期的生产实践中不断地对它们进行观测、分析、总结，从感性认识提高到理性认识，再在生产实践中加以验证、修订，逐步提高，这就产生了专门探讨大气现象和过程演变规律与变化，并直接或间接用之指导生产实践为人类服务的气象学。

中华民族对于气象的探索可以追溯到三千年前，在殷代甲骨文中已有关于风、云、雨、雪、虹、霞、龙卷、雷暴等内容的文字记载。随着农业生产发展的需要，春秋战国时期气象物候学进一步发展，根据风、云、物候的观测记录，确定了二十四节气。在《管子·幼官》中，除了论述五时（春、夏、中央、秋、冬）的正常情况外，还描述了时令的反常变化，并根据这一模式以行人事之所宜。《吕氏春秋》中对天文、气象、物候、病候等都有较为系统的论述，如《吕氏春秋·孟春纪·第一》云："孟春之月，日在营室，昏参中，旦尾中。……东风解冻，蛰虫始振，鱼上冰，獭祭鱼，候雁北。……是月也，天气下降，地气上腾，天地和同，草木繁动，王布农事，命田舍东郊，皆修封疆，审端径术。……是月也，……无覆巢，无杀孩虫、胎夭、飞鸟，……孟春行夏令，则风雨不时，草木早槁，国乃有恐；行秋令，则民大疫，疾风暴雨数至，藜莠蓬蒿并兴；行冬令，则水潦为败，霜雪大挚，首种不入。"东汉时期的《易纬稽览图》、《易纬通卦验》等都对气象、物候、病候等有详细的论述，如《易纬通卦验》以八卦结合八风、四立（立春、立夏、立秋、立冬）、二分（春分、秋分）、二至（夏至、冬至）八节为纲，通贯二十四节气，阐明气候正常与反常变化及其与物候、病候的关系。

西汉时已盛行倪、铜凤凰和相风乌等三种风向器，它们可以说是世界上最早的气象观测仪器，到唐代发展到在固定地方用相风乌，在军队中用鸡毛编成的风向器测风。在西汉时还利用羽毛、木炭等具有吸湿特性的物质测量空气湿度。宋代利用土炭湿度计来预报晴雨。关于降雨的记录，《后汉书》记载，在当时曾要求所辖各郡国，每年从立春到立秋这段时间内，向朝廷汇报雨泽情况，此后历代对各地雨情都很重视，所以我国的雨量和水旱灾记录内容丰富，历史悠久。

我国位于亚欧大陆东部和太平洋西岸地区，"秦岭—淮河"是我国南北方的地理气候分界线。冬天，秦岭阻挡寒潮进入南方地区；夏天，阻挡湿润海风进入北方地区。由于我国有着世界上最典型的季风气候，东南季风为我国带来海洋的水汽，我国东南沿海地区会最先得到东南季风带来的水汽，形成丰富的降水，也就成为了我国年降水量最为丰富的地区。西南季风也为我国带来降水，可影响到我国华南一带；当西南季风发展强盛时，也可深入到长江流域。我国南方的热带和亚热带地区就是典型的雨热同期。由于各个地方的地势、降雨、气温等不同，现代气候学认为我国除高山高原外，可分为五带，从北到南依次为寒温带、温带、暖温带、积温带、热带。古人运用五行五方的概念对气候进行描述，如东方生风，南方生热，中央生湿，西方生燥，北方生寒。风不单指风，还代表温和的气候，即春季温和的气候。由于东南中西北五方的区划不同，各个区域的干燥度、蒸发量、雨量、积温等情况亦各异，必然要产生不同的气旋活动以及温、热、湿、燥、寒不同的气候特征。因而也会影响到物候及人体的健康状态，而中医五运六气学说是在太阳周年视运动的天文背景下形成的，主要研究大气环境中常见的云、雨、风、寒、暑、湿、燥、火等气象因素及其对自然界生物和人体的影响，其所涉及的古气象学内容主要有大气运动的气交、气象变化特征、气候季节划分、气候节律等，可以说运气理论是在"天人相应"整体观的指导下构建的与气象因素密切相关的系统医学理论，其中蕴涵着丰富的医学气象学思想，认为人体脏腑经络气血的生理活动与四时气候密切相关；疾病的发生、发展和变化受气候变化的影响；防治疾病强调"因时制宜"，这些观点一直有效地指导着中医临床，是中医五运六气学说的突出特色。

第三节　环境科学基础

环境科学是一门研究人类生存的环境质量及其保护与改善的科学。环境科学研究的范围非常广泛，涉及研究环境的地理、物理、化学、生物等方面，在宏观上，环境科学要研究人与环境之间的相互作用、相互制约的关系，要力图发现社会经济发展和环境保护之间协调的规律；在微观上，要研究环境中的物质在有机体内迁移、转化、蓄积的过程以及其运动规律，对生命的影响和作用机理。

环境是人类生存和发展的基本条件，地球环境演变到一定阶段才出现人类，人类发展的初期，我们的祖先过着茹毛饮血、渔猎采集的生活，对自然环境非常依赖。随着人类学会驯化动物和种植植物，农业和畜牧业出现，反复的刀耕火种和弃耕，导致一些干旱和半干旱地区土壤的破坏，严重的水土流失使肥沃的土地变成了不毛之地。从18世纪中叶开始，工业革命使人类的生产能力得到巨大发展，但同时也引起许多环境问题。19世纪下半叶环境问题开始受到人们的重视，德国植物学家卡尔·科伦斯在1847年出版的《各个时代的气候和植物界》一书中论述了人类活动影响植物界和气候的变化。美国学者乔治·马什在1864年出版的《人与自然》一书中，从全球的观点出发论述人类活动对地理环境的影响，特别是对森林、水、土壤和野生动植物的影响，呼吁开展保护运动。英国生物学家达尔文在1859年出版的《物种起源》一书中论证生物的进化与环境的变化有很大关系，生物只有适应环境才能生存。尽管如此，环境问题还是随着工业技术和城市化进程的高速发展越来越凸显，从20世纪30年代的比利时马斯河谷烟雾事件开始，震惊世界的环境污染八大公害相继发生，尤其在工业较为发达的国家，大气污染、水体污染、土壤污染及滥用农药、噪声污染、放射性污染等环境问题对人类的生存造成严重威胁，经济发展也受到环境的挑战。

环境科学作为独立的学科是在20世纪50年代环境问题成为全球性重大问题后形成的。地理学、生物学、化学、物理学、医学、工程学和社会学等学科的学者分别从本学科的角度开始对环境问题进行探索和研究。他们在各自学科的基础上，运用原有的理论和方法研究环境问题，逐渐形成了一些新的边缘学科，如环境地学、环境生物学、环境医学、环境经济学等，在这些分支学科的基础上孕育产生了环境科学。但环境科学不是一系列分支学科的简单叠加，因为环境本身涉及的内容非常广泛，因而各分支学科之间寻求相互合作，通过跨学科交融的方式，运用自然科学和社会科学的理论、技术和方法来探究环境问题是现阶段环境科学发展的趋势。

中医五运六气学说是在"天人合一"理论的指导下，从天地自然运动变化的角度探讨疾病发生发展的理论，五运六气学说理论对人类活动同自然生态系统的认识非常全面，认为疾病的发生和流行与患者所处的时空环境有密切的关系，其学术内涵与当今环境科学的研究理念不谋而合，其内容涉及气候、物候、地理等多个学科的知识，因而如何将环境科学的研究方法引进来，寻求多角度、多学科合作研究五运六气学说，以及这一学说在中医学中如何防治疾病是现阶段中医五运六气学说要探究的重要课题。

第三章　五运六气学说的基本内容

五运六气的核心是运和气，中华先辈以天干纪运，地支纪气，因此，五运六气研究的是在地之气随天运而变的规律，也就是日地关系，或者说是宇宙与地球表面的相关关系。五运六气本身的符号结构并不复杂，但运用这套符号体系来归纳气候、物候，以及预防疾病，却是有很多不确定性，因此，古人应该是采用不断观察，累积经验、结果的方法，来归类气候-物候-疾病规律，从而防治疾病。

当今有些天文学工作者比较强调日-地关系，认为《内经》或中医所认识的主要就是太阳与地球，以及地球生物生存的关系，这确实与《内经》把人体的阳气比作太阳等说法十分近似。但五运六气研究的问题，或许超越了太阳系，因为我们现在越来越发现太阳系以外的因素，对地球生物的生存状态具有重要影响，因此五运六气这种归纳现象的研究方法也并没有标定太阳系领域。

第一节　干支甲子

干支，即天干、地支的简称。甲子，是因天干始于甲、地支始于子，干支甲子相合而得名。我国古代主要用干支甲子周期纪年、纪月、纪日、纪时和纪方位。我国古代最早用干支周期纪日，每日用一对干支表示，第一日为甲子，第二日为乙丑，第三日为丙寅，……逐日记录，六十日循环一次，周而复始。据史学家对甲骨文的研究可知，这种纪日法自春秋以来，至迟从公元前776年十月辛卯日起到现在，没有错乱过，连续记载已有二千七百多年，是迄今所知世界上最长的纪日资料。

天干和地支是五运六气学说推演气运规律的符号。五运配以天干（十天干统运），六气配以地支（十二地支纪气），根据各年干支组合成的甲子，推测各年的气候变化规律和发病规律，所以中医五运六气学说研究气运规律和发病规律都离不开天干地支。正如刘温舒在《素问入式运气论奥》中所说："天气始于甲，地气始于子，干支者乃圣人究乎阴阳轻重之用也，著名以彰其德，立号以表其事，由是甲子相合，然后成其纪。远可以步于岁而统六十年，近可以推于日而明十二时，岁运之盈虚，气令之早晏，万物之生死，将今验古，咸得而知之，……明其用而察病向往之死生，则精微之义，可谓大矣。"十天干统运，运从甲始；十二地支纪气，气从子始，所以古代医家运用甲子相合，推求六十年中各年的运和气的演变、气候的变化规律，以及其对生物及人体生理、病理的影响。因此，干支甲子又是运气推演的工具。

一、天干

干，又称"天干"，依次为甲、乙、丙、丁、戊、己、庚、辛、壬、癸，是古人用以记录太阳日节律的序号。所谓"干"是主干的意思，即本；而"支"是分支的意思，即末。关于干支的起源，隋朝肖吉撰写的《五行大义》提到："支干者。因五行而立之。昔轩辕之时。大挠之所制也。"蔡邕《月令章句》云："大挠采五行之情。占斗机所建也。始作甲乙以名日。谓之干。作子丑以名月。谓之支。有事于天则用日。有事于地则用辰。阴阳之别，故有支干名也。"

我国古代天文系统以地球为中心，描绘了日月五星围绕地球做顺逆迟速远近的曲线运动。五星是太阳系的五大行星，与地球一样，既围绕太阳公转，也自转。通过现代物理学我们都知道，太阳、月亮通过磁场、引力场等效应，影响着地球上的大气圈、水圈、生态圈等运动轨迹，同样五大行星自己的磁场也可以影响到地球，还可以强化太阳对地球的磁场。《素问·气交变大论》曰："夫五运之政，犹权衡也，高者抑之，下者举之，化者应之，变者复之，此生长化成收藏之理，气之常也，失常则天地四塞矣。故曰天地之动静，神明为之纪，阴阳之往复，寒暑彰其兆，此之谓也。"《素问·五运行大论》也提到："帝曰：主岁何如？岐伯曰：气有余，则制己所胜而侮所不胜；其不及，则己所不胜，侮而乘之，己所胜，轻而侮之。侮反受邪，侮而受邪，寡于畏也。"表明五运五星形成的五大行星时空系统，能自我平衡，当某星运行靠近地球，就有其他行星阻止它（引力排斥）；某星运行远离地球，就有其他行星吸引它，这是天体运行的规律，就是我们所言五行胜复生克的天文学基础。

由于五星对地球和人体有着不同的影响，古人通过"仰观天象，俯察地理"，寻找出五星的运行轨迹，并加入阴阳学说，制定了行星在旋转过程中面向太阳时的最高点为中点后，在中点前为上升过程，在中点后则为下降过程，上升时体现为阳性，下降时体现为阴性。此外，古人还根据五大行星在运行中一阴一阳变化产生的不同影响力，将木星在上升阶段产生的阳性性质定为甲木，将木星在下降阶段产生的阴性性质定为乙木；将火星在上升阶段产生的阳性性质定为丙火，将火星在下降阶段产生的阴性性质定为丁火；将土星在上升阶段产生的阳性性质定为戊土，将土星在下降阶段产生的阴性性质定为己土；将金星在上升阶段产生的阳性性质定为庚金，将金星在下降阶段产生的阴性性质定为辛金；将水星在上升阶段产生的阳性性质定为壬水，将水星在下降阶段产生的阴性性质定为癸水。

因此，十个天干的命名并非随意为之，其先后顺序并不是随便排列的，它不完全等于一、二……九、十数列，而是包含着万物由发生而少壮、由少壮而繁盛、由繁盛而衰老、由衰老而死亡、由死亡而更始的生命周期规律之意，表达着自然界生长壮老已的生命过程，更是包含了古代的术数系统。但是由于五行术数理论比较晦涩难懂，现代研究十分有限。

此外，根据《汉书·律历志》（中华书局 1962 年）及《史记·律书》（中华书局 1959 年）中的研究，我们归纳十天干的生物含义为：

（1）甲："出甲于甲"（《汉书·律历志》）；"甲者，言万物剖符甲而出也"（《史记·律书》）；以植物言指嫩芽破甲而出的初生现象。"甲"字同荚。

（2）乙："奋轧于乙"（《汉书·律历志》）；"乙者，言万物生轧轧也"（《史记·律书》）；以植物言指幼苗逐渐抽轧而生长的形象。轧（音 yà），挤。

（3）丙："明炳于丙"（《汉书·律历志》）；"丙者，言阳道著明，故曰丙"（《史记·律书》）；指阳气充盛，植物生长显著之象。炳（音 bǐng），光明、显著。

（4）丁："大盛于丁"（《汉书·律历志》）；"丁者，言万物之丁壮也，故曰丁"（《史记·律书》）；指幼苗不断地壮大成长，分枝散叶。

（5）戊："丰楙于戊"（《汉书·律历志》），指幼苗日益茂盛。楙（音 mào），茂盛之意。

（6）己："理纪于己"（《汉书·律历志》），指幼苗已成熟至极。

（7）庚："敛更于庚"（《汉书·律历志》）；"庚者，言阴气庚万物，故曰庚"（《史记·律书》）；指生命开始收敛。

（8）辛："悉新于辛"（《汉书·律历志》）；"辛者，言万物之辛生，故曰辛"（《史记·律书》）；指新的生机又开始酝酿，万物初新皆成。

（9）壬："怀任于壬"（《汉书·律历志》）；"壬之为言任也，言阳气任养万物于下也"（《史记·律书》）；指新的生命已开始孕育。

（10）癸："陈揆于癸"（《汉书·律历志》）；"癸之为言揆也，言万物可揆度，故曰癸"（《史记·律书》），指新的生命又将开始。

二、地支

支，是古人用以纪月、纪时的序号。从阴阳属性上看，日、天为阳，故纪日十干又称"天干"；月、地属阴，故纪月十二支又称"地支"。地支是以北极星时空圈投影到地球表面形成的地平圈，北点为"子"，将地平圈分为十二个时空方位，然后按照顺时针依次是子、丑、寅、卯、辰、巳、午、未、申、酉、戌、亥。表达的是天气降于地而产生的物候随经度的时空能量变化，十二地支的排列次序也有其特定意义，说明事物发展由生而盛、由盛而衰变化进展的过程。根据《史记·律书》及《汉书·律历志》，归纳十二支的含义分别为：

（1）子："孳萌于子"（《汉书·律历志》）；"子者，滋也；滋者，言万物滋于下也"（《史记·律书》）；指十一月冬至一阳复苏，生命潜藏于地，已渐有滋生之机。

（2）丑："纽牙于丑"（《汉书·律历志》）；"丑者，纽也。言阳气在上未降，万物厄纽未敢出也"（《史记·律书》）；指十二月阴气尽，阳气生，新的生命已将解脱阴纽而出土。

（3）寅："引达于寅"（《汉书·律历志》）；"寅言万物始生蟪然也，故曰寅"（《史记·律书》）；正月为孟春，三阳开泰，生机已蟪然活泼。蟪（音 yǐn），动貌。又同蚓。

（4）卯："冒茆于卯"（《汉书·律历志》）；"卯之为言茂也，言万物茂也"（《史记·律书》）；二月为仲春，阳气方盛，生物的成长渐茂。茆（音 mǎo），莼菜，又名水葵，喜温暖，夏天生。

（5）辰："振美于辰"（《汉书·律历志》）；"辰者，言万物之蜄也"（《史记·律书》）；蜄音振。三月为季春，春阳振动，生物生长越发茂美。

（6）巳："已盛于巳"（《汉书·律历志》）；"巳者，言阳气之已尽也"（《史记·律书》），四月阳气益为盛壮。

（7）午："咢布于午"（《汉书·律历志》）；"午者，阴阳交，故曰午"（《史记·律书》）；五月阳盛阴生，生物的生长萼繁叶布。

（8）未："味薆于未"（《汉书·律历志》）；"未者，言万物皆成，有滋味也"（《史记·律书》）；物成有味之意。六月生物盛长，开始结果实。薆（音 ài），盛之意。

（9）申："申坚于申"（《汉书·律历志》）；"申者，言阴用事，申贼万物，故曰申"（《史记·律书》）；七月凉秋初至，生物生长尽，果实成熟。申，秋将到来。

（10）酉："留孰于酉"（《汉书·律历志》）；"酉者，万物之老也，故曰酉"（《史记·律书》）；八月阴气益盛，阳气益衰，生物衰老。

（11）戌："毕入于戌"（《汉书·律历志》）；"戌者，言万物尽灭，故曰戌"（《史记·律书》）；言九月季秋，生物尽收。

（12）亥："该阂于亥"（《汉书·律历志》）；"亥者，该也。言阳气藏于下，故该也"（《史记·律书》）；十月阴气渐盛于外，阳气潜藏于内。阂（音 hé），有阻碍、阻隔之意。

天干地支应该是天地人之间的能量转化单位，不论是天干还是地支，其次第都不单纯指数字的排列，而是包含着生物生长收藏、再生长的含义在内，阴阳五行生生化化的道理尽在其中。因而古人在医学上运用时，也就把它与季节、方位、脏腑性能、药之四气五味等密切联系起来。正如《大戴礼》所说"地支计象"，也表明了地支是用来说明地之生物演变之象的。

地支计象是与一年中十二个月份生物发展的形象相吻合的，因而把十二支分建于十二月，标志生物发展的形态，称为"月建"，见表3-1。

表 3-1　月建表

	春			夏			秋			冬	
正月	二月	三月	四月	五月	六月	七月	八月	九月	十月	十一月	十二月
寅	卯	辰	巳	午	未	申	酉	戌	亥	子	丑

地支的一般顺序是始于子，终于亥，而十二支建月以后的顺序，却又是始于寅，终于丑。如《灵枢·阴阳系日月》云："寅者，正月之生阳也，主左足之少阳；未者，六月，主右足之少阳。卯者，二月，主左足之太阳；午者，五月，主右足之太阳；辰者，三月，主左足之阳明；巳者，四月，主右足之阳明；此两阳合于前，故曰阳明。申者，七月之生阴也，主右足之少阴；丑者，十二月，主右足之少阴；酉者，八月，主右足之太阴；子者，十一月，主左足之太阴；戌者，九月，主右足之厥阴，亥者，十月，主左足之厥阴；此两阴交尽，故曰厥阴。"《类经图翼·气数统论》云："阳虽始于子，而春必起于寅。"说明十二支的顺序，以子为始者象征阳气之始也；而月建以寅为始者，象征阳气之备也。《素问·脉要精微论》指出："冬至四十五日，阳气微上，阴气微下；夏至四十五日，阴气微上，阳气微下。"冬至和夏至是自然界阴阳二气相互消长转化的转折点，因此，冬至所在的十一月乃阴消阳生之时，即阳气开始发生，阳生于阴中，故以子为始。而月建以寅为始，是因为正月为阳气完备纯阳主事之时，故正月建寅。

古人还根据北斗星斗柄指示的方向来确定时节。北斗星由七颗恒星组成，由于北斗七星位于北方天空，形似酒斗，所以称为北斗星。北斗七星中，天枢、天璇、天玑、天权四星组成斗身，古代称魁；玉衡、开阳、摇光三星组成斗柄，古代称构。天枢、天璇两星连线延长五倍处，靠近北天极的位置，是北极星。北极星居中，北斗星运转于外，旋指十二辰。十二辰就是地平圈上以正北为子、正东为卯、正南为午、正西为酉布列的十二地支。古人根据实际观察到的北斗星斗柄指示的方向来确定时令、月份节气，依十二辰顺序依次确定后，便形成了一个以北极为中心，以北斗斗柄为指针的月建圆盘。这种方法称为"斗纲月建"，简称"斗建"。"斗纲月建"中十二朔望月与十二辰的关系是：正月建寅、二月建卯、三月建辰、四月建巳、五月建午、六月建未、七月建申、八月建酉、九月建戌、十月建亥、十一月建子、十二月建丑（图 3-1）。张介宾在《类经图翼·运气》中指出："天之元气，无形可观，观斗建之辰，即可知矣。"《鹖冠子·环流》云："斗柄东指，天下皆春；斗柄南指，天下皆夏；斗柄西指，天下皆秋；斗柄北指，天下皆冬。"由此可知，观察北斗斗柄所指的十二辰，对于了解阴阳二气消长、寒热二气更迭具有重要意义。

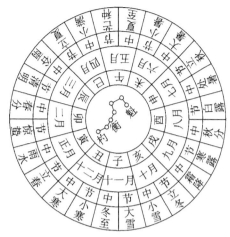

图 3-1　月建 24 气斗纲图

三、干支的阴阳五行及方位属性

中医运气理论的构建是以阴阳五行学说为理论基础的，因此，干支必然有其阴阳五行属性。

（一）干支的阴阳属性

天干属阳，地支属阴。进而言之，在"阳道奇，阴道偶"的原则下，天干地支中又可再分阴阳。即天干之中的甲、丙、戊、庚、壬属阳，乙、丁、己、辛、癸属阴；地支之中的子、寅、辰、午、申、戌属阳，丑、卯、巳、未、酉、亥属阴。

（二）干支的五行五方属性

天干的五行属性为甲乙木，丙丁火，戊己土，庚辛金，壬癸水。天干配五方的属性为甲乙属东方，丙丁属南方，戊己属中央，庚辛属西方，壬癸属北方。

地支的五行属性为寅卯属木，巳午属火，申酉属金，亥子属水，辰未戌丑属土。地支配五方的属性为寅卯属东方，巳午属南方，辰未戌丑属中央，申酉属西方，亥子属北方，见表 3-2。

表 3-2　干支阴阳五行归属表

	木		火		土		金		水	
	阳	阴	阳	阴	阳	阴	阳	阴	阳	阴
天干	甲	乙	丙	丁	戊	己	庚	辛	壬	癸
地支	寅	卯	午	巳	辰戌	未丑	申	酉	子	亥

天干与五行的配属是以五行之气的性质，结合五方、五时生物生长化收藏的规律而确立的。如肝气应于春，春主木气，木气生发，万物萌芽，甲乙为万物破甲乙屈初生之貌，故属木。又如心气应于夏，夏主火气，火主长养，万物丰茂，丙丁为万物生长明显壮大之貌，故属火。余可类推。

地支配属五行主要是根据方位与月建（北斗星的斗纲所指十二辰）来确定的。因木为东方之气，旺于春，寅卯月建是正、二月，位于东方，所以寅卯属木。火是南方之气，旺于夏，巳午的月建是四、五月，位于南方，所以巳午属火。金是西方之气，旺于秋，申酉的月建是七、八月，位于西方，所以申酉属金。水是北方之气，旺于冬，亥子的月建是十、十一月，位于北方，所以亥子属水。土为中央之气，寄旺于四季之末各十八日，辰未戌丑建于三、六、九、十二月，位于中央，所以辰未戌丑均属土。

但须指出，干支的五行属性与干支的五运六气化合在概念上是两种不同的配属关系，要注意区别。

（三）天干配脏腑

天干配脏腑分别以天干配五方的五行属性与脏腑的阴阳五行属性而确定。《素问·藏气法时论》云："肝主春，足厥阴少阳主治，其日甲乙，肝苦急，急食甘以缓之。心主夏，手少阴太阳主治，其日丙丁，心苦缓，急食酸以收之。脾主长夏，足太阴阳明主治，其日戊己，脾苦湿，急食苦以燥之。肺主秋，手太阴阳明主治，其日庚辛，肺苦气上逆，急食苦以泄之。肾主冬，足少阴太阳主治，其日壬癸，肾苦燥，急食辛以润之，开腠理，致津液，通气也。"故甲乙属木，甲为阳干属胆，乙为阴干属肝。丙丁属火，丙为阳干属小肠，丁为阴干属心。中央戊己属土，戊为阳干属胃，己为阴干属脾。庚辛属金，庚为阳干属大肠，辛为阴干属肺。壬癸属水，壬为阳干属膀胱，癸为阴干属肾。天干配脏腑歌诀：甲胆乙肝丙小肠，丁心戊胃己脾乡，庚属大肠辛属肺，壬居膀胱癸肾藏，三焦阳府须归丙，包络从阴丁火旁。

（四）天干纪运

天干纪运，用以推求五行之气在天地间运动变化规律。《素问·天元纪大论》云："甲己之岁，土运统之；乙庚之岁，金运统之；丙辛之岁，水运统之；丁壬之岁，木运统之；戊癸之岁，火运统之。"天干纪运，亦称为"十干统运"，又叫"十干纪运"。其具体内容将在"岁运"中详述（表3-3）。

表3-3　天干纪运表

天干	甲己	乙庚	丙辛	丁壬	戊癸
五运	土运	金运	水运	木运	火运

（五）地支配三阴三阳六气

十二地支配三阴三阳六气，用以推演六气变化规律。所谓三阴，就是一阴厥阴、二阴少阴、三阴太阴；所谓三阳，就是一阳少阳、二阳阳明、三阳太阳。《素问·五运行大论》、《素问·天元纪大论》指出了地支配三阴三阳六气规律，《素问·五运行大论》云："子午之上，少阴主之；丑未之上，太阴主之；寅申之上，少阳主之；卯酉之上，阳明主之；辰戌之上，太阳主之；巳亥之上，厥阴主之。"《素问·天元纪大论》云："厥阴之上，风气主之；少阴之上，热气主之；太阴之上，湿气主之；少阳之上，相火主之；阳明之上，燥气主之；太阳之上，寒气主之。所谓本也，是谓六元。"从原文中可知其配属规律为子午少阴君火，卯酉阳明燥金，辰戌太阳寒水，巳亥厥阴风木，寅申少阳相火，丑未太阴湿土。其具体内容将在"客气"中详述（表3-4）。

表3-4　地支纪气规律表

地支	丑未	卯酉	辰戌	巳亥	子午	寅申
三阴三阳	太阴	阳明	太阳	厥阴	少阴	少阳
六气五行属性	湿土	燥金	寒水	风木	君火	相火

四、甲子

甲子，指十天干与十二地支相配合形成的甲子周期。在中医五运六气学说中，主要用以推求一个甲子周期即六十年的五运六气变化规律。《素问·六微旨大论》曰："天气始于甲，地气始于子，子甲相合，命曰岁立，谨候其时，气可与期。"这段原文不但提示了干支组合运用命之为"甲子"的问题，也指出各年份气候变化的规律可从干支甲子的配合来推求。

（一）六十甲子

天干配地支，天干在上，地支在下，始于甲子，依次相配合，用来纪年，凡六十年为甲子一周，又称"六十甲子"。正如《素问·天元纪大论》云："天以六为节，地以五为制，周天气者，六期为一备，终地纪者，五岁为一周，……五六相合而七百二十气为一纪，凡三十岁，千四百四十气，凡六十岁，而为一周，不及太过，斯皆见矣。"由于在六十年的甲子周期中，天干往复排列六次，故曰："天以六为节。"地支往复排列五次，故曰："地以五为制。"一年有二十四节气，六十年共一千四百四十个节气，正好是一个甲子周期。"千四百四十气，凡六十岁，而为一周"即指此而言。六十甲子周期序列，见表3-5。

表3-5　六十甲子周期表

天干	甲	乙	丙	丁	戊	己	庚	辛	壬	癸
地支	子	丑	寅	卯	辰	巳	午	未	申	酉
天干	甲	乙	丙	丁	戊	己	庚	辛	壬	癸
地支	戌	亥	子	丑	寅	卯	辰	巳	午	未
天干	甲	乙	丙	丁	戊	己	庚	辛	壬	癸
地支	申	酉	戌	亥	子	丑	寅	卯	辰	巳
天干	甲	乙	丙	丁	戊	己	庚	辛	壬	癸
地支	午	未	申	酉	戌	亥	子	丑	寅	卯
天干	甲	乙	丙	丁	戊	己	庚	辛	壬	癸
地支	辰	巳	午	未	申	酉	戌	亥	子	丑
天干	甲	乙	丙	丁	戊	己	庚	辛	壬	癸
地支	寅	卯	辰	巳	午	未	申	酉	戌	亥

干支相配，六十年甲子组合见表3-6。

表3-6　六十年甲子干支组合

甲子	乙丑	丙寅	丁卯	戊辰	己巳	庚午	辛未	壬申	癸酉
甲戌	乙亥#	丙子	丁丑	戊寅	己卯	庚辰	辛巳	壬午	癸未
甲申	乙酉	丙戌	丁亥#	戊子	己丑	庚寅	辛卯	壬辰	癸巳
甲午	乙未	丙申	丁酉	戊戌	己亥#	庚子	辛丑	壬寅	癸卯
甲辰	乙巳	丙午	丁未	戊申	己酉	庚戌	辛亥#	壬子	癸丑
甲寅	乙卯	丙辰	丁巳	戊午	己未	庚申	辛酉	壬戌	癸亥#

注：带#的亥年有5个，即十二支在六十年中每一支出现5次

（二）干支纪年

从公元前 837 年（甲子）的西周共和五年迄今，已运行了 47 个甲子周期，而 1984（甲子）年为第 48 个甲子周期的开始，依次推算至癸亥年（即 2043 年）复行一周，完成第 48 个甲子周期。如此往复纪年。那么，公元年和甲子周期如何转换？下面介绍几种常用的方法。

1. 已知公元年数，求该年干支的方法

先将十天干、十二地支的代数列表如下（表 3-7）。

表 3-7　天干地支代数表

	1	2	3	4	5	6	7	8	9	10	11	12
天干	甲	乙	丙	丁	戊	己	庚	辛	壬	癸		
地支	子	丑	寅	卯	辰	巳	午	未	申	酉	戌	亥

年干支推算方法：

用已知公元年数减去 3，其差再除以 60，取余数。

年干的求法：余数的个位即为年干代数，直接代入表 3-7。

年支的求法：余数若小于等于 12，余数即为年支代数，直接代入表 3-7。余数若大于 12，则用余数减去 12 的倍数，其差即为年支代数，直接代入表 3-7。简化为下列公式：

（公元年数–3）÷60……余数 ①个位即是年干代数（0 代表 10）
　　　　　　　　　　　　　②减 12 的倍数，即得年支代数（0 代表 12，大于 12 才减）　　　　（3-1）

例 1　求 1984 年的年干支：

（1984–3）÷60……1 ①个位是 1，即得年干——甲
　　　　　　　　　　　②个位是 1，即得年支——子

由此可知，1984 年的年干支是甲子。

例 2　求 2008 年的年干支：

（2008–3）÷60……25 ①个位是 5，即得年干——戊
　　　　　　　　　　　②25–24=1，即得年支——子

由此可知，2008 年的年干支是戊子。

2. 手上掌诀图

以左手手掌的大拇指点地支，可以更快捷找出对应年份的天干地支（图 3-2）。

首先明确所有年份尾数为 0 的一定是庚年，如 1990 年是庚午年，2000 年是庚辰年，2010 年是庚寅年……同样道理逢尾数 1 的年份一定是辛年，如 1991 年是辛未年，2001 年是辛巳年……。

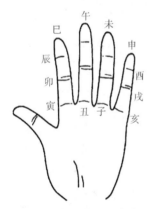

图 3-2　十二地支手上掌诀图

因此，我们知道，十天干与年份尾数恰好一一对应，见表 3-8。

表 3-8　年份尾数对应天干

年份尾数	1	2	3	4	5	6	7	8	9	0
天干	辛	壬	癸	甲	乙	丙	丁	戊	己	庚

而后我们知道，天干十个，地支十二个，以每 10 年一个轮回，同一个天干对应的地支，在下一个 10 年中，会对应上一次地支的前两位，如前面所说 1990 年是庚午年，2000 年是庚辰年，辰比午靠前两位，于是我们此时观察手掌，如果 1910 年的起点在戌位，1920 年起点就在申位，1930 年起点在午位，每 60 年一个循环。

以 2000 年庚辰年为起点，顺时针在手掌上点下去，2001 年就是辛巳年，2002 年就是壬午年，2003 年就是癸未年……。

以 1990 年庚午年为起点，顺时针在手掌上点下去，1991 年是辛未年，1992 年是壬申年，1993 年就是癸酉年，其他可以依此类推（图 3-3）。

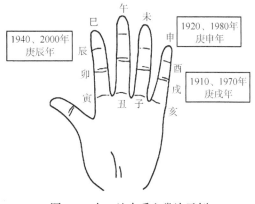

图 3-3　十二地支手上掌诀示例

要注意的是，所有的干支纪年是从当年的立春开始算起，而不是从 1 月 1 日元旦开始算起，所以 1990 年 1 月 1 日到 2 月 3 日（2 月 4 日立春），仍属于前一年，即 1989 年的纪年，是己巳年，而从 1990 年 2 月 4 日立春后到 1991 年 2 月 3 日之间的日子才是庚午年。

（三）干支纪月

各年的月支是固定的。一年 12 个月用十二支来表示，即一月是寅，二月是卯，三月是辰，四月是巳，五月是午，六月是未，七月是申，八月是酉，九月是戌，十月是亥，十一月是子，十二月是丑。对各年份相应月干的求解时，只要求出各年第一月的月干，各年其他月的月干按十天干顺序依次排列即可得知。各年正月月干规律为：每逢甲己之年正月月干为丙，每逢乙庚之年正月月干为戊，每逢丙辛之年正月月干为庚，每逢丁壬之年正月月干为壬，每逢戊癸之年正月月干为甲。所以，每逢甲己之年，正月干支为丙寅；每逢乙庚之年，正月干支为戊寅；每逢丙辛之年，正月干支为庚寅；每逢丁壬之年，正月干支为壬寅；每逢戊癸之年，正月干支为甲寅。

已知年干求月干歌诀：甲己之年丙作首，乙庚之岁戊为头；丙辛之年寻庚上，丁壬壬寅顺行留；若问戊癸何方起，甲寅之上去追求。或：甲己起丙寅，乙庚戊寅行，丙辛起庚寅，丁壬壬寅行，戊癸甲寅定，称为五虎建元法。

运用推算歌诀，配合手掌图，可推算出各年各月份的月干支。

这个歌诀所用的起点都是寅位，如逢甲、己年，第一个月份就是丙寅月，顺时针数下去，第二个月份就是丁卯月，第三个月份是戊辰月；逢乙、庚年，第一个月份就是戊寅月，同样顺时针数下去，第二个月份就是己卯月，第三个月份是庚辰月。其他年份如此类推，同样也可以用左手手掌来推算。

例如，求 2021 年 8 月的干支，我们从前面的手掌图知道，2020 年从子作为起点，为庚子年，地支顺时针前行 1 步为 2021 年，丑年，天干亦前行一步，则为辛，故 2021 年为辛丑年，根据歌诀"丙辛之年寻庚上"，则辛丑年的寅月，为庚寅月，而我们求的 8 月，在手掌图中依次用大拇指点下去，2 月为卯月，天干可数至辛，3 月为辰月，天干可数至壬，……，8 月为酉月，则天干为丁，故 2021 年 8 月则为辛丑年丁酉月。

月干支推算公式：

求月干：用年干代数乘以 2，再加上当月月数，个位数即是当月月干代数。

求月支：用月数加 2，就得到当月月支代数。

公式：

$$年干代数×2+当月月数→看个位得月干代数$$
$$当月月数+2→得月支代数（大于 12 则应减去 12）$$
合为月干支   （3-2）

例 3 求 2007 年农历 6 月的年、月干支：

年干：（2007–3）÷60，余数是 24，故年干代数是 4，年干为丁。

年支：24–24=0，年支代数是 0，年支为亥。

因此，2007 年年干支为丁亥。

月干：年干代数为 4，当月月数为 6，根据式（3-2）可得：4×2+6=14→4，月干为丁。

月支：6+2=8→8，月支为未。

由此可知，2007 年农历 6 月月干支为丁未。

（农历 6 月不一定完全是未月，因为干支计算月份不是按二十四节气计算，而按照每个农历月初一日来计算）。

例 4 求 2012 年农历 12 月的年、月干支：

年干：（2012–3）÷60，余数是 29，故年干代数是 9，年干为壬。

年支：29–24=5，年支代数是 5，年支为辰。

因此，2012 年年干支为壬辰。

月干：年干代数为 9，当月月数为 12，根据式（3-2）可得：9×2+12=30→0，月干是癸。

月支：12+2=14，减 12 得 2，月支是丑。

由此可知，2012 年农历 12 月月干支为癸丑。

（四）干支纪日

干支纪日和干支纪年一样，也是按照六十甲子的顺序周而复始，干支纪日法已确知从春秋鲁隐公三年（公元前 720 年）二月己巳日起，到清末止的 2600 年中从未间断和错乱过，是迄今所知世界上最长的纪日，它对于核查史实具有重要的时间确定意义，现今日历虽已不标注，但"属伏"等依然沿用。干支纪日的计算方法比较复杂，尤其求公历日的干支更困难，所以目前主要依靠查万年历解决。

用式（3-3）计算：

$$g = 4C + [C/4] + [5y] + [y/4] + [3×（m+1）/5] + d - 3$$
$$z = 8C + [C/4] + [5y] + [y/4] + [3×（m+1）/5] + d + 7 + i   （3-3）$$

式中，奇数月 $i=0$，偶数月 $i=6$；C 是世纪数减 1；y 是年份后两位；m 是月份；d 是日数；[] 表示取整数。

其中 1 月和 2 月按上一年的 13 月和 14 月来算，C 和 y 也要按上一年的年份来取值。

g 除以 10 的余数是天干，z 除以 12 的余数是地支。

如果先求得了 g，那么

$$z = g + 4C + 10 + i \qquad\qquad （3-4）$$

式中，奇数月 $i = 0$，偶数月 $i = 6$。

例 5　求 2019 年 2 月 3 日的天干地支。

从前面论述可知，2019 年 2 月 3 日尚未到立春，所以为戊戌年，而不是己亥年，2019 年 2 月是丑月，故根据歌诀"若问戊癸何方起，甲寅之上去追求"，为乙丑月。接下来根据式（3-3）计算 2 月 3 日的纪日。

首先算天干：

2018 年属于 21 世纪，故 $C = 21 - 1 = 20$；

y 是 2018 年的后两位，就是 $y = 18$；

2 月根据说明是 14 月，所以 $m = 14$；然后 3 日，所以 $d = 3$。

代入式（3-3），即

$$g = 4 \times 20 + [20/4] + [5 \times 18] + [18/4] + [3 \times （14 + 1）/5] + 3 - 3 = 188$$

$188 \div 10 = 18$ 余 8，第 8 个天干是辛。

然后计算地支：

2 月是偶数月，所以 $i = 6$。

代入式（3-3），即

$$z = 8 \times 20 + [20/4] + [5 \times 18] + [18/4] + [3 \times （14+1）/5] + 3 + 7 + 6 = 284$$

$284 \div 12 = 23$ 余 8，第 8 个地支是未。

故 2 月 3 日为辛未日。

应该注意：每年的立春，并不一定是甲子日，如 2021 年 2 月 3 日是辛丑年立春日，其纪日是壬午日，2020 年 2 月 4 日是庚子年立春日，其纪日是丁丑日。

例 6　求 1990 年 5 月 8 日的天干地支。

根据手掌图数，1990 年是庚午年。而 5 月 8 日在当年的立夏后，所以为巳月，根据歌诀"乙庚之岁戊为头"，所以为辛巳月。

接下来根据式（3-3）计算 5 月 8 日的纪日。

首先算天干：

1990 年属于 20 世纪，故 $C = 20 - 1 = 19$；

y 是 1990 年的后两位，就是 $y = 90$；

5 月根据说明是 5 月，所以 $m = 5$；因是 8 日，所以 $d = 8$。

代入式（3-3），即

$$g = 4 \times 19 + [19/4] + [5 \times 90] + [90/4] + [3 \times （5 + 1）/5] + 8 - 3 = 560$$

$560/10 = 56$ 余 0，0 即 10，第 10 个天干是癸。

然后算地支：

5 月是奇数月，所以 $i = 0$。

代入式（3-3），即

$$z = 8 \times 19 + [19/4] + [5 \times 90] + [90/4] + [3 \times （5 + 1）/5] + 8 + 7 + 0 = 646$$

$646/12 = 53$ 余 10，第 10 个地支是酉。

故 5 月 8 日为癸酉日。

（五）干支纪时

每日之中，其时辰的地支是固定的。古代将一昼夜分为十二时辰，即：子、丑、寅、卯、辰、巳、午、未、申、酉、戌、亥。每一时辰相当于现代的两个小时。子时23~1点，丑时1~3点，寅时3~5点，卯时5~7点，辰时7~9点，巳时9~11点，午时11~13点，未时13~15点，申时15~17点，酉时17~19点，戌时19~21点，亥时21~23点。

已知日干求时干支歌诀：甲己还加甲，乙庚丙作初；丙辛从戊起，丁壬庚子居；戊癸何方发，壬子是真途。

运用推算歌诀，配合手掌图，可推算出每日各时辰的干支。

这个歌诀所用的起点都是子位，若逢甲、己日，则第一个时辰的天干地支为甲子时，第二个时辰的天干地支为乙丑时，第三个时辰的天干地支为丙寅时。若逢乙、庚日，则第一个时辰的天干地支为丙子时，第二个时辰的天干地支为丁丑时，第三个时辰的天干地支为戊寅时。其他日子的如此类推。

例如，求2019年2月3日早晨6时的干支：前面已经算出该日为辛未日，根据歌诀"丙辛从戊起"，早上6点为卯时，按照手掌图顺时针数，子时对应天干为戊，丑时对应天干为己，依此类推则卯时对应天干为辛，即辛卯时。所以2019年2月3日，早上6点的天干地支为：戊戌年，乙丑月，辛未日，辛卯时。

同样，求1990年5月7日晚上11点30分的干支。注意前文强调了子时属于第二天，所以不能用5月7日的干支壬申日来计算，而是用5月8日的干支癸酉日来计算，根据歌诀"戊癸何方发，壬子是真途"，11点30分为子时，即壬子时。因此，1990年5月7日晚上11点30分的天干地支是：庚午年，辛巳月，癸酉日，壬子时。

 思考题

1. 怎样确定天干地支的阴阳五行方位属性？
2. 天干地支与脏腑相配属的规律是什么？
3. 举例说明，已知公元年求年干支的方法。

第二节　五　运

五运，即木运、火运、土运、金运、水运的统称。具体指木、火、土、金、水五行之气在天地间的运行变化规律。运者，轮转运动，循环不已之谓。故《素问·天元纪大论》曰："五运阴阳者，天地之道也。"木、火、土、金、水在地为五行，五行之气运化在天，古人认为自然气候的转变是日月及五星周而复始圆周运动的结果。《素问·天元纪大论》曰："论言五运相袭而皆治之，终期之日，周而复始。"

五行在天为气，在地成形，形气相感，化生万物。天地自然界万物的新生与消亡，气候、物候的变化以及人体的疾病都与五行的生化运动有关。故《素问·天元纪大论》曰："神在天为风，在地为木，在天为热，在地为火，在天为湿，在地为土，在天为燥，在地为金，在天为寒，在地为水。故在天为气，在地成形，形气相感而化生万物矣。"

五行临御五方，合应五时，就产生了寒、暑、燥、湿、风五时气候更迭的主气，反映出一年中气候寒、热、温、凉的变化。《素问·天元纪大论》曰："天有五行御五位，以生寒暑燥湿风。"《素问·五运行大论》曰："东方生风，风生木……南方生热，热生火……中央生湿，湿生土……西方生燥，燥生金……北方生寒，寒生水……"古代通过对气象变化的观察，进行比类取象，把我国一年的气候变化基本上分为五个季节，归纳出一定的运行规律。于此可知所谓五运，即将一年气象分为五季，各按五行之性有规律地运行。五运实质上概括了一年五季的气候变化特征。

五运与五季的配对关系为春温属木，夏热属火，长夏湿属土，秋凉属金，冬寒属水。同时五运还可表示不同年份和不同节令的气候变化，因为五运还包括岁运、主运和客运。五运的推算均以当年纪年的天干及其阴阳属性为准则。

一、岁运

岁运，是指统管全年的五运之气，可反映全年的气候特征、物化特点及发病规律等情况。岁者，年也。岁运又称中运、大运。五行之气居天地之中，气交之分，随天气、地气的运动而先行升降，故岁运又称中运。《素问·六元正纪大论》曰："天气不足，地气随之，地气不足，天气从之，运居其中而常先也。"岁运统管一年之运，故又称"大运"。岁运是五运的基础，统管全年的五运之气，能反映年与年之间的差异。

（一）天干化五运

岁运是根据当年年干确定的，也叫"十干统运"或"十干纪运"。古人通过天象观察，发现了五运与天干的时空关系，因而天干便成为演绎五运的工具。《素问·天元纪大论》曰："甲己之岁，土运统之；乙庚之岁，金运统之；丙辛之岁，水运统之；丁壬之岁，木运统之；戊癸之岁，火运统之。"大凡年干是甲己之年，岁运为土运；年干是乙庚之年，岁运为金运；年干是丙辛之年，岁运为水运；年干是丁壬之年，岁运为木运；年干是戊癸之年，岁运为火运。这就是天干化五运的规律。

天干化五运歌诀：甲己化土乙庚金，丁壬化木水丙辛，戊癸化火为五运，五运阴阳仔细分。

五气经天说：天干化五运是古人结合天象观测得出的，因为不同的天干年人们在相同的方位会看到不同的星座，因此，古人把天干化五运与星象结合起来，这就是五气经天说。《素问·五运行大论》曰："臣览《太始天元册》文，丹天之气经于牛女戊分，黅天之气经于心尾己分，苍天之气经于危室柳鬼，素天之气经于亢氐昂毕，玄天之气经于张翼娄胃。所谓戊己分者，奎壁角轸，则天地之门户也。夫候之所始，道之所生，不可不通也。"这是古人在对天体运动变化进行长期观察的基础上总结出来的，因此，天干化五运是与天象相关的。

何谓丹天、黅天、苍天、素天、玄天？丹天之气，即五行化见于天体的火气，火色赤，故曰丹天。黅（jīn）天之气，即五行化见于天体的土气，土色黄，故曰黅天；黅即黄色。苍天之气，即五行化见于天体的木气，木色青，故曰苍天。素天之气，即五行化见于天体的金气，金色白，故曰素天；素，白色也。玄天之气，即五行化见于天体的水气，水色黑，故曰玄天；玄，幽深而黑之色。

牛、女、心、尾、危、室、柳、鬼、亢、氐、昴、毕、张、翼、娄、胃、奎、壁、角、轸等是天体上二十八宿的宿名。二十八宿在天体上分布的位置是：角、亢、氐、房、心、尾、箕为东方苍龙七宿，凡七十五度。计：角十二度，亢九度，氐十五度，房五度，心五度，尾十八度，箕十一度。斗、牛、女、虚、危、室、壁为北方玄武七宿，凡九十八度。计：斗二十六度，牛八度，女十二度，虚十度，危十七度，室十六度，壁九度。奎、娄、胃、昴、毕、觜、参为西方白虎七宿，凡八十度。计：奎十六度，娄十二度，胃十四度，昴十一度，毕十六度，觜二度，参九度。井、鬼、柳、星、张、翼、轸为南方朱雀七宿，凡一百一十二度。计：井三十三度，鬼四度，柳十五度，星七度，张十八度，翼十八度，轸十七度。共周天三百六十五度。

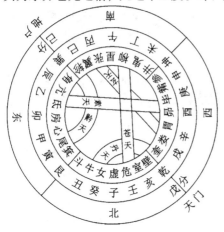

图 3-4　五气经天图

当人们面南而立，俯视图 3-4 就可清楚地看到二十八宿的方位，分别分布在东、南、西、北 4 个方位上。四方的地支，代表着四季十二月，四方的天干，标示五行在五方的位置，即东方甲乙木，南方丙丁火，西方庚辛金，北方壬癸水，戊、己分天门、地户属土。

所谓"丹天之气经于牛女戊分"者，即五行火气在天体上经过牛、女、奎、壁四宿时，在十干则适当戊癸的方位，因而逢戊逢癸年，便是属火的气象运行主事，是为戊癸化火。故《运气论奥谚解》曰："丹天之气，经于牛、女、奎、壁四宿之上，下临戊、癸之位，立为火运。"

所谓"黅天之气经于心尾己分"者，即五行土气在天体上经过心、尾、角、轸四宿时，在十干则适当甲己的方位，因而逢甲逢己年，便是属土的气象运行主事，是为甲己化土。故《运气论奥谚解》曰："黅天之气，经于心、尾、角、轸四宿之上，下临甲、己之位，立为土运。"

所谓"苍天之气经于危室柳鬼"者，即五行木气在天体上经过危、室、柳、鬼四宿时，在十干则适当丁壬的方位。因而逢丁逢壬年，便是属木的气象运行主事，是为丁壬化木。故《运气论奥谚解》曰："苍天之气，经于危、室、柳、鬼四宿之上，下临丁、壬之位，立为木运。"

所谓"素天之气经于亢氐昴毕"者，即五行金气在天体上经过亢、氐、昴、毕四宿时，在十干则适当乙庚的方位，因而逢乙逢庚年，便是属金的气象运行主事，是为乙庚化金。故《运气论奥谚解》曰："素天之气，经于亢、氐、昴、毕四宿之上，下临乙、庚之位，立为金运。"

所谓"玄天之气经于张翼娄胃"者，即五行水气在天体上经过张、翼、娄、胃四宿时，在十干则适当丙辛的方位，因而逢丙逢辛年，便是属水的气象运行主事，是为丙辛化水。故《运气论奥谚解》曰："玄天之气，经于张、翼、娄、胃四宿之上，下临丙、辛之位，立为水运。"

所谓"戊己分者，奎壁角轸，则天地之门户也"。为什么奎、壁、角、轸四宿称为戊分、己分，又称天门、地户呢？因为："奎壁临乾，当戊土之位；角轸临巽，当己土之位。"《类经图翼·运气》曰："周天七政躔度，则春分二月中，日躔壁初，以次而南，三月入奎娄，四月入胃昴毕，五月入觜参，六月入井鬼，七月入柳星张；秋分八月中，日躔翼末，以交于轸，循次而北，九月入角亢，十月入氐房心，十一月入尾箕，十二月入斗牛，正月入女虚危，至二月复交于春分而入奎壁矣。是日之长也，时之暖也，万物之发生也，皆从奎壁始；日之短也，时之寒也，万物之收藏也，皆从角轸始。故曰：春分司启，秋分司闭。夫既司启闭，要非门户而何？然自奎壁而南，日就阳道，故曰天门；角轸而北，日就阴道，故曰地户。"由此可知，图 3-4 中的天门、地户是根据太阳在黄道上的运行（日躔）而言的，是根据时令气候的变化命名的。说明十干统运中的五气经天理论是建立在天文知识基础上的，并以天文背景为客观依据。即古人通过观测天象、候察五气，从而揭示五运六气的规律。

根据图 3-4 五气经天图所示及《类经图翼·运气》所言"万物之发生也，皆从奎壁始……万物之收藏也，皆从角轸始。……然自奎壁而南，日就阳道，故曰天门；角轸而北，日就阴道，故曰地户"，则奎壁当在春分位（东南方向），司启；角轸当在秋分位（西北方向），司闭；而图 3-4 中所示正好相反。故"戊己分者，奎壁角轸，则天地之门户也"，其中奎壁当应己土之位，位在西北，为天门，司秋分；角轸当应戊土之位，位在东南，应地户，司春分。由此，五气经天图中"丹天之气经于牛女戊分，黅天之气经于心尾己分"，其图示亦应随之改变（图 3-5）。

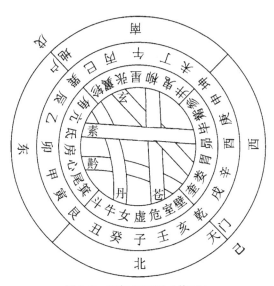

图 3-5 五气经天图（修正）

为什么人们一直以来沿用的都是天门为戊、地户为己？因为天门是夏至日入处，此时太阳直射北回归线，行黄道最高位置，故曰天门，之后太阳逐渐南移，地球则从夏至走向冬至，故曰阴道；而地户是冬至日出处，此时太阳直射南回归线，行黄道最低位置，故曰地户，之后太阳逐渐北移，地球从冬至走向夏至，故曰阳道。张介宾所提及的阳道和阴道指的或许是太阳走向的阳道和阴道，而一般流传下来的阴阳道指的是地球的气候变化

（二）岁运的太过与不及

岁运有太过和不及之分。《素问·天元纪大论》曰："五行之治，各有太过不及也。"所谓太过与不及是指五运气化的有余和不足。《素问·六微旨大论》曰："至而不至，来气不及也；未至而至，来气有余也。"《素问·气交变大论》曰："太过者先天，不及者后天。"《素问·六元正纪大论》曰："运有余，其至先；运不及，其至后，此天之道，气之常也。"即运有余，则其气化来得早；运不及，其气化来得迟。

十干化五运，不属于阳，便属于阴，阳为太过，阴为不及。在甲子六十年周期中，逢阳干的甲、丙、戊、庚、壬则为岁运太过之年，逢阴干的乙、丁、己、辛、癸则为岁运不及之年。例如，甲己化土，同样的土运主事，逢六甲年（甲子、甲戌、甲申、甲午、甲辰、甲寅）便为土运太过。逢六己年（己巳、己卯、己丑、己亥、己酉、己未）便为土运不及。其他各运皆同此。具体交运日计算是：凡属甲、丙、戊、庚、壬太过之年，各运之气，每年都在大寒节（十二月中气）前十三日交运。凡属乙、丁、己、辛、癸不及之年，各运之气，都在大寒节后十三日交运。

太过是运本身的气胜，所以《素问·气交变大论》指出："岁木太过，风气流行……岁火太过，炎暑流行……岁土太过，雨湿流行……岁金太过，燥气流行……岁水太过，寒气流行。"不及是运本身的气衰，不能抵御克制之气，所以《素问·气交变大论》指出："岁火不及，寒乃大行……岁土不及，风乃大行……岁金不及，炎火乃行……岁水不及，湿乃大行……岁木不及，燥乃大行。"岁运太过不及和气候变化见表3-9。

平气：五运之气既非太过，又非不及，称为平气。平气和太过、不及并称为"五运三纪"，亦即《素问·五常政大论》所言："黄帝问曰：愿闻平气何如而名？何如而纪也？岐伯对曰：昭乎哉问也！木曰敷和，火曰升明，土曰备化，金曰审平，水曰静顺。……帝曰：其不及奈何？岐伯曰：木曰委和，火曰伏明，土曰卑监，金曰从革，水曰涸流。……帝曰：太过何谓？岐伯曰：木曰发生，火曰赫曦，土曰敦阜，金曰坚成，水曰流衍。"这就是所谓的"三气之纪"。

表3-9　岁运太过不及和气候变化表

五运	太过		不及	
土	甲	雨湿流行	己	风乃大行
金	庚	燥气流行	乙	炎火大行
水	丙	寒气流行	辛	湿乃大行
木	壬	风气流行	丁	燥乃大行
火	戊	炎暑流行	癸	寒乃大行

张介宾在《类经图翼·五运太少齐兼化逆顺图解》中曰："平气，如运太过而被抑，运不及而得助也。"例如，戊辰年是火运太过，以戊属阳火也。但逢辰年总是太阳寒水司天，太过的火运遇着司天的寒水之气，火便被水抑制住，因而火太过的戊辰年又一变而为平气之年了。又如乙卯年是金运不及，而逢卯年是阳明燥金司天，不及的金运遇上司天金气的资助，则又变成平气之年（六气司天在泉见相关章节详述）。运得其平，则在气候方面的征象就是无偏无颇、不胜不衰，五运之性，各守其平，如此则物阜民安，疾疫不兴。

（三）岁运的胜复规律

一个甲子六十年周期中，有三十个阳年及三十个阴年，阳年为太过之年，阴年为不及之年。在没有被化为平气的情况下，太过、不及之年的气化就会存在着偏胜、偏衰，进而出现胜气和复气。所谓胜气是指本运之气偏胜，而复气则指偏胜之气的所不胜之气，即制约偏胜之气的气。复气与胜气在五行属性上为相克关系。《素问·五运行大论》曰："气有余，则制己所胜而侮所不胜；其不及，则己所不胜侮而乘之，己所胜轻而侮之。"即凡气有余，既能制约自己所克之气，又能欺侮克己之气；气不足，则克己的气趁其不足来欺侮，己所克之气也能轻蔑地欺侮自己。

由于本气有余进行欺侮或乘别气之不足而进行欺侮的，也往往要受邪，是因为它无所顾忌，而缺少防御的能力。《素问·五运行大论》曰："侮反受邪，侮而受邪，寡于畏也。"方药中先生对此解释为，侮，指以下犯上，例如，木本应克土，但如果木不能克土，土反过来欺侮木，使木出现了反常，这就叫"侮"。"侮反受邪"，意即本身反受己所胜者之欺侮而出现反常，如前述之木反受土侮而发病，即属"侮反受邪"。"寡"，指失去，畏，即正常的克制，意即"侮反受邪"的原因是失去了正常的克制所致。

五行学说不仅强调相生，而且更加强调相制。这就是《素问·六微旨大论》中所论："亢则害，承乃制，制则生化。"《素问·五运行大论》中所论："侮反受邪，寡于畏也。"同样说明了"制"在维持正常的气候变化及正常生理活动和病理活动方面的重要性。《素问·至真要大论》曰："有胜则复，无胜则否……有胜之气，其必来复也。"复气的出现能使气候的气化异常相对得到控制，并逐渐恢复正常。岁运气候的胜复现象是自然界气候自稳调控机制进行自我调控的表现。五运之胜复的具体规律如下：

1. 岁运太过之纪

岁运太过之纪气候、物候的胜复规律为本气偏胜（胜气），则所胜之气受邪，所不胜之气来复（复气）。太过之纪因本气有余，如未逢司天之气或其他因素的制约，则往往本气偏胜而成为胜气，其所不胜之气成为复气。

《素问·气交变大论》曰："岁木太过，风气流行，脾土受邪。……上应岁星。……化气不政，生气独治……甚而摇落，上应太白星。""岁火太过，炎暑流行，金肺受邪。……上应荧惑星。……收气不行，长气独明，雨冰寒霜，上应辰星。""岁土太过，雨湿流行，肾水受邪。……上应镇星。……藏气伏，化气独治之，……风雨大至……上应岁星。""岁金太过，燥气流行，肝木受邪。……上应太白星。……甚则……上应荧惑星。收气峻，生气下。""岁水太过，寒气流行，邪害心火。……上应辰星。……甚则……大雨至，埃雾朦郁，上应镇星。"例如，木运太过之年，本气木气太过成为胜气，在气候变化上以风为特点，风能胜湿，木克土，而其所不胜之金气来复，制约太过的风气。因此，本年度的气候特点，除了考虑风气偏盛外，还要考虑到湿气不及、燥气来复的情况。该年份异常气候变化影响的脏腑主要有肝、脾、肺等。余皆仿此。

2. 岁运不及之纪

岁运不及之纪气候、物候的胜复规律为本气不及，所不胜乘之，所胜反侮。不及之纪，因本气不足，故其所不胜之气成为胜气乘之，复气则是所不胜之气的胜气，即在五行属性上，制约、克制胜气的气为复气。本气不及，所不胜之气偏胜（胜气），制约所不胜之气的气来复（复气）。

《素问·气交变大论》曰："岁木不及，燥乃大行，生气失应，……上应太白星。……复则炎暑流火，湿性燥，……。岁火不及，寒乃大行，长政不用，……上应辰星，……复则埃郁，大雨且至，……。岁土不及，风乃大行，化气不令，……上应岁星，……复则收政严峻，名木苍雕，……。岁金不及，炎火乃行，生气乃用，长气专胜，……上应荧惑星，……复则寒雨暴至，……。岁水不及，湿乃大行，长气反用，……上应镇星，……复则大风暴发，……。"

例如，木运不及之年，风气不及，其所不胜之气燥气流行，暑热气作为复气制约燥金之气，因此，木运不及之年的气候主要表现为风气不及、燥气偏胜，还可能会出现暑热的气候变化。该年份气候异常变化影响的脏腑主要有肝、肺、心等。余皆仿此。

岁运的胜复规律是自然气候自稳调制的自然现象。有一分胜气便有一分复气，复气的多少是依据胜气的多少而定，故《素问·五常政大论》曰："微者复微，甚者复甚，气之常也。"

（四）岁运与脏腑

岁运既用以说明全年的气候变化情况，又反映脏腑变化的大致规律。因为各岁运的特点与五行的特性相一致，所以，该年是哪一个大运主岁，这年的气候变化（参见表 3-9）和人体脏腑的变化就可能表现出与它相应的五行特性。《素问·气交变大论》曰："岁木太过，风气流行，脾土受邪。"说明木运太过之年，风气流行，木胜克土则脾土受邪。由此可见，岁运是古人在"天人相应"的思想指导下，总结出来的自然气候和人体脏腑变化相应的规律。

二、主运

主运，即五运之气分主于一年各个季节的岁气。主运是根据季节的气候变化及五行属性而确定的。主运的五个季运有固定次第，亦称为五步。主运每运（步）主一时（即一个季节），从木运开始，而火运，而土运，而金运，而水运，按五行相生的次第运行，直至水运而终，岁岁如此，居恒不变。即木为初运应春，火为二运应夏，土为三运应长夏，金为四运应秋，水为终运应冬。《素问·天元纪大论》曰："天有五行，御五位，以生寒暑燥湿风。人有五脏，化五气，以生喜怒思忧恐。论言五运相袭而皆治之，终期之日，周而复始。""天有五行，御五位，以生寒暑燥湿风"是指主运的气候变化特征，即初运属木主风，二运属火主热，三运属土主湿，四运属金主燥，终运属水主寒。主运属各时令正常的气候变化规律。

每年木运的起运，都开始于大寒日，每一步运，各主七十三日零五刻，合计三百六十五日零二十五刻，正合周天之数，如图 3-6 所示。要了解主运的内容，必须先弄清楚以下几个问题：①五音建运；②太少相生；③五步推运；④交司时刻。兹分述如下：

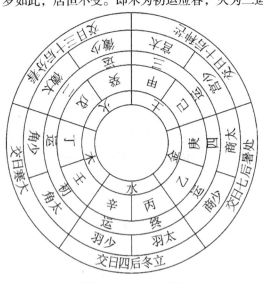

图 3-6　五运主运图

1. 五音建运

五音，即角、徵、宫、商、羽。五音分属于五行，则角为木音，徵为火音，宫为土音，商为金音，羽为水音。《素问·阴阳应象大论》曰："在地为木……在音为角……在地为火……在音为徵……在地为土……在音为宫……在地为金……在音为商……在地为水……在音为羽。"为了推求方便，分别将五音建于五运之中，并用五音代表五运，即角音属木，建于木运；徵音属火，建于火运；宫音属土，建于土运；商音属金，建于金运；羽音属水，建于水运，故称五音建运。然后根据五音的太少，推求主运五步的太过和不及。五音建运不仅适用于主运，而且也可用于客运。

关于五音的意义，《汉书·律历志》曰："宫者，中也，居中央畅四方，唱始施生为四声之径；商者，章也，物成事明也；角者，触也，阳气蠢动，万物触地而生也；徵者，祉也，万物大盛蕃祉也；羽者，宇也，物藏聚萃宇复之也。"张介宾的《类经图翼·五音建运图解》亦曰："五音者，五行之声音也。土曰宫，金曰商，水曰羽，木曰角，火曰徵。晋书曰：角者，触也，象诸阳气触动而生也，其化丁壬。徵者，止也，言物盛则止也，其化戊癸。商者，强也，言金性坚强也，其化乙庚。羽者，舒也，言阳气将复，万物将舒也，其化丙辛。宫者，中也，得中和之道，无往不畜。"可见，五音在本质上也是对自然界事物发展变化规律的记录。

五音性同五行，可以代表五运，用角代表初运木运，用徵代表二运火运，用宫代表三运土运，用商代表四运金运，用羽代表终运水运，见表3-10。

表 3-10　主运五音五步相生表

初运 →	二运 →	三运 →	四运 →	终运
木运 →	火运 →	土运 →	金运 →	水运
角	徵	宫	商	羽

五音十二律与历法有密切联系。《后汉书·律历上》曰："声有清浊，协以律吕；三光运行，纪以历数。"历法是根据天象变化的自然规律，来计量较长（比日长）的时间间隔、判断气候（二十四节气）的变化、预示季节来临的法则。律吕是根据天地阴阳变化的规律予以数学的运算，以候天地之气。《后汉书·律历上》曰："夫五音生于阴阳，分为十二律，转生六十，皆所以纪斗气，效物类也。天效以景，地效以响，即律也。阴阳和则景至，律气应则灰除。"律学本属于声学（物理学），但由于古代天文学在制定历法过程中需要数学运算，便借用律数来完成这一过程，而产生了律与历的结合。因此，用五音代表五运，其背后有着深刻的天文学背景。

2. 太少相生

太少相生即阴阳相生。太，即太过、有余；少，即不及、不足。五运的十干各具阴阳属性，阳干为太，阴干为少。例如，甲己土宫音，阳土甲为太宫，阴土己为少宫；乙庚金商音，阳金庚为太商，阴金乙为少商；丙辛水羽音，阳水丙为太羽，阴水辛为少羽；丁壬木角音，阳木壬为太角，阴木丁为少角；戊癸火徵音，阳火戊为太徵，阴火癸为少徵。

十干分阴阳，五音分太少。太少相生，亦即阴阳相生之意。如以甲己年为例：甲为阳土，阳土生阴金乙，即太宫生少商；阴金生阳水丙，即少商生太羽；阳水生阴木丁，即太羽生少角；阴木生阳火戊，即少角生太徵；阳火生阴土己，即太徵生少宫。己为阴土，阴土生阳金庚，即少宫生太商；阳金生阴水辛，即太商生少羽；阴水生阳木壬，即少羽生太角；阳木生阴火癸，即太角生少徵；阴火生阳土甲，即少徵生太宫。如此，太少反复相生，则阴生于阳，阳生于阴，衍成运气阴阳的变化，正如《类经图翼·五音五运太少相生解》曰："太者属阳，少者属阴，阴以生阳，阳以生阴，一动一静，乃成易道。故甲以阳土，生乙之少商；乙以阴金，生丙之太羽；丙以阳水，生丁之少角；丁以阴木，生戊之太徵；戊以阳火，生己之少宫；

己以阴土，生庚之太商；庚以阳金，生辛之少羽；辛以阴水，生壬之太角；壬以阳木，生癸之少徵；癸以阴火，复生甲之太宫。"但每一年主运五步不能头尾相生。五音太少在五运的推演中成了五运太过不及的代称，因此五运相生推移与太过不及之理，便从中体现出来，见图3-7。

主运五步太少相生的规律如下：壬、癸、甲、乙、丙年主运五步是：太角→少徵→太宫→少商→太羽。丁、戊、己、庚、辛年主运五步是：少角→太徵→少宫→太商→少羽。详见主运五步太少相生（图3-7）。

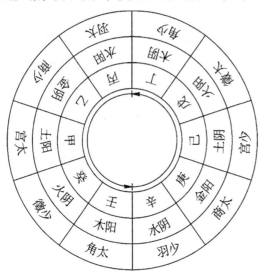

图 3-7 五音建运太少相生图

3. 五步推运

年干只能代表本年的中运，而不能代表本年的主运。主运虽始于木、角音，循五行相生之序，终于水、羽音，年年不变。但初运是太还是少，即各年主运五步是太过还是不及，需运用五步推运之法来推算。

五步推运法：无论何年，总是从年干的属太（阳干）属少（阴干），逐步往前推至初运木角，得出初运是太角还是少角，然后按太少相生规律依次确定二、三、四、终运的太、少。例如，甲年属阳土，运属太宫用事，即从太宫本身依次往前推，生太宫的是少徵，生少徵的是太角，因而甲年的主运便起于太角，太少相生而终止于太羽。己年为阴土，运属少宫用事，则从少宫本身往前推，生少宫的是太徵，生太徵的是少角，则己年的主运便起于少角，太少相生而终于少羽。乙年为阴金，运属少商用事，即从少商本身往前推，生少商的是太宫，生太宫的是少徵，生少徵的是太角，则乙年的主运便起于太角，太少相生而终于太羽。庚年为阳金，运属太商用事，即从太商本身往前推，生太商的是少宫，生少宫的是太徵，生太徵的是少角，则庚年的主运起于少角，太少相生而终于少羽。其他各年，均依此类推。惟丁壬两年是角运，便从本身起运，不必往前推，见表3-11。

五步推运亦可在"五音建运太少相生图"中找出相应位置的主时之运，然后按逆时针方向往前推，见角即止，便可得出初运是太角还是少角，然后按太少相生规律依次确定二、三、四、终运的太少。

表 3-11 主运五步太少相生表

年干	初运	二运	三运	四运	终运
甲	木→太生少→火→少生太→土→太生少→金→少生太→水				
乙	木→太生少→火→少生太→土→太生少→金→少生太→水				
丙	木→太生少→火→少生太→土→太生少→金→少生太→水				
丁	木→少生太→火→太生少→土→少生太→金→太生少→水				

续表

年干	初运	二运	三运	四运	终运
戊	木→少生太→火→太生少→土→少生太→金→太生少→水				
己	木→少生太→火→太生少→土→少生太→金→太生少→水				
庚	木→少生太→火→太生少→土→少生太→金→太生少→水				
辛	木→少生太→火→太生少→土→少生太→金→太生少→水				
壬	木→太生少→火→少生太→土→太生少→金→少生太→水				
癸	木→太生少→火→少生太→土→太生少→金→少生太→水				

注：有□者为太，无□者为少

从表3-11可见，自丁年开始，丁、戊、己、庚、辛五年主运五步太少相生同，初运均为少角；自壬年开始，壬、癸、甲、乙、丙五年主运五步太少相生同，初运均为太角。由此可知，主运的太过、不及是五年一循环，十年一周期。各年岁运的太过、不及与该年五行属性相应的主运的太过与不及是一致的。如戊年岁运为火运太过，则该年主运之二运火运也是太过。再如辛年岁运为水运不及，则该年主运之终运水运亦为不及。

4. 推算主运的简便方法

（1）先确定该年的岁运及其太过与不及。

（2）用该年的岁运及其太过与不及，确定与该年岁运五行属性相同的主运的太过与不及。

（3）用五音太少相生规律，前后一推便得。

例如，甲年岁运为土运太过，则该年的主运三运（土运）也是太过，向前推，二运火运为不及，初运木运为太过，向后推，三运土运为太过，四运金运为不及，终运水运为太过。

5. 主运交运时刻

每年的大寒日起运，每运七十三天零五刻，五运共计三百六十五日零二十五刻。其具体交运时刻为每年大寒日起交初运，至春分后十三日交二运，至芒种后十日交三运，至处暑后七日交四运，至立冬后四日交终运。

主运交运时刻歌诀：初大二春十三日，三运芒种十日晡，四运处暑后七日，五运立冬四日主。

一般而言，主运五步的交运时间是年年不变的，但是随着年份不同、气候不同，各年主运初运的具体交司时刻略有差异，见表3-12。

表3-12 主运的逐年初运起运时间表

年支	初运	二运	三运	四运	终运
子、辰、申	大寒日，寅初初刻起	春分后十三日，寅正一刻起	芒种后十日，卯初二刻起	处暑后七日，卯正三刻起	立冬后四日，辰初四刻起
丑、巳、酉	大寒日，巳初初刻起	春分后十三日，巳正一刻起	芒种后十日，午初二刻起	处暑后七日，午正三刻起	立冬后四日，未初四刻起
寅、午、戌	大寒日，申初初刻起	春分后十三日，申正一刻起	芒种后十日，酉初二刻起	处暑后七日，酉正三刻起	立冬后四日，戌初四刻起
卯、未、亥	大寒日，亥初初刻起	春分后十三日，亥正一刻起	芒种后十日，子初二刻起	处暑后七日，子正三刻起	立冬后四日，丑初四刻起

由表 3-12 可见，各年主运的交运具体时刻的规律是：

（1）初运逐年依次推移三个时辰。那么，各年的二运、三运、四运、终运起运的具体时间也随之往后推移。

（2）由于每年 365.25 天，即每年余四分之一日，累积四年闰一日，故各年主运初运起运的时刻中，存在四年一周期的规律。子辰申年同，丑巳酉年同，寅午戌年同，卯未亥年同。

例 7　推求 2008 年的主运及交运时刻。

2008 年的年干支为戊子。戊年为阳火，岁运属火运太过。其主运二运为太徵，之后从太徵往前推，生太徵的是少角，则戊年主运的初运为少角。按太少相生向后推至羽，则三运为少宫，四运为太商，终运为少羽。该年主运五步的交司时刻见表 3-13。

表 3-13　2008 年主运五步太少及交司时刻表

初运	二运	三运	四运	终运
少角	太徵	少宫	太商	少羽
大寒日寅初初刻起	春分后十三日寅正一刻起	芒种后十日卯初二刻起	处暑后七日卯正三刻起	立冬后四日辰初四刻起

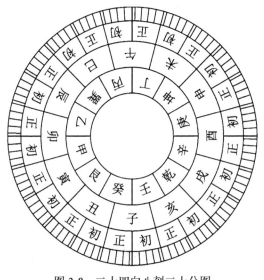

图 3-8　二十四向八刻二十分图

古代用铜漏计时。古代计时的仪器叫"漏壶"，即一般所说的铜壶滴漏，又称壶漏、铜漏或铜壶漏刻。其法以铜壶盛水，壶底穿一孔，壶中立箭，箭上刻度数一百，即一百刻，每刻为六十分，壶水由底孔逐渐外漏，箭上的刻度逐渐显露，根据箭上露出的刻数来计时。十二支将每日分为十二时，以之与刻数对应，则每时辰得八刻又二十分，分为前初后正，前四刻十分为初，以十分置于最前，称为初初刻，其余四刻分别称为初一刻、初二刻、初三刻、初四刻；后四刻十分为正，亦以十分置于最前，称为正初刻，其余四刻分别称为正一刻，正二刻，正三刻，正四刻，见图 3-8。

三、客运

客运与主运相对而言，主管每年五季中气候的异常变化规律，因其十年之内年年不同，如客之往来，故名客运。客运也是主时之运，即每年五步的任一步，同时有一个主运和一个客运共同主持。

客运每运主一时（即一个季节），五运分主一年五时，每运各主七十三天零五刻，合计三百六十五日零二十五刻，亦是按五行相生之序和遵循太少相生的规律。但各年客运的五步之运随着各年岁运的五行属性不同而发生相应变化。

客运的推算方法：以当年岁运为初运，依五行太少相生顺序，分作五步，行于主运之上，逐年变迁，十年一周期。各年均如此太少相生，十年一司令，而轮周十干，周而复始。需要注意的是：客运五步应以一个五行太少相生关系为基本单位，即客运太少相生只限于客运初运所在的这一个五行周期之内的从角至羽，而超过羽之后的客运的太少应从初运前推而得出。如甲年，岁运是土运太过，客运的初运是太宫，以太宫为基准，以太少相生向后推求二运为少商，三运为太羽；但由于太少相生只限于客运初运所在的这一个五行周期内，此时四运和终运，不能由太羽生少角往下推求。正确的方法是从太宫往前推求至角，生太宫的是少徵，生少徵的是太角，即：太角→少徵→太宫→少商→太羽。之后，再将太角、少徵按五行相生之序移至太羽之后，便是客运的四运和终运，得甲年客运五步的太少为：

太宫 ——————→ 少商 ——————→ 太羽 ——————→ 太角 ——————→ 少徵
（初运）　　　　（二运）　　　　（三运）　　　　（四运）　　　　（终运）

再如：丙年岁运是水运太过，故客运的初运是太羽。因客运太少相生仅限于客运初运所在的这一个五行周期之内，故其他四运的推求方法是：先从太羽往前推，生太羽的是少商，生少商的是太宫，生太宫的是少徵，生少徵的是太角，即太角→少徵→太宫→少商→太羽。将太角、少徵、太宫、少商移至初运之后，便是二、三、四、终运。所以丙年客运五步及其太少是：

太羽 ——————→ 太角 ——————→ 少徵 ——————→ 太宫 ——————→ 少商
（初运）　　　　（二运）　　　　（三运）　　　　（四运）　　　　（终运）

客运的交运时刻与主运交运时刻相同，详见表3-12。

综上所述，岁运、主运、客运都是运用阴阳五行学说配合天干来推求自然界气候变化和人体脏腑生理功能及病理变化规律的方法。其区别是：岁运是用于说明全年气候变化、物候变化及疾病流行情况。主运是用于说明一年中各季节气候的变化和人体脏腑变化的一般规律。客运则是用于说明一年各季节气候的异常变化及人体脏腑随之发生的相应变化，即特殊规律。在五运六气的推演中，岁运是五运的基础，因为其统管全年，故一般以岁运为主；其次是客运，因为客运可以分析各年每个季节中天时民病的异常变化。主运年年如此，说明的是天时民病的常规变化。

第三节　六　气

六气，是风、热（暑）、火、湿、燥、寒六种气候变化的简称，是在天的阴阳之气。《素问·天元纪大论》曰："寒暑燥湿风火，天之阴阳也，三阴三阳上奉之。"三阴三阳是根据阴阳之气的多少所命名的不同称谓。《素问·天元纪大论》曰："阴阳之气各有多少，故曰三阴三阳也。"三阴为厥阴、少阴、太阴；三阳为少阳、阳明、太阳。六气中热（暑）与火同气，故在五运六气学说中不言风、热（暑）、火、湿、燥、寒，而称风、寒、湿、燥、君火、相火等六气。

六气是气候变化的根本，三阴三阳是六气的标象。故风、热、湿、火、燥、寒六气之气化，可用三阴三阳来辨别，即标本相合：风化厥阴，热化少阴（君火），湿化太阴，火化少阳（相火），燥化阳明，寒化太阳。《素问·天元纪大论》曰："厥阴之上，风气主之；少阴之上，热气主之；太阴之上，湿气主之；少阳之上，相火主之；阳明之上，燥气主之；太阳之上，寒气主之。所谓本也，是谓六元。"六气，按时而至，便是天地间的六元正气，如非其时而至，就成为邪气，故《素问·五运行大论》曰："五气更立，各有所先，非其位则邪，当其位则正。”

一、十二支化气

在五运六气学说中，六气以十二支为符号，来推衍分析每年气候的一般变化和特殊变化，一般简称为“十二支化气”。六气与年支配合可反映六气所主不同时段天时、民病的特点。

（一）十二支化气的配属规律

《素问·五运行大论》曰：“子午之上，少阴主之；丑未之上，太阴主之；寅申之上，少阳主之；卯酉之上，阳明主之；辰戌之上，太阳主之；巳亥之上，厥阴主之。”上，即指位于上的天气，亦即运气图中司天之气所在的位置。即逢子午年为少阴君火之气所主，逢丑未年为太阴湿土之气所主，逢寅申年为少阳相火之气所主，逢卯酉年为阳明燥金之气所主，逢辰戌年为太阳寒水之气所主，逢巳亥年为厥阴风木之气所主，见表3-14。

表3-14 地支化六气表

地支	子午	丑未	寅申	卯酉	辰戌	巳亥
三阴三阳	少阴	太阴	少阳	阳明	太阳	厥阴
六气	君火	湿土	相火	燥金	寒水	风木

（二）六气的正化与对化

十二支与六气之所以如此搭配，是因为三阴三阳六气有正化和对化之不同。《素问·六元正纪大论》曰：“寒、暑、燥、湿、风、火，临御之化也。”主制为临，从侍为御。即是说：寒水、君火（热）、相火、湿土、燥金、风木，这六气总是由于阴阳两个方面一主一从，两相激动而发生的。《素问·天元纪大论》曰：“动静相召，上下相临，阴阳相错，而变由生也。”王冰在《素问六气玄珠密语》中，把临御主从解释为“正对之化”：“正化者，即天令正化其令，正无邪化，天气实故也。对化者，即对位冲化也。对化即天令虚，易其正数，乃从成也。”所谓正化就是指生六气本气的一方。所谓对化就是指其对面受作用或相互影响的一方。换言之，“本位”是正化，与“本位”相对的就是对化。

十二地支中的寅、卯、辰位于东方，巳、午、未在南方，申、酉、戌在西方，亥、子、丑在北方。午与子均为少阴君火，但午为南方火位，所以说午为君火的正化；子为北方的水位，虽然不是火位，但在南方午主君火的时候，则北方的子便与午相对，也成了君火之主，所以说子是君火的对化。未与丑均为太阴湿土，但未在西南方，未为六月月建，六月为长夏，土旺于长夏，所以说未为太阴湿土的正化；丑位东北方，在西南方未主太阴湿土的时候，则东北方的丑便与未相对，也成了太阴湿土之主，因此丑为太阴湿土的对化。寅与申均为少阳相火，火虽得南方的午位，但午已取君火之位，寅位东方，东方属木，木能生火，火生于寅，所以寅为少阳相火的正化；申与寅相对，故申为少阳相火的对化。酉与卯均为阳明燥金，但酉位正西方，西方属金，所以酉为阳明燥金的正化；卯与酉相对，故卯为阳明燥金的对化。戌与辰均为太阳寒水，但戌位西北方，西方属金，北方属水，因金能生水，为水之母，所以戌为太阳寒水的正化；辰与戌相对，故辰为太阳寒水的对化。亥与巳均为厥阴风木，但亥位北方，北方属水，水能生木，为木之母，所以亥为厥阴风木的正化；巳与亥相对，故巳为厥阴风木的对化，见图3-9。

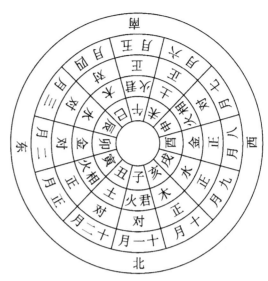

图3-9　六气正对化图

综上可知，六气的正化与对化或因其方位、或因五行之相生而得。这种六气正化、对化之说为王冰首倡，并为后世刘温舒、李梴、张景岳等医家所从。其中刘温舒对此有精辟的论述，其曰："六气分上下左右而行天令，十二支分节令时日而司地化。上下相召，而寒、暑（热）、燥、湿、风、火与四时之气不同者，盖相临不一而使然也。六气司于十二支者，有正对之化也。然厥阴所以司于巳亥者，何也？谓厥阴木也，木生于亥，故正化于亥，对化于巳也。虽有卯为正木之分，乃阳明金对化也，所以从生而顺于巳也。少阴所以司于子午者，何也？谓少阴为君火尊位，所以正得南方离位，故正化于午，对化于子也。太阴所以司于丑未者，何也？谓太阴为土，土属中宫，寄于坤位西南，居未分也，故正化于未，对化于丑也。少阳所以司于寅申者，何也？谓少阳相火，位卑于君火也，虽有午位，君火居之，火生于寅，故正化于寅，对化于申也。阳明所以司于卯酉者，何也？谓阳明为金，西为西方，西方属金，故正化于酉，对化于卯也。太阳所以司辰戌者，何也？谓太阳为水，虽有子位，以居君火对化，水乃伏土中，即六戌天门戌是也，六己地户辰是也。故水虽土用，正化于戌，对化于辰也。……此天之阴阳合地气十二支，动而不息者也。"

《灵枢·卫气行》曰："子午为经，卯酉为纬。"以一天的气温而言，同一经度上，若纬度不同，则气温不同，所以定者为经，动者为纬。子午当南北二极，居其所而不移，所以"子午为经"；卯酉居于东西两端，东升西降，列宿周旋无已，所以"卯酉为纬"。子午卯酉之所以成为天体的经纬，仍不外于东西南北的一正一对。这就是正化、对化的道理。

二、六气之间的相互关系

六气之间具有相互制约、相互承制的关系，这一关系是自然界气候的一种正常自稳调控现象，说明六气之间有相互自然调节的作用。《素问·六微旨大论》曰："亢则害，承乃制，制则生化，外列盛衰，害则败乱，生化大病。""相火之下，水气承之；水位之下，土气承之；土位之下，风气承之；风位之下，金气承之；金位之下，火气承之；君火之下，阴精承之。"下，指下承之气，因其位居于本气之后，故称"下"。承，指承接着而来的制约之气。说明六气之间相互制约，以维持气候按正常规律调节和变化。

每年的六气，一般分为主气、客气、客主加临三种情况。主气用以述其常，客气用以测其变。主气和客气相合，称为客主加临，可以用来进一步综合分析气候的复杂变化及其对生物的影响。

（一）主气

主气，即主时之六气，指一年六个时段中气候变化的正常规律，分主于春、夏、秋、冬二十四节气，用来说明一年之内二十四节气气候的常规变化。因主气主时属常规变化，故年年如此，固定不变。主气分为风木、君火、相火、湿土、燥金、寒水六气。

1. 主气的推算方法

主气主时，分为六步，分主一年二十四节气，每步主四个节气，时间是六十天零八十七刻半。六气六步主时的次序与五行相生的顺序相一致。初之气为厥阴风木，从大寒节算起，主大寒、立春、雨水、惊蛰四个节气；二之气为少阴君火，主春分、清明、谷雨、立夏四个节气；三之气为少阳相火，主小满、芒种、夏至、小暑四个节气；四之气为太阴湿土，主大暑、立秋、处暑、白露四个节气；五之气为阳明燥金，主秋分、寒露、霜降、立冬四个节气；终之气为太阳寒水，主小雪、大雪、冬至、小寒四个节气。其六步推移顺序可概括为"厥少少，太阳太"六字。

主气推算规律与主运基本相同，但主气中火分为二，君火属少阴，相火属少阳，君火在前，相火在后。《素问·六微旨大论》曰："愿闻地理之应六节气位何如？曰：显明之右，君火之位也。君火之右，退行一步，相火治之；复行一步，土气治之；复行一步，金气治之；复行一步，水气治之；复行一步，木气治之；复行一步，君火治之。"

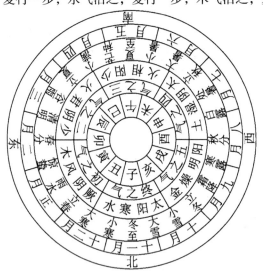

图 3-10　六气主时节气图

图 3-10 中最小圈的十二支，表示地平方位，即《素问·六微旨大论》所说的"地理"方位，亦即天文图上的十二月的月建方位。王冰注曰："日出谓之显明。"显明，指正东方卯位。显明之右，指主气的二之气之位。自东而南移，故曰右行。日出的地平方位，冬至日最北，夏至日最南。用圆图表示，以二十四节气分配四方，则冬至正北，春分正东，夏至正南，秋分正西。以四时的中气（即二分二至），居于四正方。因而"显明"即是春分的卯位，在正东，人向东而立，则"显明之右"，为从正东之点南迤，从图 3-10 中的十二支看，则从卯至巳；从第四圈的节气看，则由春分到小满，这一步凡六十日又八十七刻半，为少阴君火之位。"君火之右，退行一步"，即从巳至未，从小满至大暑，这一步即少阳相火之位。依此类推。

所谓退行者，古天文家以日月五星各于其本天缓缓东行，以东行为进，西行为退也。以此依次步推，则从未至酉，从大暑至秋分，为太阴湿土之位。从酉至亥，从秋分至小雪，为阳明燥金之位。从亥至丑，从小雪至大寒，为太阳寒水之位。从丑至卯，从大寒至春分，为厥阴风木之位。总六步，共得三百六十五日又二十五刻，一岁一周遍，年年无异动。这就是主时之六气。

2. 主气交司时刻

主气六步的交司时刻为初之气交自上一年大寒日，二之气交当年春分日，三之气交自小满日，四之气交大暑日，五之气交自秋分日，终之气交自小雪日。但是，由于每一气所主时间为六十日零八十七刻半，故其交司时刻就有差异，各岁不同。

《素问·六微旨大论》详细指出了六气交司时刻："帝曰：愿闻其岁，六气始终，早晏何如？岐伯曰：明乎哉问也！甲子之岁，初之气，天数始于水下一刻，终于八十七刻半；二之气，始于八十七刻六分，终于七十五刻；三之气，始于七十六刻，终于六十二刻半；四之气，始于六十二刻六分，终于五十刻；五之气，始于五十一刻，终于三十七刻半；六之气，始于三十七刻六分，终于二十五刻。所谓初六，天之数也。乙丑岁，初之气，天数始于二十六刻，终于一十二刻半；二之气，始于一十二刻六分，终于水下百刻；三之气，始于一刻，终于八十七刻半；四之气，始于八十七刻六分，终于七十五刻；五之气，始于七十六刻，终于六十二刻半；六之气，始于六十二刻六分，终于五十刻。所谓六二，天之数也。丙寅岁，初之气，天数始于五十一刻，终于三十七刻半；二之气，始于三十七刻六分，终于二十五刻；三之气，始于二十六刻，终于一十二刻半；四之气，始于一十二刻六分，终于水下百刻；五之气，始于一刻，终于八十七刻半；六之气，始于八十七刻六分，终于七十五刻。所谓六三，天之数也。丁卯岁，初之气，天数始于七十六刻，终于六十二刻半；二之气，始于六十二刻六分，终于五十刻；三之气，始于五十一刻，终于三十七刻半；四之气，始于三十七刻六分，终于二十五刻；五之气，始于二十六刻，终于一十二刻半；六之气，始于一十二刻六分，终于水下百刻。所谓六四，天之数也。次戊辰岁，初之气，复始于一刻，常如是无已，周而复始。帝曰：愿闻其岁候何如？岐伯曰：悉乎哉问也！日行一周，天气始于一刻，日行再周，天气始于二十六刻，日行三周，天气始于五十一刻，日行四周，天气始于七十六刻，日行五周，天气复始于一刻，所谓一纪也。是故寅午戌岁气会同，卯未亥岁气会同，辰申子岁气会同，巳酉丑岁气会同，终而复始。"详见表3-15。

表3-15　六气交司时刻表

年支	初之气	二之气	三之气	四之气	五之气	终之气
子、辰、申	大寒日,寅初初刻	春分日,子正初刻	小满日,亥初初刻	大暑日,酉正初刻	秋分日,申初初刻	小雪日,卯正初刻
丑、巳、酉	大寒日,巳初初刻	春分日,卯正初刻	小满日,寅初初刻	大暑日,子正初刻	秋分日,亥初初刻	小雪日,酉正初刻
寅、午、戌	大寒日,申初初刻	春分日,午正初刻	小满日,巳初初刻	大暑日,卯正初刻	秋分日,寅初初刻	小雪日,子正初刻
卯、未、亥	大寒日,亥初初刻	春分日,酉正初刻	小满日,申初初刻	大暑日,午正初刻	秋分日,巳初初刻	小雪日,卯正初刻

六气交司时刻是四年一周期，初之气的交司时刻与主运、客运的初运交司时刻相同。

3. 主气的气候趋势

用主气说明一年之中气候的正常变化，与四时、主运的意义相同，但六气推步则更为细致。如四季气候一般是春温、夏热、长夏湿、秋凉、冬寒。而六气的风、暑、湿、火、燥、寒，分属于六步，则更为具体。即春季为厥阴微风和煦之回温天气；紧接着是春夏之交的少阴君火渐热，回温已近完成；往后便进入夏季少阳相火气温稳定，暑热渐现；接着是长夏太阴湿土闷热多雨，天气酷热但微有凉风，热极将有转折；往后是秋季阳明燥金，秋分过后日照时间变短，凉意渐浓，风高气燥；最后进入冬季太阳寒水天气阴冷，冰雪霜冻，寒风凛凛。所以说，主气就是运气系统对一年四季正常气候的描述，与主运的气候趋势是一致的。

（二）客气

客气，亦是主时之气，是指一年六个时段气候变化的异常规律，因其随年支的不同而年年变化，犹如客之往来，故称客气。主气分为六步，客气也分为六步，但不是按"厥少少，太阳太"的顺序排列，而是按司天，在泉及左右四间气排列规律主时。

1. 客气六步运行规律

客气与主气一样，均将一年分为六步，但两者在六步的次序上是不同的。客气六步运行规律是以阴阳气之多少为先后次序，即先三阴后三阳，三阴以厥阴为始，次少阴，又次太阴（厥阴为一阴、少阴为二阴、太阴为三阴）。三阳则以少阳为始，次阳明，又次太阳（少阳为一阳、阳明为二阳、太阳为三阳）。合三阴三阳六气而计之，则一厥阴、二少阴、三太阴、四少阳、五阳明、六太阳。分布于上下左右，互为司天，互为在泉，互为间气，便构成了司天、在泉、四间气的六步运行格局。

客气同主气一样，分六气六步运行，每气一步，各主六十日零八十七刻半。但客气六步随各年年支不同，各气所主之位发生相应变化。司天、在泉，又各有南北主政之不同，而称为"南北政"。

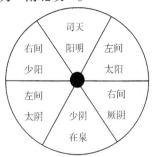

图 3-11　客气六步举例

2. 客气司天、在泉及左右间气

司天、在泉是值年客气在这一年中主事的统称。司天：轮值主司天气（上位），位于正南方，又称"天气"。在泉：在司天之气的正下方（北方），又称地气。司天、在泉同主一年之气，司天主上半年，在泉主下半年。司天、在泉总是一阴一阳、二阴二阳、三阴三阳固定相对。左右间气：分别位于司天和在泉左右两侧，构成客气六步（图 3-11）。间气就是间于司天、在泉的客气，当然因为左右间气的不同，气候趋势也不一样。相对的两个间气也是一阴一阳、二阴二阳、三阴三阳固定相对。当然，司天之气是客气运行的气候大趋势，但具体气候趋势分析，需要综合客气六步，以及主气、主运和客运的情况。

六气分作六步来推移，司天之气占一步，司天之气的左边一步是司天左间，司天之气右边一步是司天右间；在泉之气占一步，在泉之气的左边一步是在泉左间，在泉之气的右边一步是在泉右间。间，即间隔于司天和在泉之间的意思。因为司天和在泉的左右，都各有一间气，所以又称为四间气（司天之气的左间气、右间气和在泉之气的左间气、右间气，加在一起，就是四间气）。司天、在泉加上左右间气，共为六气，是客气六步运动的方式。值年客气逐年推移，司天、在泉、四间气也每年不同，以六年为一周期，周行不息。因此，推求各年客气变化情况，首先必须确定该年的司天、在泉及左右四间气。

（1）司天之气：指轮值主司天气。六气往复运动于太虚之中，施化于万物。当六气运行于上方时，当天之位，故为司天之气。司天象征在上，主上半年的气候变化，也称岁气，故《素问·六元正纪大论》曰："岁半之前，天气主之。"天气，即指司天之气，其位置在六步气运的三之气位置上。

各年客气司天之气歌诀（地支化六气歌诀）：子午少阴化君火，丑未太阴湿土分，寅申少阳化相火，卯酉阳明化燥金，辰戌太阳化寒水，巳亥风木为厥阴。

例如，年支是子年或午年，司天之气为少阴君火，即少阴君火位于主气六步的三之气的位置上，那么，按客气的三阴三阳的顺时针变化顺序，便可求出其余五气；即初之气为太阳寒水，二之气为厥阴风木，四之气为太阴湿土，五之气为少阳相火，终之气（在泉之气）为阳明燥金，见图3-12。再如：年支是丑年或未年的年份，司天之气为太阴湿土，那么，按照客气三阴三阳顺时针变化规律，便求出其余五气，即初之气为厥阴风木，二之气为少阴君火，四之气为少阳相火，五之气为阳明燥金，终之气（在泉之气）为太阳寒水。

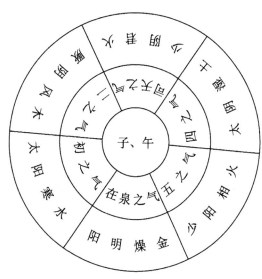

图3-12　子午年司天在泉图

（2）在泉之气：也是岁气，统管下半年的气候变化，在终之气的位置处。故《素问·六元正纪大论》曰："岁半之后，地气主之。"地气，即指在泉之气。因为司天、在泉之气总是固定相对的，所以知道该年的司天，在泉之气便也就确定了。

（3）间气：客气六步，除司天、在泉外，其余的初之气、二之气、四之气、五之气，统称间气。《素问·至真要大论》曰："帝曰：间气何谓？岐伯曰：司左右者，是谓间气也。"说明司天、在泉的左右之气均为间气，间气能说明所主时段的气候异常变化。

间气有四，分别位于司天、在泉的左右，有司天的左间、右间和在泉的左间、右间的不同。司天的左间，位于主气的四之气上，右间位于主气的二之气上；在泉的左间位于主气的初之气上，右间位于主气的五之气上。

3. 司天、在泉、左右间的推算方法

根据前述地支配三阴三阳的规律进行推算。

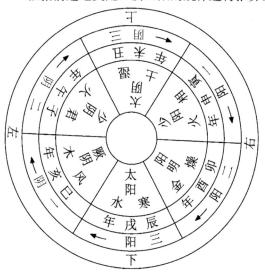

图3-13　司天在泉左右间气图

即凡逢子、逢午之年就是少阴君火司天，凡逢丑、逢未之年就是太阴湿土司天，凡逢寅、逢申之年就是少阳相火司天，凡逢卯、逢酉之年就是阳明燥金司天，凡逢辰、逢戌之年就是太阳寒水司天，凡逢巳、逢亥之年就是厥阴风木司天。

在六步中，每年司天之气总是在六步中的第三步上，位当三之气，即固定在主气的三之气上。司天之气确定了，在泉之气以及左、右间也就知道了。因为司天之气的对面，即司天的下方，就是在泉之气，位当终之气。而司天和在泉的左右方，便是司天的左间、右间和在泉的左间、右间。如此每年有一次转换，六年中就有六个不同的司天、在泉之气，见图3-13。

每岁的客气，总是始于司天前的第二位，即下列中心小圆图在泉的左间，是为初之气，从此右向退行而到二气，即司天的右间；而三气，即司天本身；而四气，即司天的左间；而五气，即在泉的右间；而六气，即终气，在泉本身。一步一气，各主六十日又八十七刻半。《素问·六微旨大论》曰："所谓步者，六十度而有奇也。"就是指此而言。《素问·六微旨大论》又曰："上下有位，左右有纪，故少阳之右，阳明治之；阳明之右，太阳治之；太阳之右，厥阴治之；厥阴之右，少阴治之；少阴之右，太阴治之；太阴之右，少阳治之。此所谓气之标。盖南面而待之也。"六步客气在天的位置，也就是按这样顺序排列的。

六气的互为司天、互为在泉、互为左右间气，是按十二支的顺序，迭为迁转的，见图3-14。

古天文学是视天文学，人站在地球上看星星，地包于浑天星星之中，所以叫浑天说。如果人居于图3-14六个小圆圈任何一圈的圆心，则出现面对少阳时，阳明在右；面对阳明时，太阳在右的情况，即所谓"南面而待之"也。所谓"上下有位"，即司天在上，在泉居下，各定其位。上下之位既定，司天即有其左右间气，在泉也有其左右间气，这便是"左右有纪"。

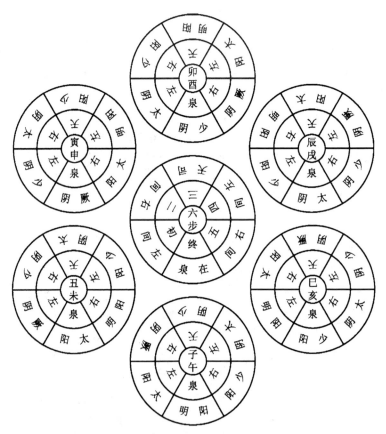

图 3-14　司天在泉左右间气位置图（六气互为上下左右图）

（1）司天及左右间气的确定：面北而立定左右。四之气是司天之气的左间气，二之气是司天之气的右间气。《素问·五运行大论》曰："天地者，万物之上下；左右者，阴阳之道路，未知其所谓也。岐伯曰：所谓上下者，岁上下见阴阳之所在也。左右者，诸上见厥阴，左少阴，右太阳。见少阴，左太阴，右厥阴。见太阴，左少阳，右少阴。见少阳，左阳明，右太阴。见阳明，左太阳，右少阳。见太阳，左厥阴，右阳明。所谓面北而命其位，言其见也。"　"阴阳之所在"即指三阴三阳之所在。"上见"即指司天。司天的位置既经确定，司天的左、右间气便自然随之而定。如上见厥阴司天，则左少阴而右太阳，如图 3-14 "巳亥"小圆圈图。上见少阴司天，则左太阴而右厥阴，如图 3-14 "子午"小圆圈图，其他各气，均按此类推。南方为上，上见司天，人必须北面立于图之南，"面北而命其位，言其见也"，就是这样一个含义。

（2）在泉及左右间气的确定：面南而立定左右。初之气是在泉之气的左间气，五之气是在泉之气的右间气。《素问·五运行大论》曰："何谓下？岐伯曰：厥阴在上则少阳在下，左阳明右太阴；少阴在上则阳明在下，左太阳右少阳；太阴在上则太阳在下，左厥阴右阳明；少阳在上则厥阴在下，左少阴右太阳；阳明在上则少阴在下，左太阴右厥阴；太阴在上则太阳在下，左少阳右少阴。所谓面南而命其位，言其见也。"这是以在泉的方位为主，而定左右间气。下，即指在泉而言。"厥阴在上则少阳在下"，如厥阴司天之年，在泉之气即为少阳，阳明便位于在泉的左间，太阴便位于在泉的右间，正如图 3-14 "巳亥"小圆圈图所示。其余五气，依次参看各个小圆圈图，自可类推而得。在上之司天既属南方，在泉即在司天垂直之下，自属北方了。人面南立于图之北，则左右阴阳自见，即所谓"面南而命其位，言其见也"。又如：子午年，少阴君火司天，少阴君火则位于三之气位置上，按三阴三阳相对规律，那么，在泉之气则是二阳阳明燥金之气，再按客气三阴三阳之序，便得出初之气是太阳寒水，二之气是厥阴风木，四之气是太阴湿土，五之气是少阳相火，见图 3-15。

综上所述，可以发现客气六步（司天、在泉及左右四间气）逐年按逆时针方向迁移一步，即今岁司天之气，至下一年则迁移为司天的右间气（即二之气的位置），其余五步依次按逆时针迁移一步。三阴三阳轮流司天，六年一周期。《素问·五运行大论》曰："动静何如？岐伯曰：上者右行，下者左行，左右周天，余而复会也。"司天之气在上，不断地右转，自上而右，以降于地；在泉之气在下，不断地左转，自下而左，以升于天，即如图 3-13 小圆圈图所示。例如，戌年太阳司天，太阴在泉，转太阳于上方，则太阴自然在下方。明年亥年

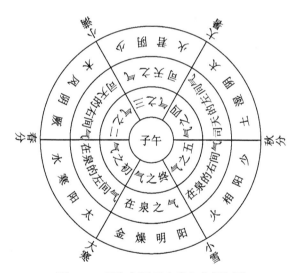

图 3-15　子午年司天在泉左右间气图

厥阴司天，少阳在泉，则将圆图依箭头所示而旋转，转厥阴于上方，则少阳自然在下方。图 3-13 中箭头所指之方向，在上者自左向右，在下者自右向左，这就是"上者右行，下者左行"。如此左右周天，一周之后而复会也。

此外，从图 3-15 还可以看出司天、在泉之气是相对的，总是一阴一阳，二阴二阳，三阴三阳上下相交的。如一阴厥阴司天，必然是一阳少阳在泉；二阴少阴司天，必然是二阳阳明在泉；三阴太阴司天，必然是三阳太阳在泉，反之亦如此。即少阴君火与阳明燥金，太阴湿土与太阳寒水，厥阴风木与少阳相火，互为司天、在泉，总是一阴与一阳、二阴与二阳、三阴与三阳、司天与在泉相对，反之，三阳司天也是一样，见图 3-10。即天地阴阳之数相参，秩然不紊。

客气有司天、在泉、四间气，六位不同，其性质相同，但作用各异。《素问·至真要大论》曰："六气分治，司天气者，其至何如？……岐伯曰：厥阴司天，其化以风；少阴司天，其化以热；太阴司天，其化以湿；少阳司天，其化以火；阳明司天，其化以燥；太阳司天，其化以寒。……帝曰：地化奈何？岐伯曰：司天同候，间气皆然。"说明只要知道了厥阴风，少阴热，太阴湿，少阳火，阳明燥，太阳寒六气分化的所在，无论其为司天、为在泉、为间气，都是同一性质，并没有其他不同。但是司天、在泉、四间气各分做六步走，其作用却有不同，司天和在泉二气主岁，间气主步。

《素问·至真要大论》曰："主岁者纪岁，间气者纪步也。""主岁者"指司天、在泉之气能主司一岁；"纪步"指间气只主司其所在时位的气候。《素问·六元正纪大论》曰："岁半之前，天气主之；岁半之后，地气主之。"即司天通主上半年，在泉通主下半年。岁半之前，始于十二月中大寒，终于六月初小暑。岁半之后，始于六月中大暑，终于十二月初小寒。《素问·至真要大论》曰："初气终三气，天气主之，胜之常也。四气尽终气，地气主之。""初气终三气"即由初气、二气到三气；"四气尽终气"即由四气、五气到终气。前三气属于司天之气，故曰"天气主之"；后三气属于在泉之气，故曰"地气主之"。

4. 客气的异常变化

上述客气的气化规律是客气司天的一般规律，但在特殊情况下，也可出现异常的变化。客气司天气化的异常变化有如下两种：

（1）客气的胜复：胜，即胜气，偏胜之气。复，指报复之气。客气的胜复变化是指客气有所胜则有所复。胜是主动的，即强胜；复是被动的，即报复。"胜复之气"即上半年有超常胜气，下半年随之而发生相反的复气。如上半年热气偏胜，则下半年寒气来复等。胜复之气在时序上具有一定的规律：初之气到三之气是上半年司天之气主政，发生了超常的气候叫胜气；四之气到终之气为下半年在泉之气主政，发生与上半年相反的气候叫复气。

胜复之气每年的有无，没有一定规律，有胜气，才有复气，如无胜气，则无复气，即有一分胜气，便有一分复气。若有胜气而无复气，便要产生灾害。复后又胜，并不等于循环不变，因胜气非只一种，而是随气候变化的具体情况而定的。正如《素问·至真要大论》曰："胜复之动，时有常乎？气有必乎？……时有常位，而气无必也……初气终三气，天气主之，胜之常也。四气尽终气，地气主之，复之常也。有胜则复，无胜则否……胜至则复，无常数也，衰乃止耳。复已而胜，不复则害，此伤生也。"

复气的多少及轻重是由胜气的多少及轻重来决定，《素问·五常政大论》曰："微者复微，甚者复甚，气之常也。"客气相互胜复是气候变化在异常情况下的一般规律，也是气候变化过程中大自然自稳调节的作用和现象。正因为自然界气候本身存在着这样一种自稳调节现象，所以才能在气候变化的此起彼伏过程中始终维持着相对平衡稳定的状态，即使出现胜复之气的变化，但气候"常"的方面还是起主要作用，即稳定性因素超过变动性因素，以保持一年四季的正常气候变化。胜复之气的出现是异常变化，是一过性的、暂时的。复气是制约太过的胜气，所以其五行属性与胜气是相克关系。复气出现的轻重依胜气多少而定，但有时也有矫枉过正的现象出现。

（2）客气的不迁正、不退位：客气的司天、在泉、左右间气六年一循环，年年有转移，这是客气的一般规律。但亦有气候反常，不按一定规律转移的，即《素问·刺法论》中所谓"不迁正"、"不退位"、"升之不前"、"降之不下"的问题。

《素问·刺法论》曰："司天未得迁正，使司化之失其常政。""迁正"是指上一年的司天左间，迁升为新一年的司天；上一年在泉的左间，迁升为新一年的在泉。所谓"不迁正"是指值年的司天之气不能应时而至，即上一年的四之气应上升为三之气，但是因为前一年司天之气太过，值年司天之气不及，以致影响值年司天之气不能应时而至，不能按时主值司天之令，即新一年的岁气司天或在泉的"至而不至"，因此，容易发生异常气候变化。

《素问·刺法论》曰"太阳复布，即厥阴不迁正"，"厥阴复布，少阴不迁正"，"少阴复布，太阴不迁正"，"太阴复布，少阳不迁正"，"少阳复布，则阳明不迁正"，"阳明复布，太阳不迁正"。"复布"指上一年司天之气继续施布主事。《素问·刺法论》曰："气过有余，复作布正，是名不退位也。使地气不得后化，新司天未可迁正，故复布化令其故也。""不退位"是指上一年的司天之气太过，留而不去，至下一年在气候变化及其他方面仍然有上一年岁气的特点，即旧一年的岁气司天或在泉的"至而不去"。

《素问·刺法论》又曰："巳亥之岁，天数有余，故厥阴不退位也，风行于上……子午之岁，天数有余，故少阴不退位也，热行于上……丑未之岁，天数有余，故太阴不退位也，湿行于上……寅申之岁，天数有余，故少阳不退位也，热行于上……卯酉之岁，天数有余，故阳明不退位也，金行于上……辰戌之岁，天数有余，故太阳不退位也，寒行于上。"

例如，2019年是己亥年，己亥厥阴风木司天。2020年庚子年，庚子少阴君火司天。若己亥年风木之气有余，复作布政，留而不去。到了庚子年，在气候变化及其他方面，仍然表现出去年己亥年所有的风木之气的特点，对己亥年的厥阴风木司天而言，这就是"不退位"。由于己亥年厥阴风木司天之气"不退位"，必然使庚子年少阴君火司天之气不能应时而至，对庚子年的少阴君火司天而言，这就是"不迁正"。

司天、在泉之气"不退位"，"不迁正"，也必然影响左右间气的升降，使其应升不升，应降不降，即"升之不前"、"降之不下"，导致整个客气的规律失常，出现反常的气候。升，指客气的在泉之气的右间至下一年升为司天的左间。降，指客气的司天之气的右间至下一年降为在泉之气的左间，《素问·刺法论》称之为"升降不前"，曰："升降不前，气交有变，即成暴郁……故天地气逆，化成民病，以法刺之，预可平疴。"即司天、在泉之气出现异常变化就会导致疾病。

5. 客气的交司时刻

客气六步的交司时刻与主气六步的交司时刻相同。详见表3-15六气交司时刻表。

（三）客主加临

客主加临，即将每年轮值的客气加临在固定的主气六步之上。临，以上对下之意。有会合的意思。换句话说，就是把主气和客气结合起来加以比较分析和推算，借以了解气候的常和变，即《普济方·五运六气图》所言"以客加主，而推其变"之意。主气能反映一年气候的常规变化，客气能反映一年气候的具体异常变化，因此，把随年支而变的客气与固定不变的主气两者加临在一起综合分析该年可能出现的气候特征，以把握该年实际气候变化。

1. 客主加临的推演方法

由于各年主气运行次序是固定不变的，每年客气的司天之气总与主气的三之气相加临，在泉之气总是与主气的终之气相加临，故推演客主加临时，先将值年客气的司天之气加临于主气的三之气上，值年客气的在泉之气加临于主气的终之气之上，其余的四间气分别依次加临。主气的六步是按五行相生的次序；客气六步的次序是先三阴后三阳，按阴阳一、二、三的顺序排列即可。

相加之后，主气六步年年固定不变，而客气六步则每年按次推移，六年一循环。例如，年支为巳亥的年份，厥阴风木司天，临于三之气少阳相火之上，司天的右间少阴君火之位上加太阳寒水，司天的左间太阴湿土之位上加少阴君火；少阳相火在泉临于终之气太阳寒水之上，在泉的右间太阴湿土加临于五之气阳明燥金之上，在泉的左间阳明燥金加临于初之气厥阴风木之上，见图 3-16。

客主加临时，由于主气六步运行次序年年固定不变，客气因年支不同，六步亦有按逆时针方向逐年推移一步的运行规律，因此，依年支归纳十二年客主加临规律如图 3-17。

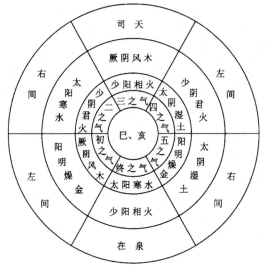

图 3-16　巳亥年客主加临图

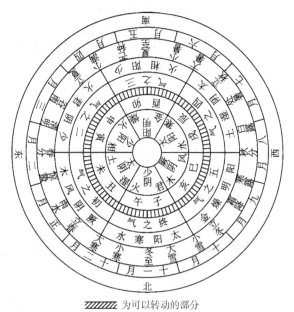

////// 为可以转动的部分

图 3-17　客主加临图

2. 客主加临的意义

客气、主气上下加临，主要是运用其相生相克的关系来推测该年四时气候的常变情况。客主加临，主要有三种情况：

（1）主客之气是否相得：《素问·五运行大论》曰："气相得则和，不相得则病。"凡主客之气为相生关系或主客同气，便为相得。相得则安和，气候正常，人体不易发生疾病；如果主客之气表现为相克关系，便为不相得，不相得则为病，气候异常，也容易引起疾病的发生。

（2）在相得中，如果君火与相火加临，君火为主，相火为从。因此，当君火为客气，相火为主气，君火加临于相火之上时，也称为顺；而当相火为客气，君火为主气，相火加临于君火之上时，便为逆，此即所谓"君位臣则顺，臣位君则逆"。

（3）在不相得之中，主客相克又有顺和逆：凡客气胜（克）主气为顺，主气胜（克）客气为逆。《素问·至真要大论》曰："主胜逆，客胜从。"从，即顺和的意思。主气主常令，居而不动，固定不变，为岁气之常，客气轮流值年，动而不居，主时是短暂的，为岁气之暂。即主气是恒常的，客气之至是比较短暂的，如果恒常的主气胜制短暂的客气，则客气的作用受到抑制，将无从司令，故为逆。相反，客气制约主气，但为时短暂，很快就会过去，因而对主气的影响不甚，故为从，为顺和。

例如，2004年是甲申年，少阳相火司天，厥阴风木在泉。初之气主气厥阴风木，生客气之少阴君火；二之气主气少阴君火，生客气之太阴湿土；三之气主气少阳相火，与客气少阳相火同气相求；四之气主气太阴湿土，生客气之阳明燥金；五之气主气阳明燥金，生客气之太阳寒水；六之气主气太阳寒水，生客气之厥阴风木。客主气加临是极其顺利的，惟上半年既是少阳相火司天，三之气又是君相火相同，惟当防其火热之亢盛而已，见表3-16。

表3-16　2004年（甲申）客主加临表

	初之气	二之气	三之气	四之气	五之气	终之气
主气	厥阴风木	少阴君火	少阳相火	太阴湿土	阳明燥金	太阳寒水
客气	少阴君火	太阴湿土	少阳相火	阳明燥金	太阳寒水	厥阴风木

又如子午少阴君火司天之年，初之气主气是厥阴风木，客气是太阳寒水，水能生木，是客主之气相得。二之气主气是少阴君火，客气是厥阴风木，木能生火，客主之气仍然相得。三之气主气是少阳相火，客气是少阴君火，同一火气，而君相相从，仍然相得，但须防其亢盛。四之气客气和主气，同为太阴湿土，同气相求，仍为相得之例。五之气主气为阳明燥金，客气是少阳相火，虽是相火克金，但为客气胜制主气，故又为相得之气。六之气主气为太阳寒水，客气是阳明燥金，金能生水，当然更为相得。因而子午年客主气六步，基本都属于相得之气。其余可以类推。

3. 南北政

陆笔泉（陆儋辰）在《运气辩》中，把南北政之分归于岁阴有南北之分布，见图3-18南北政分宫次星土图。

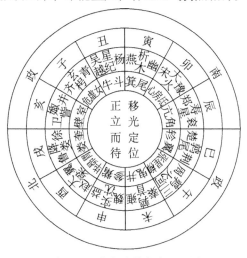

图3-18　南北政分宫次星土图

无论司天和在泉，都有南政与北政的区分。南即黄道南纬，起于寿星辰宫，一直到娵訾亥宫，因而岁支的亥、子、丑、寅、卯、辰都为南政。北即黄道北纬，起于降娄戌宫，一直到鹑尾巳宫，因而岁支的巳、午、未、申、酉、戌都为北政。《素问·至真要大论》曰："视岁南北，可知之矣。"犹言视察岁气（即岁支）的在南在北，其为南政、其为北政，便清楚地可以分辨了。参见表3-17。

表 3-17   十二月表

南北政	十二宫	农历	律名	十二次	二十八宿
南政	亥	十	应钟	娵訾	东壁,营室
	子	十一	黄钟	玄枵	危,虚,须女
	丑	十二	大吕	星纪	牵牛,建星
	寅	正	太簇	析木	箕,尾
	卯	二	夹钟	大火	心,房,氐
	辰	三	姑洗	寿星	亢,角
北政	巳	四	中吕	鹑尾	轸,翼
	午	五	蕤宾	鹑火	七星,张,柳
	未	六	林钟	鹑首	井,鬼
	申	七	夷则	实沈	觜,参
	酉	八	南吕	大梁	胃,昴,毕
	戌	九	亡射	降娄	娄,奎

子、丑、寅、卯等为天体的十二宫。所谓"移光定位",即由日光之移易所在,南北位次便随之而定。《素问·生气通天论》曰"天运当以日光明",正属此义。如日光在亥、子、丑、寅、卯、辰任何一宫,均为南政。在巳、午、未、申、酉、戌任何一宫,均为北政。人随日光之所在,而面南面北,即可命其政为南为北,即所谓"正立而待也"。如前所引《素问·六微旨大论》曰"南面而待之",及《素问·五运行大论》曰"面北而命其位,言其见也",都是同一道理。所谓"政",即指司天、在泉居于南纬,或居于北纬的主令。所以《素问·六元正纪大论》叙述三阴三阳的司天主事,一则曰"三之气,天布政",再则曰"司天之政",再则曰"其政肃"、"其政切",无一不为主令之义。

南北政的运用:《素问·至真要大论》曰:"阴之所在寸口何如?岐伯曰:视岁南北,可知之矣。帝曰:愿卒闻之。岐伯曰:北政之岁,少阴在泉,则寸口不应;厥阴在泉,则右不应;太阴在泉,则左不应。南政之岁,少阴司天,则寸口不应;厥阴司天,则右不应;太阴司天,则左不应,诸不应者,反其诊则见矣。尺候何如?岐伯曰:北政之岁,三阴在下,则寸不应;三阴在上,则尺不应。南政之岁,三阴在天,则寸不应;三阴在泉,则尺不应,左右同。"这里首应明确三个问题:一是南政为阳为上,北政为阴为下。二是北政之年,司天应尺,在泉应寸;南政之年,司天应寸,在泉应尺。三是所谓不应,是指少阴脉的反常而言,所以说:"诸不应者,反其诊则见矣。"即脉来沉细而伏,不应于指之谓。这是脉应四时气候变化的规律,当然也是天人相应思想的表现。

第四节   运 气 相 合

五运与六气是中医五运六气学说中紧密结合而不可分割的两个部分。中医五运六气学说认为,气候变化因素不是单一的,而是五运与六气两个大系统相互作用及其各系统内部的各种因素相互影响的结果,因此,不能单从五运方面或单从六气方面来分析气候变化。在分析了各年岁运、主运、客运、主气、客气、客主加临情况的基础上，必须将五运与六气综合在一起分析，才能全面分析和推求出各年的大致气候变化情况及可能出现的异常气候。

运气相合，即将该年的五运与六气综合在一起分析当年的气候变化情况，主要包括运气盛衰、运气同化及平气三种情况。

一、运气盛衰

运气盛衰是根据值年大运和司天之气的五行生克关系来测定运与气的偏盛偏衰，以综合分析气候变化。

1. 运盛气衰

运生气或运克气，均为运盛气衰。如辛亥年的年干是辛，丙辛化水，故辛亥年的大运是水运。辛亥年的年支是亥，巳亥厥阴风木，故辛亥年的值年司天之气便是风木。因水能生木，运是水运，司天之气是风木，故为运生气。因此，辛亥年是运盛气衰。

2. 气盛运衰

气生运或气克运，均为气盛运衰。如己亥年的年干是己，甲己化土，所以己亥年的大运是土运。年支是亥，巳亥厥阴风木，故己亥年值年司天之气便是风木。木克土，气克运。因此，己亥年是气盛运衰。

3. 分析各年运气盛衰的目的

根据运气盛衰可以推算出各年运气变化的主次。运盛气衰的年份，在分析当年气候变化时，便以运为主，以气为次。反之，气盛运衰的年份，在分析当年变化时，便以气为主，以运为次。

根据运气盛衰可以推算各年气候的复杂变化。根据五运六气的五行属性之间的生克关系，在每个六十年周期中可以分为四种不同类型的年份：即气生运为"顺化"，气克运为"天刑"；运生气为"小逆"，运克气为"不和"。顺化之年，气候变化较为平和；小逆及不和之年，气候变化较大；天刑之年，气候变化相对剧烈。顺化和天刑之年，属气盛运衰，故推算该年的气候变化时，以六气为主，五运作为参考。而小逆和不和之年，属运盛气衰，故以五运为主，六气作为参考。如甲辰年，甲年为土运，辰年是太阳寒水司天，土与水的关系是土克水，运克气，因此，这一年是运盛气衰的不和之年。

二、运气同化

五运与六气在甲子六十年周期变化中，除互为生克外，还有同化关系，即运气同化。同化，即同类化合。如木同风化，火同暑化，土同湿化，金同燥化，水同寒化。运气同化，即岁运与六气出现了某种五行属性相同的情况，构成了比较特殊的年份，可能出现比较典型的气候变化。

在五运的推演中，岁运是五运的基础，因其统管全年，故分析气候变化及疾病流行情况时，一般以岁运为主。而在六气的推演中，司天之气主上半年，在泉之气主下半年，司天、在泉共主一岁之气。所以，运与气的综合分析方法，主要是对某年岁运与司天、在泉之气的异同及生克关系进行分析。运有太过、不及，气有司天、在泉的不同，因此，运气同化有同天化、同地化的区别，主要分为天符、岁会、太乙天符、同天符、同岁会等五种不同类型。在甲子六十年周期的运与气变化中，有二十六年是同化关系。

1. 天符

天符，指值年的岁运与同年司天之气的五行属性相同，该年则称为天符年。《素问·天元纪大论》曰："应天为天符。"符，合的意思。《素问·六微旨大论》曰："帝曰：土运之岁，上见太阴；火运之岁，上见少阳、少阴；金运之岁，上见阳明；木运之岁，上见厥阴；水运之岁，上见太阳，奈何？岐伯曰：天之与会也，故《天元册》曰天符。"土运、火运等指岁运，上，即当年的司天之气。如以己丑年为例，己丑年的年干是己，甲己化土，故己丑年岁运是土运。己丑年的年支为丑，丑未值太阴湿土司天，所以己丑年司天之气是太阴湿土。

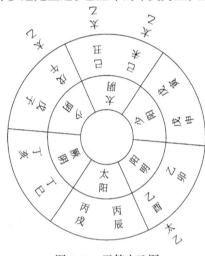

图 3-19　天符太乙图

岁运是土，值年司天之气也是土，土湿同化，岁运与司天之气的五行属性相同，所以己丑年便是天符之年，此即"土运之岁，上见太阴"。

在甲子一周的六十年中逢天符者，计有己丑、己未、戊寅、戊申、戊子、戊午、乙卯、乙酉、丁巳、丁亥、丙辰、丙戌十二年。己丑、己未，岁运是土运，司天是太阴湿土；戊寅、戊申、戊子、戊午，岁运是火运，司天是少阳相火和少阴君火；丁巳、丁亥，岁运是木运，司天是厥阴风木；丙辰、丙戌，岁运是水运，司天是太阳寒水；乙卯、乙酉，岁运是金运，司天是阳明燥金。上述十二年岁运的五行属性与客气司天的五行属性相同，故称为"天符年"，见图 3-19。

2. 岁会

岁会，指值年的岁运与年支之气的五行属性相同，该年则称为岁会年。《素问·六微旨大论》曰："木运临卯，火运临午，土运临四季，金运临酉，水运临子，所谓岁会，气之平也。"临，是本运加临本气。如以丁卯年为例，丁卯年的年干是丁，丁壬化木，故丁卯年的岁运是木运。其年支是卯，卯的五行方位属性是东方属木的正位。岁运是木，年支五行属性也是木，所以丁卯年便是岁会之年，此即"木运临卯"。

在甲子一周六十年中，逢岁会者，计有甲辰、甲戌、己丑、己未、乙酉、丁卯、戊午、丙子八年。其中，己丑、己未、乙酉、戊午四年既属岁会，又属天符，所以单纯岁会的年份，实际上只有四年。岁会之年气候变化较小，其原因与方位有关，如木运遇年支卯，寅卯属木而卯居正东方，岁运与年支五行同属，恰当五方正位的年岁，见图 3-20。

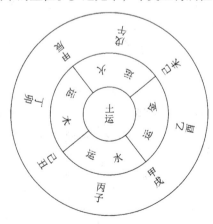

图 3-20　岁会图

3. 太乙天符

太乙天符，又称太一天符，指既是天符年、又是岁会年的年份。《素问·六微旨大论》曰："天符岁会何如？岐伯曰：太一天符之会也。"太乙天符年，岁运与司天之气、岁支之气的五行属性三者会合主令，即《素问·天元纪大论》所说的"三合为治"。如以己丑年为例，己为土运，丑为太阴湿土司天，此为天符，同时年支丑的五行属性亦为土，与运的属性相同。在甲子六十年周期变化中，太乙天符年计有己丑、己未、乙酉、戊午四年。

4. 同天符

同天符，指凡阳干之年，太过的值年岁运与同年客气在泉之气的五行属性相同，该年则称为同天符年。《素问·六元正纪大论》曰："太过而同天化者三……甲辰、甲戌太宫，下加太阴；壬寅、壬申太角，下加厥阴；庚子、庚午太商，下加阳明，如是者三。"又曰："加者何谓？岐伯曰：太过而加同天符。"如以庚子年为例，庚子年的年干是庚，庚属阳干，其年支是子；子为阳支，年支、年干皆属阳，所以庚子年为阳年。庚子年的年干是庚，乙庚化金，故庚子年的大运是金运。其年支是子，子午少阴君火司天，阳明燥金在泉。年干和年支均属阳，岁运属金，在泉之气也属金，故庚子年便是同天符之年。

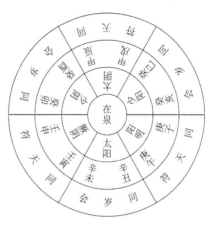

图 3-21　同天符同岁会图

在六十年甲子中，逢同天符者，计有甲辰、甲戌、庚子、庚午、壬寅、壬申六年。其中甲辰、甲戌两年，既属同天符，又属岁会。因此，单属同天符者，实际上只有四年，见图 3-21。

5. 同岁会

同岁会，指凡阴干之年，不及的值年岁运与同年客气的在泉之气五行属性相同，该年则称为同岁会年。《素问·六元正纪大论》曰："不及而同地化者亦三……癸巳、癸亥少徵，下加少阳。辛丑、辛未少羽，下加太阳。癸卯、癸酉少徵，下加少阴，如是者三。"又云："不及而加同岁会也。"如以辛丑年为例，辛丑年的年干是辛，辛为阴干，年支是丑，丑为阴支，年干、年支皆属阴，所以辛丑年属阴年。辛丑年的年干是辛，丙辛化水，所以辛丑年的岁运是水运。其年支是丑，丑未太阴湿土司天，太阳寒水在泉。年干和年支均属阴，岁运和在泉之气同属水，所以辛丑年便是同岁会之年。在甲子六十年周期中，逢同岁会者，计有辛未、辛丑、癸卯、癸酉、癸巳、癸亥六年。

在运气同化关系中，虽有天符、岁会、同天符、同岁会、太乙天符的区别，但都是用以说明运与气相会的年份，彼此由于没有胜复，失去相互制约，致使气象变化比较单一，因此，可能会造成一气偏胜独治的异常气候现象。这样就容易给自然界生物造成危害。正如《素问·六微旨大论》曰："岐伯曰：天符为执法，岁位为行令，太一天符为贵人。帝曰：邪之中也奈何？岐伯曰：中执法者，其病速而危；中行令者，其病徐而持；中贵人者，其病暴而死。"一年之中，岁运、司天、在泉各行其令，一旦自然会合，贯通在岁气之中，就会形成较强大而单纯的气候变化，所以《内经》分别以"执法"、"行令"、"贵人"形容其力量和影响。"执法"位于上，故为"天符"之邪所伤，则发病迅速而严重；"行令"位于下，故为"岁会"之邪所伤，则病势徐缓而持久；"贵人"统乎上下，故为"太乙天符"之邪所伤，则病势急剧而有死亡的危险，见表 3-18。

表 3-18　六十甲子运气同化表

甲子	乙丑	丙寅	丁卯（岁会）	戊辰	己巳	庚午（同天符）	辛未（同岁会）	壬申（同天符）	癸酉（同岁会）
甲戌（岁会）（同天符）	乙亥	丙子（岁会）	丁丑	戊寅（天符）	己卯	庚辰	辛巳	壬午	癸未
甲申	乙酉（太乙）（天符）	丙戌（天符）	丁亥（天符）	戊子（天符）	己丑（太乙）（天符）	庚寅	辛卯	壬辰	癸巳（同岁会）
甲午	乙未	丙申	丁酉	戊戌	己亥	庚子（同天符）	辛丑（同岁会）	壬寅（同天符）	癸卯（同岁会）
甲辰（岁会）（同天符）	乙巳	丙午	丁未	戊申（天符）	己酉	庚戌	辛亥	壬子	癸丑
甲寅	乙卯（天符）	丙辰（天符）	丁巳（天符）	戊午（太乙）（天符）	己未（太乙）（天符）	庚申	辛酉	壬戌	癸亥（同岁会）

三、平气之年

平气之年，指值年气运既非太过，又非不及的年份。平，平和之意。甲子六十年中，每一年的岁运（中运、大运）或是太过或是不及，加之当年司天、在泉淫胜之气，年年运气皆呈偏极状态，易致人发病，然实则自然界本身存在着自我平衡调节功能，故现实中大多年份的运气基本平和，即为平气之年。

如《素问·五常政大论》曰："委和之纪……上角与正角同。上商与正商同……上宫与正宫同。"上角指厥阴风木司天，上商指阳明燥金司天，上宫指太阴湿土司天，正角、正商、正宫指木运、金运、土运，为平气。委和即木运不及的年份，若得厥阴司天之助则可化为平气；若遇阳明司天，金克于木，则木运更衰而顺从金气，金可化为平气；若正当太阴司天，土不畏木而土化为平气。此言以木运不及年份为例，体现了五运与六气相临所化平气的规律。

平气和太过、不及并称为"五运三纪"，即《素问·五常政大论》所谓"三纪之气"。平气之年根据运和气的关系来推求。《类经图翼·五运太少齐兼化逆顺图解》曰："平气，如运太过而被抑，运不及而得助也。"说明平气可由岁运和岁气之间的相互关系来确定。一般来说，平气之年气候平和，疾病流行较少，即使发病，病情也较单纯。

1. 根据岁运与岁气推算

从岁运之气与司天之气的关系来推算平气，可分为齐化平气、同化平气、得政平气和兼化平气四种形式。

（1）齐化平气：指岁运太过而被司天之气所克制，同时司天之气因克制岁运之气而自身气化力微，使得司天之气克而不胜，反被岁运之气所齐（济），最终表现出平气的气化现象。如戊辰、戊戌年，岁运为火运太过，辰戌太阳寒水司天，水克火，火运被水气所制约，故为平气之年。齐化平气之年计有戊辰、戊戌、庚寅、庚申、庚子、庚午共六年。

（2）同化平气：指岁运不及，恰遇司天之气与之相合而同化，使不及之运得司天之气相助，而产生平气。如丁巳、丁亥年，岁运本为木运不及，因巳亥厥阴风木司天，木运不及得到同气相助而成为平气之年。同化平气之年计有丁巳、丁亥、己丑、己未、乙卯、乙酉共六年。

（3）得政平气：指岁运不及，恰遇司天之气为其所胜，岁运本当克制司天之气，因其不及，反被司天之气克制，则司天之气变为一岁气化之主，代岁运而行政令，从而产生平气。如乙巳、乙亥年，岁运为金运不及，巳亥厥阴风木司天，厥阴风木反克制岁运，而代行岁运之政令，使得金运不及之年成为木运平气之年。得政平气之年计有乙巳、乙亥、丁丑、丁未、癸卯、癸酉共六年。

（4）兼化平气：指岁运不及，恰遇司天之气为其所不胜，则司天之气乘岁运之气，废其政令而自立，从而产生平气。如己巳、己亥年，岁运为土运不及，巳亥厥阴风木司天，风木乘土，兼并土运之气化，使得土运不及之年成为木运平气之年。兼化平气之年计有己巳、己亥、辛丑、辛未、丁卯、丁酉共六年。

2. 根据岁运与岁、月、日、时干支推算

岁运不及之年，若其年岁支的五行属性或交运之月干、日干、时干中某一项天干化运与岁运相符，则岁运得同气之助，而成为平气。

（1）岁运与岁支五行属性相同：若岁运不及，恰遇岁支的五行属性与岁运一致，则同气相助而成平气之年。如癸巳年，岁运为火运不及，岁支为南方火位，因得其五行之助，使得岁运由不及年变为平气。计有丁卯、癸巳、己丑、己未、乙酉、辛亥共六年。其中己丑、己未、乙酉又属于同化平气，丁卯年又属于兼化平气，故纯属此类者只有癸巳、辛亥二年。

（2）干德符：指岁运不及之年，凡年干与交运的月干、日干、时干的天干化五运相符合，则得其同气相助而成为平气，称为"干德符"。干，即天干；德，指五行的特征；符，指年干与交运的月、日、时干相符。如丁丑年，木运不及，初运交运第一天的日干支为壬申，丁、壬同可化木，故为平气之年。

综上所述，产生平气的情况可总结为六种类型，前五种皆有固定年份，共计26年，后一种干德符则无固定年份，需根据交运时间来确定。《素问·五常政大论》曰："木曰敷和，火曰升明，土曰备化，金曰审平，水曰静顺。"此为五运各守其平的征象，运得其平，气候平和，疾病较少流行，即或发病，病情亦较单纯。

 思考题

1. 天干化五运的规律是什么？岁运的特点是什么？
2. 主运的基本规律及推求方法是什么？
3. 客运的基本规律及推求方法是什么？
4. 主气六步运行的基本规律是什么？

5. 客气六步运行的基本规律是什么?

6. 怎样确定司天在泉的左右间气?

7. 客主加临的概念是什么?怎样运用客主加临的相互关系分析气候的变化?

8. 何为运气同化?举例说明天符、岁会、同天符、同岁会、太乙天符的推求方法。

9. 怎样根据五运六气的生克关系推求运与气的盛衰?

10. 构成平气之年的两个重要条件是什么?

第四章 五运六气学说的预测意义和方法

一年四季，寒来暑往，这是正常的气候变化，符合天人相应的基本准则。人体，或生物界的生存、生长，甚至生老病死的各个环节也符合这个规律。但人们观察到的实际结果往往并不那么单纯、绝对，如从作物的生长、收成看，每年都会有所不同，尤其某些作物，如果不经过生物技术干预，它的生长状况可能会在不同年份出现很大的不同，如歉收、丰产等，人体的生理病理实际也有和植物类似的反应，不同的年份人们易患的疾病或患病后表现出的证候不一样。因此，人们希望通过一套能够执简驭繁的符号方法，来预测这些不一样的改变，以指导临床治疗疾病，或养生防病。这就是建立五运六气学说预测方法的意义。

第一节 运气的气候、物候意义

干支甲子是古人通过天象和物候观察确定下来的，因此，将它作为五运六气学说推演的工具符号是顺理成章的，六十甲子可能古人觉得它已经够长，能够反映长时间的客观规律。但六十年一个甲子周期对于地球生命来说其实太短暂，而在这一个甲子周期中还存在同中有异、异中有同的关系，也就是说一个甲子周期中包含了十年周期、十二年周期、三十年周期或六十年周期等不同的时间规律。因此，从符号推演而言确实能够使复杂的问题简单化，而且古人在此基础上总结出很多有意义的规律，五运六气学说的气候、物候规律就是其中之一。当然，我们学习、研究五运六气学说，不能机械地照搬，而是要灵活发挥，在这方面，历代医家进行了很多有意义的探索，值得我们参考。

一、每年不同时期的气候、物候变化规律

一年有四季，包含二十四个节气，因此，每年都会有相对固定的气候-物候变化，但现实的情况是每年的气候-物候变化似乎都有或大或小的不同。因此，就需要一种工具和方法来推算更大周期的变化规律，或五年（五行轮回），或六年（六气循环），或十年（十天干周期），或十二年（十二地支周期），或三十年（半个甲子周期）、六十年（一个甲子周期），甚至有人希望推导三千六百年周期（六十个甲子年），但无论如何推算，目的都是探究气候-物候变化的可能规律。

物以气生，物赖气长，气有变动，物必应之，这是自然法则。这个物一般指自然界的动植物，当然也包括人类，人类观察物候经常将注意力集中在身边的植物上，因此，对二十四节气特征，以及农事规律的总结，都是围绕着作物，以及与之相关的我们身边的动植物活动情况进行的。

（一）主运与气候、物候

寒热温凉的气候变化，天地万物的生长化收藏是五运之气分别主持政令的结果，在不同节气，行令各有不同，万物变化也各有不同。《素问·气交变大论》提出："东方生风，风生木，其德敷和，其化生荣，其政舒启，其令风……南方生热，热生火，其德彰显，其化蕃茂，其政明曜，其令热，……中央生湿，湿生土，其德溽蒸，其化丰备，其政安静，其令湿……西方生燥，燥生金，其德清洁，其化紧敛，其政劲切……北方生寒，寒生水，其德凄沧，其化清谧，其政凝肃，其令寒。"此即说明了主时之运的生化特征。

主时之运又称主运，主治一年五个不同时段的正常气候。主运分五步，每步各七十三天，初运木运从大寒至春分，气候由寒转温，相当于每年的春季，为风气主令，气候特点以风（温）为主；二运火运从清明至芒种，相当于每年的夏季，气候由温转热，为火气主令，气候特点以暑热（火）为主；三运土运从夏至至处暑，相当于夏秋之交，气候多余热未尽而多雨湿，为湿气主令，气候特点以湿为主；四运金运从白露至立冬，相当于每年的秋季，气候由热转凉而干燥，为燥金主令，气候特点以燥为主；五运水运从每年的立冬至大寒，相当于每年的冬季，气候由凉转寒，为寒气主令，气候特点以寒为主。

（二）主气与气候、物候

主气分为六步，每步主司四个节气，主治一年六个不同时段的正常气候。厥阴风木为初之气，从大寒至春分，相当于每年的初春，为风气主令，其气候变化为多风；少阴君火为二之气，从春分至小满，相当于每年的春末夏初，为火气主令，其气候变化为多热；少阳相火为三之气，从小满至大暑，相当于每年的夏季，为暑气主令，其气候变化为多火；太阴湿土为四之气，从大暑至秋分，相当于每年的暮夏初秋，为湿气主令，其气候变化为多湿；阳明燥金为五之气，从秋分至小雪，相当于每年的秋冬之间，为燥气主令，其气候变化为多燥；太阳寒水为终之气，从小雪至大寒，相当于每年的严冬，为寒气主令，其气候变化为多寒。

无论主运还是主气，都主一年之中不同时段的气候-物候变化，归纳起来，每年气候的一般变化规律是春季多风，夏季多暑热，长夏多湿，秋季多燥，冬季多寒。

二、不同年份的气候、物候变化规律

每年气候可因各年值年大运及客气的不同而表现出不同的变化规律。

（一）岁运与气候、物候

岁运统管全年的五运之气，可反映全年的气候特征、物化特点及发病规律，能反映年与年之间的差异。

1. 岁运太过之年

岁运太过之年，当年气候多为本气流行，自然界呈现相应的气候和物化表现，同时本气太过还会克制所不胜之运而表现出所不胜之运的气候特点。如甲己年，岁运是土运，当年的气候变化以湿为主，一年中不同时段的气候变化除了风暑湿燥寒外，还可表现出湿的特殊变化。同时因土能胜水，因此除了湿气偏盛外，还要考虑寒气的影响。关于这方面的内容，在《素问·气交变大论》及《素问·五常政大论》中均有详细的论述。具体见表4-1。

表 4-1 《素问·气交变大论》五运太过与气候、物候变化情况表

五运	运气特点	物候特点
岁木太过	风气流行	云物飞动，草木不宁，甚而摇落
岁火太过	炎暑流行	雨水霜寒，上应辰星。上临少阴少阳，火燔焫，水泉涸，物焦槁
岁土太过	雨湿流行	泉涌河衍，涸泽生鱼，风雨大至，土崩溃，鳞见于陆
岁金太过	燥气流行	草木敛，苍干雕陨
岁水太过	寒气流行	寒气早至，大雨至，埃雾朦郁

2. 岁运不及之年

岁运不及之年，当年气候多表现为本气不及而所不胜气流行的特征。如丁卯年，为木运不及之年，当年气候除了以风为特点外，还会出现所不胜燥气流行的变化，因此丁卯年的气候主要表现为风木不及、燥气偏胜的特殊变化。具体见表 4-2。

表 4-2 《素问·气交变大论》五运不及与气候、物候变化情况表

五运	气候特点	物候特点
岁木不及	燥乃大行	草木晚荣，肃杀而甚，则刚木辟著，柔萎苍干，……其谷苍
岁火不及	寒乃大行	物荣而下，凝惨而甚，则阳气不化，乃折荣美，……其谷丹
岁土不及	风乃大行	草木茂荣，飘扬而甚，秀而不实，……其谷黅
岁金不及	炎火乃行	庶物以茂，燥烁以行……其谷坚芒
岁水不及	湿乃大行	暑雨数至……其谷秬

3. 五运胜复变化

某气太过或不及时，往往随之会有复气产生，以制约其太过的偏胜之气，《素问·六元正纪大论》提出："五运之气，亦复岁乎？岐伯曰：郁极乃发，待时而作也。帝曰：请问其所谓也？岐伯曰：五常之气，太过不及，其发异也。帝曰：愿卒闻之。岐伯曰：太过者暴，不及者徐，暴者为病甚，徐者为病持。"因此在具体分析岁运太过、不及的气候特点时，还应同时考虑相应复气的影响。具体见表 4-3。

表 4-3 《素问·六元正纪大论》五运胜复变化与气候、物候变化情况表

五郁之发	气候及物候表现
土郁	岩谷震惊，雷殷气交，埃昏黄黑，化为白气，飘骤高深，击石飞空，洪水乃从，川流漫衍，田牧土驹。化气乃敷，善为时雨，始生始长，始化始成
金郁	天洁地明，风清气切，大凉乃举，草树浮烟，燥气以行，霿雾数起，杀气来至，草木苍干，金乃有声
水郁	阳气乃辟，阴气暴举，大寒乃至，川泽严凝，寒雰结为霜雪，甚则黄黑昏翳，流行气交，乃为霜杀，水乃见祥
木郁	太虚埃昏，云物以扰，大风乃至，屋发折木，木有变。……太虚苍埃，天山一色，或气浊色，黄黑郁若，横云不起雨，而乃发也，其气无常
火郁	太虚肿翳，大明不彰，炎火行，大暑至，山泽燔燎，材木流津，广厦腾烟，土浮霜卤，止水乃减，蔓草焦黄，风行惑言，湿化乃后

4. 平气之年

平气之年，是由于岁运太过而被岁气所抑，或岁运不及而得岁气之助而成，其气候特点表现为本气特征而平和。如辛亥年，岁运水运不及，但因亥子属水，其不及的水运得到司天之气资助，因而成为平气之年，气候特征表现为寒冷平和而无太过、无不及。关于平气之年与气候、物候的关系，在《素问·五常政大论》有明确的论述："敷和之纪……其候温和，其令风……升明之纪……其候炎暑，其令热……备化之纪……其候溽蒸，其令湿……审平之纪……其令燥……静顺之纪……其候凝肃，其令寒。"

（二）岁气与气候、物候

客气主治的节气年年不同，各年值年的司天、在泉之气可直接影响其所主半年的气候变化。由于司天之气主管上半年，在泉之气主管下半年，所以其气候变化则是上半年反映司天之气的特点，下半年反映在泉之气的特点。

如庚午年的年支是子，逢子午年为少阴君火司天，阳明燥金在泉，因此当年上半年属火气主事而气候较往年为热，下半年属燥气主事而气候较往年为燥。但是，由于司天之气还可影响在泉之气及四间气而主管全年气候，因此下半年的气候除燥胜之外，往往还表现为热的特点。

关于客气与气候、物候的关系，《素问·至真要大论》指出："厥阴司天为风化，在泉为酸化，司气为苍化，间气为动化。少阴司天为热化，在泉为苦化，不司气化，居气为灼化。太阴司天为湿化，在泉为甘化，司气为黅化，间气为柔化。少阳司天为火化，在泉为苦化，司气为丹化，间气为明化。阳明司天为燥化，在泉为辛化，司气为素化，间气为清化。太阳司天为寒化，在泉为咸化，司气为玄化，间气为藏化。"此外《素问·六元正纪大论》也有详细的论述，如："太阳司天之政，气化运行先天，天气肃，地气静，寒临太虚，阳气不令，水土合德，上应辰星镇星。其谷玄黅，其政肃，其令徐。寒政大举，泽无阳焰，则火发待时。少阳中治，时雨乃涯，止极雨散，还于太阴，云朝北极，湿化乃布，泽流万物，寒敷于上，雷动于下，寒湿之气，持于气交。"说明太阳司天，上半年寒气为主，下半年太阴湿土在泉，气候以湿为主，所以当年气候特点寒湿多见。

1. 司天之气与气候、物候

关于司天之气与气候、物候的变化，《素问·至真要大论》及《素问·五常政大论》均有详尽的论述。

《素问·至真要大论》云："厥阴司天，风淫所胜，则太虚埃昏，云物以扰，寒生春气，流水不冰。"《素问·五常政大论》也有"厥阴司天，风气下临，……而土且隆，黄起水乃眚，……风行太虚，云物摇动，……蛰虫数见，流水不冰，其发机速"的论述。巳亥之年为厥阴司天，多见天空昏暗，尘埃四起，春气早至，寒冷季节出现春令变化；物候特点是云行风吹，物以扰动，流水不结冰。可见厥阴风木司天之年，气候变化复杂，影响因素很多：一为本气流行，风气偏胜，相对多风；二是木胜乘土，湿土之气为郁气，郁而后发，故有土气偏胜的湿胜情况；三是下半年少阳相火在泉，冬季当冷而反热。

《素问·至真要大论》云："岁阳明在泉，燥淫所胜，则霿雾清瞑……少阴司天，热淫所胜，怫热至，火行其政。"《素问·五常政大论》曰："……白起金用，草木眚。"意为子午之年，少阴君火司天之年，上半年热邪淫其所胜之金气，其气候、物候特点为热气怫郁，气候炎热，热极生阴，大雨时有所至。下半年阳明燥金在泉，下半年燥邪淫其所胜之木气，气候、物候特点为雾气清冷，阴暗晦暝，草木生长受到影响。

《素问·至真要大论》云："太阴司天，湿淫所胜，则沉阴且布，雨变枯槁。"意为丑未之年，太阴湿土司天之年，上半年湿邪淫其所胜之水气，气候特点为阴云密布天空，雨水连绵；物候特点为雨湿浸渍，草木枯萎。《素问·五常政大论》也提出"太阴司天，湿气下临"气候潮湿，雨水偏多，"黑起水变，埃冒云雨"；物候特征为"鳞虫静，倮虫育"。

《素问·至真要大论》云："少阳司天，火淫所胜，则温气流行，金政不平。"意为寅申之年，少阳相火司天之年，上半年火邪淫其所胜金气，气候、物候特点是热气怫郁，气候炎热，热极生阴，大雨时有所至。《素问·五常政大论》也认为少阳相火司天之岁，"火气下临……火见燔焫……大暑以行"，燥热气候明显，出现"草木眚"的物候变化。

《素问·至真要大论》云："阳明司天，燥淫所胜，则木乃晚荣，草乃晚生，……名木敛，生菀于下，草焦上首。"意为卯酉之年，阳明燥金司天之年，上半年燥邪淫其所胜之木气，因而树木繁荣较晚，草类生长延迟；木气收敛，郁于下而不生发，草类易于上部焦枯。《素问·五常政大论》也总结了阳明燥金司天的气候特点，一是金气用事，气候偏凉偏燥"阳明司天，燥气下临"；二是金胜乘木，木郁而后发，有时间有暴温的气候。物候特点为草木发芽欠佳，故曰"凄沧数至，木伐草萎"，又因少阴君火在泉，下半年偏热，水不结冰，蛰虫不藏，故有"火行于槁，流水不冰，蛰虫乃见"之象。

《素问·至真要大论》云："太阳司天，寒淫所胜，则寒气反至，水且冰。"意为辰戌之年，太阳寒水司天之年，上半年寒邪淫其所胜之火气，不当寒时寒气反至，且水易结冰。《素问·五常政大论》也指出太阳寒水司天的气候特点，一是本气流行，"寒气下临"，气候偏冷；二是水盛乘火，火受制而郁发，时有暴热；物候特点是河水结冰"……胜则水冰"。

2. 在泉之气与气候、物候

在泉之气也会影响气候、物候，关于这方面，《素问·至真要大论》有详细的论述。

《素问·至真要大论》云："岁少阳在泉，火淫所胜，则焰明郊野。"巳亥之年，少阳相火在泉，下半年火邪淫其所胜之金气，气候、物候特点是气候炎热，荒郊野外易燃而火焰光明，寒冷与炎热交替更至。五虫的孕育，少阳司天，羽虫静，毛虫育，倮虫不成；在泉，羽虫育，介虫耗，毛虫不育。

《素问·至真要大论》云："岁阳明在泉，燥淫所胜，则霿雾清瞑。"子午之年，阳明燥金在泉，下半年燥邪淫其所胜之木气，气候、物候特点是雾气清冷，阴暗晦暝。五虫的孕育，阳明司天，介虫静，羽虫育，介虫不成；在泉，介虫育，毛虫耗，羽虫不成。

《素问·至真要大论》云："岁太阳在泉，寒淫所胜，则凝肃惨慄。"丑未之年，太阳寒水在泉，则下半年寒邪淫其所胜之火气，其气候、物候特点是天气寒凝肃杀，凄惨慄冽。五虫的孕育，太阳司天，鳞虫静，倮虫育；在泉，鳞虫耗，倮虫不育。

《素问·至真要大论》云："岁厥阴在泉，风淫所胜，则地气不明，平野昧，草乃早秀。"寅申之年，厥阴风木在泉，则下半年风邪淫其所胜之土气，其气候特点是尘土飞扬，大地旷野昏昧不清；物候特点草木提前发芽。五虫的孕育，厥阴司天，毛虫静，羽虫育，介虫不成；在泉，毛虫育，倮虫耗，羽虫不育。

《素问·至真要大论》云："岁少阴在泉，热淫所胜，则焰浮川泽，阴处反明。"卯酉之年，少阴君火在泉，则下半年热邪淫其所胜之金气，其气候、物候特点是山川泽地炎热，阴暗之处反而明亮。五虫的孕育，少阴司天，羽虫静，介虫育，毛虫不成；在泉，羽虫育，介虫耗不育。

《素问·至真要大论》云："岁太阴在泉，草乃早荣，湿淫所胜，则埃昏岩谷，黄反见黑，至阴之交。"辰戌之年，太阴湿土在泉，则下半年湿邪淫其所胜之水气，气候、物候特点是草木提早发芽开花，岩谷之中尘埃昏暗，黄色反变为黑色，此乃至阴土气与水气相交的结果。五虫的孕育，太阴司天，倮虫静，鳞虫育，羽虫不成；在泉，倮虫育，鳞虫不成。

"天制色，地制形。"生物的颜色生成与上半年司天之气有关，形体的完全成熟与下半年的在泉之气有关，即上半年主生，下半年主成。尽管司天之气对全年气候有影响，但主要还是影响上半年，在泉之气主要影响下半年，各类动物的胎孕不育，不但要看上半年的生长情况，更要看下半年的成熟情况。《素问·五常政大论》讨论六气司天、在泉与五虫的孕育，从六气司天而言，与司天之气同类之虫"静"，与在泉之气同类之虫"育"，与在泉所胜之气同类之虫"不成"；从六气在泉而言，与在泉之气同类之虫"育"，与在泉所胜之气同类之虫"不成"或"耗"；可见五虫的孕育主要与在泉之气密切相关。

总之，自然界气候、物候的变化非常复杂，受到多种因素影响，五运六气能够提供一种可能的预测，但不可拘执看待，沈括在《梦溪笔谈》中提到："医家有五运六气之术，大则候天地之变，寒暑风雨，水旱螟蝗，卒皆有法；小则人之众疾，亦随气运盛衰。今人不知所用，而胶于定法，故其术皆不验。假令厥阴用事，其气多风，民病湿泄，岂溥天之下皆多风，溥天之民皆病湿泄耶？至于一邑之间，而旸雨有不同者，此气运安在？欲无不谬，不可得也。……此亦当处所占也，若他处候别，所占亦异。其造微之妙，间不容发，推此而求，自臻至理。"可见只有结合预测时的具体情况，灵活运用五运六气学说理论和方法，才能做出比较准确的预测。

第二节　预测疾病发生及流行

中医建立五运六气学说的目的是预测疾病，进而更有效地防治疾病，因此，预测疾病发生、发展是五运六气学说研究的重要课题。古人通过临床观察，不断总结疾病发生、发展的规律，在此基础上提出很多有关疾病的病种和表现、辨证标准、用药治疗原则等，丰富了中医五运六气学说的内容。后世医家又在此基础上，提出疫病预测的思路，以及运气方等，因此，形成了五运六气预测疾病的较完整体系。

一、预测每年不同时段疾病的发生及流行

每年不同时段，地球的环境差异很大，最主要表现为气温的变化，这些变化与太阳辐射、地球的公转及自转，甚至月球等因素都有关，如果从日平均气温或年平均气温来看，或许它的变化确实不大，但物候的变化我们却都能感知到，而影响物候的主要因素是地球环境。因此，在地球环境发生改变的时候，人类可能发生的疾病也会有很大改变，这就是五运六气学说预测疾病的真实基础。我们在关注运气格局下疾病暴发现象的同时，也应该关注疾病暴发后的发展方向，或者一些慢性疾病可能因此而改变的情况，这才是五运六气学说的真谛。

（一）主运与疾病的发生及流行

主运初运为木运，主春，春季主气为风，从疾病流行来看，风邪致病为多见，外感急性热病之春温也常发生于本季。风气通于肝，故春季容易患肝病，本有肝病者，也易于复发或加重，如肝肾阴虚之人，遇上春阳升发，肝阳更容易亢盛，甚至化火生风，可致头痛、眩晕、中风等病证。

二运为火运，主夏，夏季主气为火，从疾病流行来看，火邪致病为多见，外感温热病中之暑温病也常发生于本季；火气通于心，夏季易患心病，本有心病者，也易于复发或加重，如心火素旺之人，此时心火易亢，常可导致心烦、口舌生疮、小便短赤，甚至迫血妄行而发生吐血、衄血等病证。

三运为土运，主长夏，长夏主气为湿，从疾病流行来看，本季多湿，湿邪致病多见，外感温热病中的湿温也常发生于本季；湿气通于脾，长夏易患脾病，本有脾病者，易于复发或加重，如素体脾虚失运之人，此时易被湿困，而引起头重、身困、大便溏泄、脘腹胀满等病证。

四运为金运，主秋，燥为秋季之气，从疾病流行来看，本季多燥，燥邪致病多见，外感病中的秋燥也常发生于本季。燥气通于肺，故秋易患肺病；本有肺病者，易于复发或加重，如肺阴素亏之人，此时易被燥伤，而引起咽干鼻燥、咳血、便秘等病证。

五运为水运，主冬，寒为冬季主气，从疾病流行来看，本季多寒，寒邪致病多见，外感热病中的风寒重证也常发生于本季。寒气通于肾，冬季易患肾病；本有肾病者，易于复发或加重，如肾阳素亏之人，此时易感寒邪，而引起恶寒、发热、头痛、咳喘等病证。

（二）主气与疾病的发生及流行

六气变化与发病的关系，与五运基本相同。六气之主气分为六步，初之气为厥阴风木，所主之时易患或流行肝病、风病。二之气为少阴君火，所主之时易患或流行心病、火热病。三之气为少阳相火，所主之时易患或流行心病、暑热病。四之气为太阴湿土，所主之时易患或流行脾胃病、湿病。五之气为阳明燥金，所主之时易患或流行肺病、燥病。终之气为太阳寒水，所主之时易患或流行肾病、寒病。

二、预测不同年份疾病的发生及流行

通过五运六气学说的推算，确定某年的运气变化格局，可以推测该年可能出现的疾病和流行情况，从而掌握预防和治疗疾病的主动性，制定未来防治疾病的措施，为临床因时制宜防治疾病提供有益的参考，这是历代五运六气学说应用最重要的内容。

（一）岁运与疾病的发生及流行

岁运与疾病的发生有密切的关系，如甲己化土，逢甲逢己之年，岁运为土运，当年湿病、脾病为多见，且一年四季均可在所患病变的基础上，反映出湿的特点或与脾病相关。丙辛化水，逢丙逢辛之年，岁运为水运，疾病以寒病、肾病为多见，且一年四季均可在所患病变的基础上，反映出寒的特点或与肾病相关。但由于岁运有太过和不及的区别，所以，发病情况又有不同的特点。

1. 岁运太过之年

岁运太过之年，常表现为本气本脏的病变，此外还可涉及所克之气和脏。《素问·气交变大论》曰："岁火太过，炎暑流行，肺金受邪。民病疟，少气咳喘，血溢血泄注下，嗌燥耳聋，中热肩背热，上应荧惑星。甚则胸中痛，胁支满胁痛，膺背肩胛间痛，两臂内痛，身热骨痛而为浸淫。……上临少阴少阳，火燔焫，水泉涸，物焦槁，病反谵妄狂越，咳喘息鸣，下甚血溢泄不已，太渊绝者死不治。"说明火运太过之年，气候炎热，热性病及心系疾病多见。由于火克金，肺金受邪，可表现为肺系疾病。如果遇上司天也为火热之气，火热之性更为严重。《素问·五常政大论》也有类似的论述，具体见表4-4。

表4-4　五运太过与疾病流行情况表

五运	《素问·气交变大论》	《素问·五常政大论》
木运	脾土受邪，民病飧泄食减，体重烦冤，肠鸣腹支满……甚则忽忽善怒，眩冒巅疾	发生之纪，……其动掉眩巅疾，……其经足厥阴少阳，其脏肝脾……其病怒
火运	肺金受邪。民病疟，少气咳喘，血溢血泄注下，嗌燥耳聋，中热肩背热……甚则胸中痛，胁支满胁痛，膺背肩胛间痛，两臂内痛，身热骨痛而为浸淫	赫曦之纪，……其动炎灼妄扰……其经手少阴太阳，手厥阴少阳，其脏心肺……其病笑疟疮疡血流狂妄目赤
土运	肾水受邪，民病腹痛，清厥意不乐，体重烦冤……甚则肌肉萎，足痿不收，行善瘈，脚下痛，饮发中满食减，四支不举	敦阜之纪，……其动濡积并稸，……其经足太阴阳明，其脏脾肾……其病腹满四支不举
金运	肝木受邪。民病两胁下少腹痛，目赤痛眦疡，耳无所闻。肃杀而甚，则体重烦冤，胸痛引背，两胁满且痛引少腹	坚成之纪，……其动暴折疡疰，……其经手太阴阳明，其脏肺肝……其病喘喝胸凭仰息
水运	邪害心火。民病身热烦心躁悸，阴厥上下中寒，谵妄心痛，寒气早至……甚则腹大胫肿，喘咳，寝汗出憎风	流衍之纪……其动漂泄沃涌……其经足少阴太阳，其脏肾心，……其病胀

2. 岁运不及之年

岁运不及之年，除了本气本脏之病外，还可病及所不胜之气和脏。

《素问·气交变大论》曰："岁水不及，湿乃大行，长气反用，其化乃速，暑雨数至，上应镇星，民病腹满身重，濡泄寒疡流水，腰股痛发，腘腨股膝不便，烦冤足痿清厥，脚下痛，甚则跗肿，藏气不政，肾气不衡，上应辰星，其谷秬。上临太阴，则大寒数举，蛰虫早藏，地积坚冰，阳光不治，民病寒疾于下，甚则腹满浮肿，上应镇星，其主黅谷。复则大风暴发，草偃木零，生长不鲜，面色时变，筋骨并辟，肉𥆧瘈，目视𥆞𥆞，物疏璺，肌肉胗发，气并膈中，痛于心腹，黄气乃损，其谷不登，上应岁星。"表明水运不及之年，除了表现为寒性及肾系统病变，还可因水不胜土，导致湿性病变及脾系统病证。《素问·五常政大论》也有类似的论述，具体见表4-5。

表4-5　五运不及与疾病流行情况表

五运	《素问·气交变大论》	《素问·五常政大论》
木运	民病中清，胠胁痛，少腹痛，肠鸣溏泄	委和之纪……其动颠戾拘缓，其发惊骇，其脏肝，……其病摇动注恐

续表

五运	《素问·气交变大论》	《素问·五常政大论》
火运	民病胸中痛，胁支满，两胁痛，膺背肩胛间及两臂内痛，郁冒蒙昧，心痛暴喑，胸腹大，胁下与腰背相引而痛，甚则屈不能伸，髋髀如别	伏明之纪……其动彰伏变易，其发痛，其脏心……其病昏惑悲忘
土运	民病飧泄霍乱，体重腹痛，筋骨繇复，肌肉瞤酸，善怒，藏气举事，蛰虫早附，咸病寒中	敦阜之纪……其动濡积并稸，……其经足太阴阳明，其脏脾肾……其病腹满四支不举，大风迅至，邪伤脾也
金运	民病肩背瞀重，鼽嚏血便注下	坚成之纪……其动暴折疡疰，……其经手太阴阳明，其脏肺肝……其病喘喝胸凭仰息
水运	民病腹满身重，濡泄寒疡流水，腰股痛发，腘腨股膝不便，烦冤足痿清厥，脚下痛，甚则胕肿	流衍之纪……其动漂泄沃涌……其经足少阴太阳，其脏肾心，……其病胀

（二）岁气与疾病的发生及流行的关系

各年气候和疾病的流行情况与客气的司天和在泉之气紧密相关。《素问·至真要大论》中就有这样的论述："厥阴司天，其化以风；少阴司天，其化以热；太阴司天，其化以湿；少阳司天，其化以火；阳明司天，其化以燥；太阳司天，其化以寒。"一般而言，司天之气主司上半年，故上半年的疾病多受司天之气的影响；在泉之气主司下半年，故下半年的疾病多受在泉之气的影响。由于司天之气可通过影响在泉之气和左右间气而主管全年，因而对于下半年的疾病还必须同时考虑其司天之气的影响。此外，司天与在泉之气的五行生克关系也是影响疾病变化的因素之一，预测分析时也当一并考虑。

《素问·至真要大论》提出："厥阴司天，其化以风；少阴司天，其化以热；太阴司天，其化以湿；少阳司天，其化以火；阳明司天，其化以燥；太阳司天，其化以寒。以所临脏位，命其病者也。"即厥阴司天，气从风化……太阳司天，气从寒化。六气之化不同，合于人形亦各有其位，所以根据六气司天所通应的脏腑经络部位，能够确定所患疾病的名称。同时，形体脏腑每随六气变化而变应，或受六淫而为病，张介宾曰："肝木位东，心火位南，脾土位中及四维，肺金位西，肾水位北所临之气，与藏相得则和，不相得则病。"故有风伤肝，寒伤肾等。因而六气司天不同，症候也有一定的区别。疾病的发生与五运有关，但"岁运有不病，而藏气不应不用者何也？"，《素问·五常政大论》认为是"天气制之，气有所从也"。有鉴于此，《素问·五常政大论》、《素问·至真要大论》分别列出了六气司天、在泉的各种气候、物候及人体疾病特点，作为分析岁运时的参考。

1. 司天之气所致疾病的特点

巳亥之年，厥阴风木司天，《素问·至真要大论》曰："民病胃脘当心而痛，上支两胁，鬲咽不通，饮食不下，舌本强，食则呕，冷泄腹胀，溏泄，瘕，水闭，蛰虫不去，病本于脾。"可见厥阴司天的发病规律是木胜乘土，应之人体则肝气乘脾而生病。其症候多见胃脘当心处疼痛，胸部两胁支满，咽膈阻塞不通，饮食不下，舌根强硬，食后呕吐，腹胀泄泻，水闭不通，腹中瘕块。《素问·五常政大论》云："厥阴司天，……体重肌肉萎，食减口爽，……目转耳鸣。"也是对脾失健运、脾虚清阳不升等症候的阐释。

子午之年，少阴君火司天，《素问·至真要大论》云："民病胸中烦热，嗌干，右胠满，皮肤痛，寒热咳喘，大雨且至，唾血，血泄，鼽衄，嚏，呕，溺色变，甚则疮疡胕肿，肩背臂臑及缺盆中痛，心痛肺䐜，腹大满，膨膨而喘咳，病本于肺。"说明少阴君火司天之年的发病规律为火盛乘金，人应之则肺受其病，肺失宣降，所以病候见胸中烦热，咽干，右胸胁胀满，皮肤疼痛，寒热时作，咳嗽喘息，吐血便血，鼻涕鼻衄，喷嚏呕吐，小便色变，甚者皮肤疮疡，足部水肿，肩背、上肢缺盆部位疼痛，心痛肺胀，腹部胀大痞满，肺部膨膨郁闭胀闷而咳喘，尺泽脉绝者，为肺之真气已脱，则多属死证而不治。《素问·五常政大论》也有类似的论述，如"少阴司天……喘呕寒热，嚏衄鼽鼻窒，大暑流行，甚则疮疡燔灼"。

丑未之年，太阴湿土司天，《素问·至真要大论》云："胕肿、骨痛、阴痹。阴痹者，按之不得，腰脊头项痛，时眩，大便难。阴气不用，饥不欲食，咳唾则有血，心如悬，病本于肾。"指出太阴湿土司天之年，湿土易于致肾为病，症候多见浮肿、骨痛、阴痹等，阴痹者，腰脊、头项疼痛，时时头目晕眩，大便难，阴精之气不用，阳痿不举，饥不欲食，咳嗽唾血，心中空虚如悬不宁。《素问·五常政大论》也指出太阴湿土司天的发病规律是土胜乘水，应之人体则肾气上从，可见胸腹胀满不适和肾气大损而致阳痿等症候，故："太阴司天，……胸中不利，阴痿气大衰而不起不用。当其时反腰痛，动转不便也，厥逆。"

寅申之年，少阳相火司天，《素问·至真要大论》云："民病头痛，发热恶寒而疟，热上皮肤痛，色变黄赤，传而为水，身面胕肿，腹满仰息，泄注赤白，疮疡，咳唾血，烦心，胸中热，甚则鼽衄，病本于肺。"指出少阳相火司天之年，病本于火邪伤肺，多见头痛，发热恶寒如疟，热在上部，皮肤痛，肤色呈现黄赤色等症候，病进而传变为水病，身面浮肿，腹部胀满，仰面喘息，泄下赤白如注，皮肤疮疡，咳嗽唾血，心胸烦热，甚者鼻塞流涕、鼻衄等。《素问·五常政大论》也指出由于少阳相火司天之年，气候燥热，影响人体心肺两脏，所以出现咳嚏、鼻室、疮疡、寒热胕肿等心肺两脏的病变。

卯酉之年，阳明燥金司天，《素问·至真要大论》云："民病左胠胁痛，寒清于中，感而疟，大凉革候，咳，腹中鸣，注泄鹜溏。……心胁暴痛，不可反侧，嗌干面尘腰痛，丈夫癫疝，妇人少腹痛，目昧，眦疡，疮，痤，痈，蛰虫来见，病本于肝。"指出阳明燥金司天之年，燥金易伤肝木，症候多见筋骨病变，左胸胁疼痛，清凉之气伤于内而发疟疾，寒凉肃杀之气导致气候的改变，则易致咳嗽、肠鸣、泄泻鹜溏。或见心胁急剧疼痛，不能转侧，咽干，面色如尘，腰痛，男子易患疝气，妇女每多少腹痛，两目昏昧不清，眼眦疮疡，痤疮痈疡。《素问·五常政大论》也指出阳明燥金司天的发病规律是金胜乘木，人应之则肝受邪，故曰："阳明司天，……胁痛目赤，掉振鼓栗，筋痿不能久立。"

辰戌之年，太阳寒水司天，《素问·至真要大论》云："血变于中，发为痈疡，民病厥心痛，呕血，血泄，鼽衄，善悲，时眩仆。运火炎烈，雨暴乃雹，胸腹满，手热，肘挛，腋肿，心澹澹大动，胸胁胃脘不安，面赤目黄，善噫嗌干，甚则色炲，渴而欲饮，病本于心。"指出太阳寒水司天之年，寒水易伤心而为病，症候多见血脉变化于内，易发痈疮，厥心痛，吐血，便血，鼻塞衄血，易悲伤，时时晕眩而仆倒。若遇岁运火热炎烈，易出现暴雨与冰雹俱下的天气，人们则发生胸腹胀满，手热，肘部拘紧，腋下肿痛，心胸动悸不宁，胸胁胃脘不安，面色赤，目黄，常常嗳气，咽干，甚至面色灰黑，渴欲饮水。《素问·五常政大论》也指出太阳寒水司天之年的发病规律，一是气候寒冷，伤及心阳，故曰"太阳司天，心气上从"；二是"火郁而发"，故"……心热烦，嗌干善渴，鼽嚏，喜悲数欠"；三是下半年湿土在泉，脾失，热气妄行，寒乃复，霜不时降，善忘，甚则健运，水湿内停，故"水饮内稽，中满不食，皮痑肉苛，筋脉不利，甚则胕肿身后痈"。

2. 在泉之气所致疾病的特点

《素问·至真要大论》记载了在泉之气对疾病发生流行的影响。

巳亥之年，少阳相火在泉。"民病注泄赤白，少腹痛，溺赤，甚则血便。"少阳相火在泉，则下半年火邪淫其所胜之金气，其病候为人们易患腹泻下注，泻痢赤白，少腹疼痛，小便赤，甚至便血。

子午之年，阳明燥金在泉。"民病喜呕，呕有苦，善太息，心胁痛不能反侧，甚则嗌干面尘，身无膏泽，足外反热。"阳明燥金在泉，则下半年燥邪淫其所胜之木气，其病候是人们易患呕吐，吐苦水，善太息，心与胁部疼痛不能转侧，甚者咽干而面色如尘，肌肤干枯而不润泽，足的外侧发热。

丑未之年，太阳寒水在泉。"民病少腹控睾，引腰脊，上冲心痛，血见，嗌痛颔肿。"太阳寒水在泉，则下半年寒邪淫其所胜之火气，其病候是人们易患少腹连及睾丸疼痛，痛引腰脊，上冲心胸痛，出血，以及咽喉、颔下肿痛。

寅申之年，厥阴风木在泉。"民病洒洒振寒，善伸数欠，心痛支满，两胁里急，饮食不下，鬲咽不通，食则呕，腹胀善噫，得后与气，则快然如衰，身体皆重。"厥阴风木在泉，则下半年风邪淫其所胜之土气，其症候是洒洒然战栗恶寒，时常伸欠，心痛而胸部撑胀，两胁部拘急，饮食不下，咽膈阻塞不通，饮食后则呕吐、腹胀，容易嗳气，大便与矢气后症状减轻，身体沉重。

卯酉之年，少阴君火在泉。"民病腹中常鸣，气上冲胸，喘不能久立，寒热，皮肤痛，目瞑，齿痛，颇肿，恶寒发热如疟，少腹中痛，腹大。"少阴君火在泉，则下半年热邪淫其所胜之金气，病候是人们易患腹中肠鸣，气上冲胸，喘息不能久立，时发寒热，皮肤疼痛，两目不欲见光，牙齿疼，眼下肿，恶寒发热如同疟疾，少腹疼痛，腹部胀大。

辰戌之年，太阴湿土在泉。"民病饮积，心痛，耳聋浑浑焞焞，嗌肿喉痹，阴病血见，少腹痛肿，不得小便，病冲头痛，目似脱，项似拔，腰似折，髀不可以回，腘如结，腨如别。"太阴湿土在泉，则下半年湿邪淫其所胜之水气，其病候是人们易患水饮积聚，心痛，耳聋，咽肿喉痹，两阴出血，少腹痛肿，小便不利，气逆上冲而头痛，目肿胀痛如脱，颈部疼痛如拔，腰痛如折，腿髀活动伸屈不能，膝关节活动不灵，小腿肚转筋疼痛欲裂。

第五章 五运六气学说的临床应用及发挥

五运六气学说是在古人观测天象，联系当时的气候变化，以及个体的感受，而总结出某些规律的基础上建立起来的，是关于人类生存空间（宇宙）与人类自身发展，保持健康相关性的学问，历代医家希望通过总结、归纳这些规律，以提示人们养生防病的具体方法，因此，五运六气学说是中医学的理论分支。

五运六气学说蕴含了丰富的环境健康理论及气候-物候-病候（气象疾病预测）推算方法，虽然其中有些方法或过于机械，有些方法或过于灵活而难以掌握，但这种健康思想对中医理论体系的建立是非常重要的。历代医家有很多运用五运六气学说预测、防治疾病的经验，尤其是因气候变化而适时调整用药的心得，是我们学习和运用五运六气学说应该继承的。至于其固定、模糊的预测推算方法，则可以在将来的应用实践中发展创新，丰富提高，以更好地服务中医临床实践，为预测未来气候变化趋势和疾病发生流行等提供思路和方法。

第一节 从气化角度认识生命规律

气是构成自然万物的基本元素，处于一种不停息的运动之中，无论是天体还是生物体乃至人体，其气化基本形式均为升降出入。《素问·六微旨大论》提出："出入废则神机化灭，升降息则气立孤危。故非出入，则无以生长壮老已；非升降，则无以生长化收藏。是以升降出入，无器不有。故器者生化之宇，器散则分之，生化息矣。故无不出入，无不升降。化有小大，期有近远，四者之有，而贵常守，反常则灾害至矣。"其中"升降出入，无器不有"即论述了气的升降出入对于生物体存在的普遍性；"非出入，则无以生长壮老已；非升降，则无以生长化收藏"表明了气的升降出入对维持万物生化活动的重要性；"出入废则神机化灭，升降息则气立孤危"，以及"反常则灾害至"表明气的升降出入失常或止息，就会出现反常的生命活动及生命体的死亡。

源于五运六气学说的升降出入理论，广泛渗透到了《内经》理论体系的各个方面。《内经》对人体生理、病理现象及发病机理的认识，都是升降出入理论的具体体现。

一、升降出入是天地阴阳之气运动的基本规律

升降出入，在自然界表现为天气下降，地气上升的不停息升降运动，《素问·六微旨大论》曰："气之升降，天地之更用也。""升已而降，降者谓天；降已而升，升者谓地。天气下降，气流于地；地气上升，气腾于天。故高下相召，升降相因，而变作矣。""上下之位，气交之中，人之居也，……气交之分，人气从之，万物由之。"表明天气下降，地气上升，升

降相因，阴阳相感是天地之气氤氲而化生万物的结果，只有天地之气升降不息，才有自然界的勃勃生机。

自然界云雨的产生是天地之气升降的结果。《素问·阴阳应象大论》指出"地气上为云，天气下为雨，雨出地气，云出天气"。而四时春生、夏长、秋收、冬藏之气的生化规律，也是四时阳气春升、夏浮、秋降、冬沉，亦源自气的升降出入。张介宾《类经》云："天地之交，四时之序，惟阴阳升降而尽之矣。自子之后，太阳从左而升，升则为阳；自午之后，太阳从右而降，降则为阴。大而一岁，小而一日，无不皆然。"如果天气不降，地气不升，就会出现《素问·四气调神大论》所言"交通不表，万物命故不施，不施则名木多死"的自然灾害。

五运六气学说中客气六步位置的升降也体现自然界气机的升降出入运动。

迁正指上一年的司天左间气在下一年迁移为司天之气，上一年的在泉左间气，下一年迁为在泉之气。退位指司天和在泉的退移，即上一年的司天退居为下一年的司天右间，上一年的在泉退居为下一年的在泉右间。

不迁正指左右间气不能轮升为司天、在泉之位，大多发生于岁运不及，即阴干之年，属于"至而未至"的年份。不退位指前一年的司天、在泉之气滞留不降位于左右间气，大多发生于岁运太过，即阳干之年，属于"未至而至"。

正常情况下，天地之气处于不停息的升降运动之中，司天右间应降，在泉右间应升，如果左右四间气当升不升，应降不降，称为升降不前。一旦运气气化升降不前，可以导致自然界生化活动的紊乱，甚至产生暴烈的郁气，轻则使人体脏腑气机升降失常，重则导致瘟疫的发生，甚至可因脏气突然闭塞而暴卒，《素问·六元正纪大论》便从五运郁滞不发及郁极乃发的角度，论述了人体疾病的发生机制。"郁极乃发，待时而作也。……土郁之发，……故民病心腹胀，肠鸣而为数后，甚则心痛胁䐜，呕吐霍乱，饮发注下，胕肿身重。……。金郁之发，……民病咳逆，心胁满引少腹，善暴痛，不可反侧，嗌干面尘色恶。……水郁之发，……故民病寒客心痛，腰脽痛，大关节不利，屈伸不便，善厥逆，痞坚腹满。……木郁之发，……故民病胃脘当心而痛，上支两胁，鬲咽不通，食饮不下，甚则耳鸣眩转，目不识人，善暴僵仆。……火郁之发，……故民病少气，疮疡痈肿，胁腹胸背，面首四肢，䐜愤胪胀，疡疿呕逆，瘛疭骨痛，节乃有动，注下温疟，腹中暴痛，血溢流注，精液乃少，目赤心热，甚则瞀闷懊憹，善暴死。"因而临床治疗此类疾病应从调整人体脏腑的升降出入运动着手，提出了"木郁达之，火郁发之，土郁夺之，金郁泄之，水郁折之"的治疗原则。

升降不前，气化失司，天地闭塞，极易导致瘟疫的暴发。《素问·刺法论》提出："升之不前，即有其凶也。木欲升而天柱窒抑之，……当刺足厥阴之井。……水欲发郁，亦须待时，当刺足少阴之合。"其认为司天、在泉及四间气之六气，当升不升，天地气机郁滞，会有剧烈的气候变化，其郁滞之气不同，能影响相应之脏腑气机，可针刺相应脏腑之五输穴调治。

《素问·本病论》指出六气不迁正，不退位，极易导致瘟疫发生，"木运升天，金乃抑之，升而不前，……民病温疫早发……"。并且反复强调"失之迭位者，谓虽得岁正，未得正位之司，即四时不节，即生大疫"。大疫主要指火疫、水疫、风疫、燥疫及湿疫等。《素问·刺法论》又指出了自然气机升降失常对人体脏腑气机影响的严重性，以及五疫对人体生命的严重危害性，如"五疫之至，皆相染易，无问大小，病状相似"。

二、升降出入是人体生理功能的基本形式

升降出入是人体阴阳之气运动的基本形式。《素问·阴阳应象大论》提出"清阳出上窍，浊阴出下窍；清阳发腠理，浊阴走五脏；清阳实四肢，浊阴归六腑"，认为人体清阳之气具有向上、向外运动的趋势，浊阴之气具有向下、向内运动的趋势。所谓清阳，就是指清阳升发之气，为精微物质的清轻部分；所谓浊阴，既可指精微物质的浓厚部分，在某种情况下也指糟粕。此外《素问·生气通天论》的"阴者藏精而起亟也，阳者卫外而为固也"，以及《素问·阴阳应象大论》的"阴在内阳之守也，阳在外阴之使也"，同样是阴阳之气的运动规律，如果人体阴阳之气升降出入失常，就会产生气机失常的病变，如"清气在下，则生飧泄；浊气在上，则生䐜胀"。

升降出入运动是人体脏腑之气运动的基本形式，人体脏腑功能活动以气化的形式进行，而这种气化形成的基础也是五脏之气的升降出入，正如《素问·刺禁论》所云："肝生于左，肺藏于右，心部于表，肾治于里，脾为之使，胃为之市。"肝气自左而升，肺气自右而降，一升一降；心气为阳，布达于体表，肾气为阴，主治于体内，一出一入。脾胃位居中焦，为其他四脏气机升降出入之枢纽。正因为脏腑有升有降有出有入，脏腑不仅发挥各自的功能，同时能够维系彼此之间和谐的相互关系。人体精微之气的代谢和分布，也以五脏之气的升降出入为基础，《素问·经脉别论》云："饮入于胃，游溢精气，上输于脾，脾气散精，上归于肺，通调水道，下输膀胱，水精四布，五经并行。"此为脏腑升降出入之理。

营卫之气是人体精气的重要组成部分，具有营养、护卫、温煦等重要生理功能。营卫之气的运转、敷布，亦呈现为二者升降出入的过程。《灵枢·营气》记载营气的循行是沿着十二经脉流注的次序，一阳一阴交替运行，随着人体经脉的阴阳交替而不断地出入与升降。《灵枢·卫气行》记载卫气的循行，昼行于阳经二十五度，夜行于五脏二十五度，随着昼夜的交替而进行着有规律的出入运动，而这种有规律和节制的出入，又是人体睡眠机制形成的重要基础，即《灵枢·营卫生会》所云"气至阳而起，至阴而止"。一旦营卫之气的升降出入失常，则影响睡眠，因此，调和营卫成为临床治疗失眠或多寐的重要原则之一。

人体三阴三阳经脉主持人体阴阳表里出入。《灵枢·根结》指出，人体三阴三阳之气除运行气血，联络脏腑与肢体的功能之外，又有主持人体阴阳之气表里出入的作用，云："太阳为开，阳明为阖，少阳为枢。……太阴为开，厥阴为阖，少阴为枢。"对此，张介宾在《类经》中解释为"太阳为开，谓阳气发于外，为三阳之表也。阳明为阖，谓阳气蓄于内，为三阳之里也。少阳为枢，谓阳气在表里之间，可出可入，如枢机也"，"太阴为开，居阴分之表也。厥阴为阖，居阴分之里也。少阴为枢，居阴分之中也，开者主出，阖者主入，枢者主出入之间"，即三阳经主持阳气的出入，三阴经主持阴气的出入。张志聪《伤寒论集注》则认为"无病之人，六气循行，皆从厥阴而少阴，少阴而太阴，太阴而少阳，少阳而阳明，阳明而太阳"，即人体之气的运行是由一阴而三阴，由一阳而三阳，而邪气的传变，则与正气的运行相反，《伤寒论》所谓的六经传变正是邪气沿六经由表而入里的过程。

三、后世医家的认识与应用

历代医家对升降出入理论多有发挥，并结合临床实践，颇有见解。

金代医家刘完素认为万物皆存在升降出入的气机运动，在个体生命的每一部分亦皆存在

气机的升降出入运动，这是人体各部分发挥功能活动的基础，其中，玄府即气机升降出入的通道，而人体疾病的发生，亦因气机运行失常。刘氏在《素问玄机原病式·六气为病》中云："一名玄府者，谓玄微府也。然玄府者，无物不有，人之脏腑皮毛，肌肉筋膜，骨髓爪牙，至于世之万物，尽皆有之，乃气出入升降之道路门户也。……《经》曰：'……是以升降出入，无器不有'，人之眼、耳、鼻、舌、身、意、神识，能为用者，皆由升降出入之通利也；有所闭塞者，不能为用也。若目无所见，耳无所闻，鼻不闻臭，舌不知味，筋痿骨痹……悉由热气怫郁，玄府闭密，而至气液、血脉、荣卫、精神，不能升降出入故也。"由此可见，刘完素治疗热证在表者主张开郁散结，是以升降出入理论为指导的。

金代医家李东垣认为人体气机升降出入与自然之气同理。与一年四季之气同理，人以胃气为本，人体气机升降的枢纽在于中焦脾胃，因此，十分重视脾胃的升降作用。人体饮食精微的敷布是在脾胃的作用下升已而降，降已而升。一旦脾胃升降功能失常则精微下泻，气机紊乱。李氏在《脾胃论》中指出："盖胃为水谷之海，饮食入胃，而精气先输脾归肺，上行春夏之令，以滋养周身，乃清气为天者也；升已而下输膀胱，行秋冬之令，为传化糟粕，转味而出，乃浊阴为地者也。……不然，损伤脾胃，真气下溜，或下泄而久不能升，是有秋冬而无春夏。"后世医家承东垣之说者众，使这一理论得以进一步发展，如清代吴达在《医学求是·血证求源论》中曰："土位于中，而火上、水下、左木、右金。左主乎升，右主乎降。五行之升降，以气不以质也。而升降之权，又在中气，中气在脾之上、胃之下，左木、右金之际。水火之上下交济者，升则赖脾气之左旋，降则赖胃土之右转也。故中气旺，则脾升而胃降，四象得以轮旋。中气败，则脾郁而胃逆，四象失其运行矣。"清代张琦在《素问释义·玉机真脏论》中亦云："五脏相通，其气之旋转本有一定之次……其左右之行，则水木左升，火金右降，土居中枢，以应四维。""中枢旋转，水木因之左升，火金因之右降。"脾胃不仅能促进各脏气机正常运转，使之不至于停滞为病，同时有制约各脏气机的升降过度，维持其协调状态的作用，如何梦瑶在《医碥·气论》中指出："藏属肾，泄属肝（升则泄矣），此肝肾之分也；肝主升，肺主降，此肝肺之分也。而静藏不至于枯寂，动泄不至于耗散，升而不至于浮越，降而不至于沉陷，则属之脾，中和之德所主也。"使脾胃在转枢五脏气机中的作用得以进一步发挥和引申。

金代医家张元素在《医学启源》中将药物的气味与其升降出入紧密结合，制定出药物的"风生升，热浮长，湿化成，燥降收，寒沉藏"升降规律。如防风、羌活、升麻、柴胡、葛根等为风生升之品，黑附子、干姜、乌头、肉桂等属于热浮长之品，黄芪、人参、甘草、当归等属于湿化成之药，茯苓、泽泻、猪苓、滑石、瞿麦属于燥降收之品，大黄、黄柏、黄芩、黄连等属于寒沉藏之类，从而把升降出入理论引用到了临床应用之中。这种药物的分类法对后世认识药性、合理组方配伍有重要的指导作用。

清代医家周学海在《读医随笔·升降出入论》中指出："升降者，里气与里气相回旋之道；出入者，里气与外气相交之道。里气者，身气也；外气者，空气也。"认为升降是人体内部气机的运转形式，而出入是人体之气与自然之气的交流。其在病机，则："内伤之病，多病于升降，以升降主里也；外感之病，多病于出入，以出入主外也。伤寒分六经，以表里言；温病分三焦，以高下言，温病从里发故也。升降之病极，则亦累及出入矣；出入之病极，则亦累及升降矣。故饮食之伤，亦发寒热；风寒之感，亦形喘喝。此病机之大略也。"强调外感病机在于气机的出入失常，内伤病机在于气机的升降失常，言简意赅地总结了内伤外感病机的不同。同时，周氏又对病机变化中气亢于上、气陷于下、气郁于内、气散于外者，逐一列举了治疗方法，提出不可直升直降、直散直敛的用药禁忌。

总之，在《内经》及后世中医学家的论著中，气机升降出入理论不仅指天地自然气机升降出入，而且被广泛地应用于人体脏腑经脉营卫气血生理功能的认识，以及治疗疾病乃至养生当中，深刻认识其理论内涵，对准确把握中医理论的精髓，从而指导临床辨证治疗具有至关重要的作用。

第二节　从运气变化角度阐释疾病的发生原因及机理

《素问·至真要大论》为七篇大论里阐释运气应用的代表篇章，其所列病机十九条历来为学者推崇，然而，本篇病机分析并不是为了规范辨证论治，而是为了识别运气失常情况下疾病的发展方向。因此，从运气推病机，识病因，定病位，是五运六气学说的重要研究领域，十九条病机只是范例，如何从临床证候反推病机、病因、病位，归纳运气发病规律，就是学习中需要注意的问题。

一、五运六气与六淫病因

风、寒、暑、湿、燥、火是自然界生物赖以生存的必要条件，《内经》称为"六气"，代表六种气候类型。六种气候的出现有一定的时间节律，五运六气学说以此代表一年当中六个具有相应气象特征的时间节段，用厥阴（风木）、少阴（君火）、少阳（相火）、太阴（湿土）、阳明（燥金）、太阳（寒水）代称之，也称为"初之气"、"二之气"、"三之气"、"四之气"、"五之气"、"终之气"。

六气在正常气化情况下是生命之源，异常气化时则影响生物的正常生长化收藏，于人而言，就成为致病的外来因素。运气病因论认为百病之生不外乎六气的异常变化，《素问·至真要大论》提出："夫百病之生，皆生于风寒暑湿燥火，以之化之变也。"《灵枢·百病始生》认为："夫百病之始生也，皆生于风雨寒暑，清湿喜怒。"《灵枢·顺气一日分为四时》也有："夫百病之所始生者，必起于燥湿寒暑风雨，阴阳喜怒，饮食居处。"这些外来因素，包括风雨寒暑、清湿、燥火等，即后世病因理论的外感"六淫"概念，说明在《内经》中虽然没有直接提及"六淫"，但《素问·至真要大论》提出的"风淫所胜"、"热淫所胜"等，其所言六淫所胜，就是后世"六淫"理论的渊源。五运六气学说高度重视六淫致病，并提出了相应的预防措施，在《灵枢·九宫八风》中就强调"圣人日避虚邪之道，如避矢石然"。

二、六气失常与发病

《素问·六元正纪大论》云："非气化者，是谓灾也。"表明五运六气学说非常重视气化，认为气化的正常与否是疾病发生的重要因素。气化正常，人体能够与之相适应，则不会致病；若气化反常，六气演化为六淫，人体不能与之相适应则容易发生疾病，即亦"气相得则和，不相得则病"。

五运六气学说认为五运和六气都应有正常气位，气位正常才能保证气化正常。《素问·五运行大论》云：“不当其位者病，迭移其位者病，失守其位者危。”强调了五运六气正常化序是气候正常的保证，而异常化序是气候发生异常变化的重要因素。

（一）亢则害，承乃制

1.“亢则害，承乃制”概念

正常情况下，六气主令之时均有所承之气伴随存在，所承之气与主时之气的关系，按照五行之间的相克关系呈现。所“承”之气的作用，一方面在六气正常的情况下，有防止六气过亢的作用；另一方面，在六气偏亢的情况下，有制约其使其恢复正常的作用。六气之间的承制关系，既是维系六气在一定范围内变动的关键，也是维系自然界生化活动正常进行的必要条件。《素问·六微旨大论》对此有详细的论述：“相火之下，水气承之；水位之下，土气承之；土位之下，风气承之；风位之下，金气承之；金位之下，火气承之；君火之下，阴精承之。帝曰：何也？岐伯曰：亢则害，承乃制，制则生化，外列盛衰，害则败乱，生化大病。”表明六气在主持自然气候时，存在着一种自稳定机制，以保持六气的正常状态，这种自稳定机制按照五行的相克规律呈现，由于五行是自然界普遍存在的规律，因此，六气之间亦呈现五行的制约关系，而这种制约关系对维持自然界正常生化状态是不可或缺的。

这种“承制”之气，从其形式而言，存在于六气之中，隐然于无迹；从作用而言，既可制约主气之太过，又可促进主气的生机，且广泛存在于自然界，四时气候的变迁，万物的生长变化中均蕴含着六气的承制关系。王冰在《黄帝内经素问注》中从自然现象的变化论证了亢害承制的机理，曰“热盛水承，条蔓柔弱，凑润衍溢，水象可见”，“寒甚物坚，水冰流固，土象斯见”，“疾风之后，时雨乃零，是则湿为风吹，化而为雨”，“风动气清，万物皆燥，金承木下，其象昭然”，“煅金生热，则火流金，乘火之上，理无妄也”，“君火之位，大热不行，盖为阴精制承其下也”。清代周学海在《读医随笔·承制生化论》也有论述：“夫曰下曰承云者，……乃本体之中，自有此气浑于无间者也……。火承以水，则火自有所涵而不越；水承以土，则水自有所防而不滥；土承以木，则土自有所动而不郁；木承以金，则木自有所裁而不横；金承以火，则金自有所成而不顽。承者，隐制于未然，斯不待其亢而害，消于不觉矣。至于制之云者，世皆以为抑其生之过，而不知制者，正以助其生之机也。木得金制，则不致横溢而力专于火矣；火得水制，则不致涣散而精聚于土矣。此言生也。木亢不成火，以其湿也，得金制之，则木燥而火成矣；火亢不成土，以其燥也，得水制之，则火湿而土成矣。此言化也。制也者，万物之所以成始而成终也，既防亢害之后，而又开生化之先，其诸乾坤合辟阴阳不测之妙乎！”

如果六气之间的承制关系遭到破坏，导致过“亢”，是指六气主时当退位而不退位，以致影响下一时的主气。正如明代李梴在《医学入门》中所云：“亢者，过极而不退也。当退不退，始则灾害及物，终则灾害及己。……以天时言之，春时冬令不退，即水亢极而害所承之木。然火为木之子，由是乘土而制水，则木得化生之令，而敷荣列秀于外。……以人身言之，心火亢甚，口干、发燥、身热，则脾土失养，肺金受害。由是水乘而起，以复金母之仇，而制平心火，汗出发润、口津身凉而平矣。苟肾水愈微而不能上制，心火愈盛而不能下退，则神去气孤，而灾害不可解矣。”

2. 对临床的指导意义

人与自然息息相关，自然之理及运动规律体现在人体生命之中，人体的生命活动、疾病的发生发展乃至对疾病的治疗，也蕴含着亢害承制的道理，明代医家虞天民曰："夫天地万物，无往而非五行，则亢害承制，亦无往而非胜复之道。其在于人，则五脏更相平也；五志更相胜也；五气更相移也；五病更相变也。故火极则寒生，寒极则湿生，湿极则风生，风极则燥生，燥极则热生，皆其化也。承制之在天地者，出乎气化之自然，而在人为亦有之，惟在挽回运用之得失耳。"即五脏之间功能的和谐、情志的转换、邪气的更易、疾病的传变，无不是"承制"关系的表现，从而对亢害承制理论的阐释进行了扩展，使之应用于人体生理、病理现象的分析。

3. 后世医家的发挥

金代医家刘完素基于《内经》亢害承制，提出六气过亢则"反兼胜己之化"的理论，将五行生化的自然之理推之于病机，用以说明疾病病理存在本质与标象的内在联系。其在《素问玄机原病式》中云："风木旺而多风，风大则反凉，是反兼金化，制其木也；大凉之下，天气反温，乃火化承于金也；夏火热极而体反出液，是反兼水化制其火也。"提出"所谓五行之理，过极则胜己者反来制之"的著名观点，正是由于这种"反兼胜己之化"的存在，才使运气维持正常，自然气候不致太过与不及，万物才能生化不息。人之五脏六腑与天之运气相应，因而此理也同样存在于脏腑功能变化之中，可从亢害承制角度来探讨疾病的病机。由于五运之气的偏亢过度，就要出现"胜己之化"的假象，因此，在临床上，如湿邪过盛而见筋脉强直，即"湿极反兼风化制之"的表现；而风邪太过而见筋脉拘急，又是"燥金主于紧敛短缩劲切，风木为病，反见燥金之化"所致。由此得出结论："木极似金，金极似火，火极似水，水极似土，土极似木。……谓己亢过极，则反似胜己之化也。俗未知之，认似作是，以阳为阴，失其意也。"为临床所见的火极似水、阳证似阴等复杂疑似证候提供了可靠的诊断依据。可见，刘完素将五运六气学说中亢害承制论灵活地应用于临床分析病因病机，以及指导辨证论治当中，不但在疾病的诊断和治疗上取得了重大突破，而且使《内经》中的五运六气学说和病机学说得到了充分发展，是继王冰之后将五运六气学说应用于临床实践颇有成就的医家之一。

元代医家王履认为人体有"亢而自制"和"亢而不能自制"两种情况，"亢而自制"则使"五脏更相平"，即一脏不平，所不胜之脏更相平之，平则生化不息；若"亢而不能自制"，则发而为病，故用汤液、针石、导引之法以助之，制其亢，除其害。将亢害承制论结合人体生理、病理及治疗进行解释，充分体现出亢害承制规律的普遍性和实用性。

（二）标本中气

《内经》中关于标本中气的内容主要记载在《素问·天元纪大论》、《素问·五运行大论》、《素问·至真要大论》、《素问·阴阳离合论》等篇章中。"本"是指风寒暑湿燥火六气，"标"指三阴三阳，为六气的阴阳标识，"中气"指处在标本之间的气，也属于三阴三阳之气。标本中气是六气主要理论之一，主要研究六气变化规律，以及三阴三阳与六气之间的承制关系，在中医病因病机及辨证论治方面具有一定指导意义。

1. 标本中气的基本原理

标本中气理论以六气为本，以三阴三阳为标。《素问·六微旨大论》曰："少阳之上，火气治之，中见厥阴；阳明之上，燥气治之，中见太阴；太阳之上，寒气治之，中见少阴；厥阴之上，风气治之，中见少阳；少阴之上，热气治之，中见太阳；太阴之上，湿气治之，中见阳明。所谓本也，本之下，中之见也，见之下，气之标也，本标不同，气应异象。"可见标本中气的基本内容表达了六气之间相互影响、互相制约又互相接济的复杂关系。

中气，是与标气互为表里的气，又是与本气相关或相反的气，如少阳火的中气是厥阴风，就自然现象而言，风火相煽；阳明燥的中气是太阴湿，燥湿二气相反但又相济；太阳寒的中气为少阴热，寒热有相互制约的关系。同样，厥阴风的中气为少阳火，少阴热的中气为太阳寒，太阴湿的中气为阳明燥。可见中气的作用是通过与标气的互根阴阳表里关系对标气进行制约与调解，维持六气的阴阳平衡；又能通过与本气的关联性，体现六气之间或相助、或相制的复杂的气候特性。

2. 标本中气的从化规律

《素问·至真要大论》指出："六气标本，所从不同奈何？……少阳太阴从本，少阴太阳从本从标，阳明厥阴，不从标本从乎中也。故从本者化生于本，从标本者有标本之化，从中者以中气为化也。"表明标本中气的从化规律有标本同气从本、标本异气从本从标，以及从乎中气三种。导致六气与三阴三阳具有从化关系的原因是阴阳同气互根规律及阴阳转化规律。由于六气有盛衰胜复，也就存在有余不足的情况。六气变化超过一定常度，太过、不及便可向相对立的方面转化，如热气不及为寒，寒气有余为燥。而阳明、厥阴从乎中是燥湿相济、木火同气之故，体现了阴阳互根的道理。

标本中气从化关系，实际上体现了六气气化之间三组承制关系。即，燥湿调和，水火既济，风火相助，从而维持着六气的自我调节机制。具体表现为：

标本同气从本：指本与标的阴阳属性相同。如少阳之标为阳，其本是火也为阳；太阴之标为阴，其本是湿也为阴，是谓标本同气，故其病性亦表现为本气的特性，治疗时则从本。

标本异气从本从标：指本与标的阴阳属性相反。如少阴之标为阴，其本却是热属阳；太阳之标为阳，其本却是寒属阴，是谓标本异气，故其作用于人体，既可表现为本的病性，又可表现为标的病性，在治疗时，应根据病证的从化，或从标治，或从本治。

从乎中气：指中气对标本有调济关系。如阳明本燥，燥从湿化，故中见之气为太阴湿。厥阴本风，木从火化，故中见之气为少阳相火。阳明从乎中气之湿，其机制是燥湿互济的结果，又是对阳明之病临床亦可表现为湿邪内盛的提示。厥阴风木从乎中气之火，其机制为风火相煽，风邪内盛临床易于表现为火热之象（表5-1）。

表5-1　标本中气及从化关系表

标	中气	本	所从
厥阴	少阳	风	从中气
阳明	太阴	燥	
少阳	厥阴	火	从本气
太阴	阳明	湿	
太阳	少阴	寒	从本从标
少阴	太阳	热	

3. 标本中气理论对临床的指导意义

《素问·至真要大论》指出了分析标本中气理论对分析病机的重要性，"夫标本之道，要而博，小而大，可以言一而知百病之害"。六气的三种从化规律对临床有针对性地分析病机有一定的指导意义，临证时根据具体症状，确定其病在本、在标，还是中见，从而决定治疗方向，如太阳表寒证其病机为出于本，而太阳表热证则为病出于标，阳明病出现太阴湿证者为病在中。另外，根据标本异气或从标或从本的理论，应注意疾病传变有向相反方向转化的可能性。如太阳、少阴从本从标，就有寒化、热化的可能性；而阳明、厥阴从乎中就应该注意燥湿转化和风火相助的病机变化。张景岳指出："六气太过不及皆能为病，病之化生，必有所因，或从乎本，或从乎标，或从乎中气，知其所以，则治无险也。"

《伤寒论》六经病证的设立也是以标本中气理论为基础的。少阳太阴从本，即少阳之病，易从热化、火化，而表现为火热上炎的征象，临床治疗应以清泻火热为主；太阴病，易于湿化，临床多见湿浊困阻之病，应以健脾化湿为主。太阳少阴从标从本，则少阴之病，可从标而寒化，从本而热化，因此，既可以四逆汤类温化少阴之寒，又可以黄连阿胶汤类清少阴之热；太阳之病亦是如此，既可从热化而表现出麻黄汤证，又可从寒化表现出四逆汤及诸附子汤证。阳明厥阴从乎中气，则阳明病从中可见太阴虚寒证，可用温补太阴之剂，厥阴从乎中可见少阳相火证，可用清热泻火息风止痉之剂。可见六经病证离不开标本中气的特性。

（三）正气存内，邪不可干

疾病的发生，除了外界致病因素，还与正气抗病能力的强弱密切相关，《素问·刺法论》指出："正气存内，邪不可干。"《灵枢·百病始生》亦云："风雨寒热，不得虚，邪不能独伤人。此必因虚邪之风，与其身形，两虚相得，乃客其形。"说明《内经》清楚地认识到邪气侵犯人体，是疾病发生的外在原因，而正气不能抗拒邪气内侵，则是发病的内在原因。疾病发生与否，取决于正邪的对立斗争过程，体现了《内经》"两虚相得，乃客其形"发病观。

只有正确理解正气和邪气在疾病发生过程中的作用，认识到邪正都是疾病发生与否的决定因素，才能更全面、更准确把握外感病的发病机理，指导防病治病。如《素问·刺法论》提出"五疫之至，皆相染易，无问大小，病状相似"，必须"避其毒气"，才能"正气存内，邪不可干"。后世在此基础上不断充实和发展，对外感病的发病理论有重要的指导作用。

三、六气病机

"病机"一词，最早出现在《素问·至真要大论》，该篇提出了"审察病机，无失气宜"，强调审查疾病变化机理时，不要违背六气主时的规律，这是五运六气学说分析病机的关键。

1. 六气病机的概念

各种内伤、外感致病因素作用于人体，可引起相应的病理变化，《内经》根据自然界的气候特点，采用"取象比类"的方法，将疾病性质分成以风、寒、火、热、燥、湿命名的六种基本病变类型，建立了独特的"六气"证候类型和病机理论。《素问·阴阳应象大论》的"风胜则动，热胜则肿，燥胜则干，寒胜则浮，湿胜则濡泻"，《素问·至真要大论》"病机十九条"中"属于火"、"属于热"、"属于寒"、"属于风"、"属于湿"的病机，都是说明人体在致病因素作用下出现的，与自然界风、寒、燥、湿、火、暑等气候现象相类似的六种病理变化和病变类型。

2. 六气病机的实质

病机的六气并不完全是直接感受六淫邪气而得，而是人体自身在疾病过程中，受到时间、地理环境、个体体质等条件影响而发生的病理从化结果。人的体质是影响病理从化的关键因素，故阳盛体质，发病后容易从阳化热、化火；阳虚阴盛体质，则常从阴化寒；素体肝阳易亢者，易化风动风；素体脾肾阳虚者，则易化生湿浊；而素体阴血亏少者，又每易伤阴化燥。

（1）化风：化风的病机实质是人体在致病因素刺激下，引起肝风内动，因而出现抽搐震颤、拘急痉挛或者头目眩晕等病候。《素问·阴阳应象大论》的"风胜则动"、《素问·至真要大论》的"诸暴强直，皆属于风"，就是指这一病机。由于此风非从外来，而是疾病过程中出现的类似风吹木动的病变表现，故又称为"肝风内动"。引致"肝风内动"的原因甚多，可由包括内伤、外感在内的多种致病因素所引起。外感风邪可导致化风，但前提是风邪必须伤肝而引起肝阳上亢或肝阴、肝血亏损，才会化风。因此，病机上"风胜则动"的"风"，是由多种病变所"化"出来的，而不完全是直接感受风邪而导致。

（2）化寒与化热（火）：各种因素引起的阴阳偏胜，都可能引起化寒、化热病变，即《素问·阴阳应象大论》所说的"阳胜则热，阴胜则寒"。举凡外感六淫、内伤七情以及其他致病因素，只要引起人体阳气偏胜亢盛，都能导致化热（化火）病变。同样，各种致病因素，只要损伤人体阳气而引起阳虚阴盛，即可出现化寒病变。

（3）化燥与化湿：化湿是水液湿浊在体内异常积聚潴留而致，其病机与脾主运化水湿、肾主水液代谢的功能失常关系最为密切，故《素问·至真要大论》谓"诸湿肿满，皆属于脾"，外感湿邪必须阻滞、损伤脾的运化、肾的气化功能，才出现化湿的病变，故清代石寿棠《医原》认为："内湿起于肺脾肾，脾为重，肾为尤重。盖肺为通调水津之源，脾为散输水津之源，肾又为通调散输之枢纽。"

化燥则因体内津液耗损，或生成不足而致。《内经》论化燥病机的内容较少，仅有"燥胜则干"、"燥者濡之"等说，说明燥证的证候及治法，《素问·至真要大论》病机十九条亦没有论及燥证病机，虽刘河间《素问玄机原病式》补充了"诸涩枯涸，干劲皲揭，皆属于燥"，但亦仅是罗列燥病证候，对化燥的机理则均未直接论及。化燥为各种病因引起肺胃肾化生、输布津液功能失常所致。感受燥邪亦可以引起化燥的病变，但同样必须耗伤肺胃津液，甚至耗伤肾阴，才致化燥。

3. 六气病机的临床意义

"六气"病机辨证的作用在于确定病变类型，为治疗立法提供思路。通过六气病机命名疾病过程中六种常见证候类型，称之为风证、热证、火证、寒证、湿证、燥证。

（1）风证：是化风的病理表现。"诸暴强直，皆属于风"（《素问·至真要大论》），风证的证候特点就是"动"，包括肢体震颤、掉摇不稳等他觉的"动"，和头晕目眩等自觉的"动"，或者肢体抽搐、痉挛、强直等拘急不舒病候。

（2）热证和火证：由化热、化火而致，是最常见的病变类型。《素问·至真要大论》病机十九条中，属热和属火者共九条，占所论六气病机的四分之三，所述热证病候有"诸胀腹大"、"诸病有声，鼓之如鼓"、"诸转反戾，水液浑浊"、"诸呕吐酸，暴注下迫"等。而火证病候则有"诸热瞀瘛"、"诸噤鼓栗，如丧神守"、"诸逆冲上"、"诸躁狂越"、"诸病胕肿，疼酸惊骇"等比较急暴且病势向上，又每有神志失常的病候，盖因火性急暴且炎上，"火气通于心"之故。

（3）寒证：由阴盛而致，而阴盛又每因于阳虚，故其病候与火证、热证相反，多呈功能衰退表现。《素问·至真要大论》谓"诸病水液，澄澈清冷，皆属于寒"，正说明其阳虚而气化功能衰退。《素问·阴阳应象大论》的"寒胜则浮"，同样亦是由于气化无力，水不化气而肌肤浮虚不实。

（4）湿证：是由于湿浊等代谢产物不能正常运化、排泄，停积体内而致的病证。湿性黏滞重着，最易遏阻气机，影响气血运行，故《素问·阴阳应象大论》有"湿胜则濡泻"之说，盖因脾为湿困，运化失职故也。《素问·至真要大论》所言"诸湿肿满，皆属于脾"亦说明湿证尚可见肿胀、痞满等病候。至于"诸痉项强，皆属于湿"，则是湿滞经输，经气遏阻不通所致。

（5）燥证：因于津液精血亏少所致，证候特点是脏腑组织、肌肤孔窍失于濡润而干燥枯涩，大便干硬固结，小便短少赤涩，即《素问·阴阳应象大论》所谓"燥胜则干"、刘河间所谓"诸涩枯涸，干劲皴揭，皆属于燥"者。

六气病证都是由体内阴阳气血津液失常所致，是人体内部机能失调的外在表现，又称之为内风、内寒、内热（火）、内湿、内燥，这六种病证与八纲病候同样都是疾病过程中最基本、最常见的证候类型，是临床辨证论治的基本依据。

中医五运六气学说从"病理从化"的角度去认识疾病机理，能够更加准确把握病机本质，有助于加深对各家学说不同学术见解的深刻领会。如《素问·至真要大论》讨论病机十九条，其中属热、属火的病机有九条，为什么有如此多的火热病机？后世刘河间也有"六气（淫）皆从火化"、"五志过极皆为热甚"之说，因为化热、化火是疾病过程中最普遍、最常见的病理从化形式。外感六淫，遏阻卫阳于体表，则化生表热；邪气入里，正邪交争于体内，耗伤阴精，亦可化生里热。情志过激，则扰动五脏气机，脏气受扰动则可化火，即戴思恭《金匮钩玄》所说的"捍卫冲和不息之谓气，扰乱妄动变常之谓火"。

4. 与脏腑病机的关系

自然界气候变化影响着人体疾病等发生，如果当年岁运、岁气所致的气候变化太过，超过人体的适应限度，就能导致相应脏腑发生疾病，《素问·至真要大论》称为"岁主藏害"，说明中医五运六气学说强调运气与脏腑病机的相关性。

《素问·六节藏象论》"各以气命其藏"，说明偏胜的六气对人体脏腑有相应的影响，可以此定位脏腑疾病。《素问·至真要大论》也提出了五脏病机，并由此进行了五脏定位，为后世脏腑病机理论奠定了基础。

病机十九条既突出了六气病机，又强调了五脏病机，并体现出六气病机与五脏病机之间的关系，为审证求因制定了辨证纲领。

六气侵袭人体，一方面导致六气不同的病机变化，如"诸暴强直，皆属于风"、"诸病水液，澄澈清冷，皆属于寒"；另一方面认为六气内应脏腑，导致脏腑失调，如"诸风掉眩，皆属于肝；诸寒收引，皆属于肾"。因此，应"审察病机，无失气宜"，"必先五胜"。强调人体脏腑气血失调形成虚实寒热病理变化受六气的影响。

第三节　五运六气与脉诊

六气的更替影响自然界气候及物候，天人相应，人体的脉象也会产生相应的变化，《素问·五运行大论》曰："帝曰：天地之气，何以候之？岐伯曰：天地之气，胜复之作，不形于诊也。《脉法》曰：天地之变，无以脉诊。此之谓也。帝曰：间气何如？岐伯曰：随气所在，期于左右。帝曰：期之奈何？岐伯曰：从其气则和，违其气则病，不当其位者病，迭移其位者病，失守其位者危，尺寸反者死，阴阳交者死。先立其年，以知其气，左右应见，然后乃以言死生之逆顺。"这段经文强调诊脉应该掌握运气气化对脉象的影响。

六气气化不同，脉象有一定的规律可循，《素问·至真要大论》曰："厥阴之至其脉弦，少阴之至其脉钩，太阴之至其脉沉，少阳之至大而浮，阳明之至短而涩，太阳之至大而长。"因而可以根据六气与脉象是否相应，判断疾病的发生情况，"至而和则平，至而甚则病，至而反者病，至而不至者病，未至而至者病，阴阳易者危。"但由于春脉是在冬脉基础上变化而来，所以春脉还会略带沉象，同样夏脉略带弦象，秋脉略带数象，冬脉略带涩象，如果："春不沉，夏不弦，冬不涩，秋不数，是谓四塞。沉甚曰病，弦甚曰病，涩甚曰病，数甚曰病，参见曰病，复见曰病，未去而去曰病，去而不去曰病，反者死。"说明可以根据脉象与四时的关系判断疾病是否发生及病变的预后。

《素问·至真要大论》还分析了脉象与病证的关系。"脉从而病反者，其诊何如？岐伯曰：脉至而从，按之不鼓，诸阳皆然。帝曰：诸阴之反，其脉何如？岐伯曰：脉至而从，按之鼓甚而盛也。"王冰注曰："言病热而脉数，按之不动，乃寒盛格阳而致之，非热也。形证是寒，按之而脉气鼓击于手下盛者，此乃热盛格阴而生病，非寒也。"可见五运六气学说重视脉象与病性的辨析，以此对疾病做出正确的诊断。

《素问·至真要大论》第一次提出脉证与南北政的关系，"帝曰：夫子言察阴阳所在而调之，论言人迎与寸口相应，若引绳小大齐等，命曰平，阴之所在寸口何如？岐伯曰：视岁南北，可知之矣。帝曰：愿卒闻之。岐伯曰：北政之岁，少阴在泉，则寸口不应；厥阴在泉，则右不应；太阴在泉，则左不应。南政之岁，少阴司天，则寸口不应；厥阴司天，则右不应；太阴司天，则左不应。诸不应者，反其诊则见矣。帝曰：尺候何如？岐伯曰：北政之岁，三阴在下，则寸不应；三阴在上，则尺不应。南政之岁，三阴在天，则寸不应；三阴在泉，则尺不应。左右同。"原文中"南北"，即指南政和北政。在中医五运六气学说中，用南北政将一个甲子周期六十年中有的年份归属于南政之年，有的年份归属于北政之年，对于如何确定南北政的年份，尚无统一认识，有待进一步研究，但其主政之岁的天地之三阴三阳所致气候变化直接影响相应脏腑之气，并在寸口脉象上反映出来，出现南北政脉不应现象，说明不同年份有不同气候变化特点，导致人体表现出不同的体征，可见中医五运六气学说对脉诊的认识基于"天人合一"的整体思想，对后世脉诊的发展有积极的作用。

第四节　五运六气与治则治法

《内经》七篇大论中蕴含着丰富的中医治疗学思想，尽管没有明确提出治则的概念，但其学术思想蕴含了诸如"治未病"、"协调阴阳"、"治病求本"、"三因制宜"等内容，是中医学治疗疾病的根本原则。中医学的治法既包括治疗疾病的各种技术手段或给药途径，如药物、刺灸、导引、按摩、外敷、熏洗以及祝由等。也包括治疗疾病的理法，即以治病机理及效果划分的各种方法，如补、泻、正治、反治等，是在治则直接指导下确立的治疗疾病的具体思路和法则，亦是临床上处方用药或施行术法的根据。中医五运六气学说确立的"治法"，更多的是治病理法，这些具体的内容为后世中医临床治疗学的形成和发展奠定了基础。

一、运气太过不及治则

《素问·气交变大论》指出岁运太过或不及会影响到当年的气候变化，人体也随之出现不同的病变，《素问·五运行大论》明确指出其发病规律为："气有余，则制己所胜而侮所不胜；其不及，则己所不胜侮而乘之，己所胜轻而侮之。侮反受邪，侮而受邪，寡于畏也。"因此应根据每年的运气确立相应的防治原则和方法。如："岁木太过，风气流行，脾土受邪。民病飧泄食减，体重烦冤，肠鸣腹支满。……甚则忽忽善怒，眩冒巅疾。……反胁痛而吐甚。"即岁木太过之年，疾病发生和流行的规律是，风气流行，肝木太过，脾土受邪。肝木之气太过，则可见善怒、眩冒巅疾、两胁疼痛等病证；木胜克土，脾胃受病，则可见飧泄、食减、肠鸣腹满、呕吐等病证。预防上，逢岁木太过之年，宜采用抑肝扶脾之法来进行预防。如疏肝郁，畅七情，以防止肝气太过；和饮食，安肠胃，以补脾气之虚，兼防脾气受制。岁木不及之年，风气不足，所不胜之燥气流行，暑热之气作为复气制约燥气，因而气候表现为风气不及、燥气偏胜，甚至出现暑热的气候变化，表明这种气候的异常变化影响的脏腑主要涉及肝、肺、心。因而《素问·气交变大论》曰："岁木不及，……民病中清，胠胁痛，少腹痛，肠鸣溏泄。……复则炎暑流火……病寒热疮疡痤疿痈痤。"

对于运气太过和不及的治则，《素问·至真要大论》提出"虚者责之，盛者责之"，表明五运六气盛衰与虚实病机密切相关，诊治时要明确运气盛衰变化。《素问·气交变大论》指出"夫五运之政，犹权衡也，高者抑之，下者举之，化者应之，变者复之"，即五运之气的变化就如权衡，可以根据具体情况调整，高者加以抑制，低者予以增益，故气化太过之年应抑制其太过，根据具体情况采用散法、清法、燥法、温法、润法等，泻其太过之胜气。气化不及之年，应补其不足并抑制其所不胜，如木运不及之年，补肝泻肺等。《素问·六元正纪大论》提出了："必折其郁气，先资其化源（资其化生之源，如火气不足则补木），抑其运气，扶其不胜，无使暴过而生其疾。"即泻其致郁之气，抑制其过胜之五运或六气；资其化生之源，扶助其不及的五运或六气，使气运平和，就不会产生疾病。

后世医家在考虑主时之运气一般变化规律的基础上，随当时当地的实际气候而泻有余、补不足，以逆其胜气、抑强扶弱为宗旨论治疾病。如春之时，其气温，通于肝。若其气温太过，则应注意随木气之胜以清制温，健脾益肺以抑肝之太过；若阴雨太过，则应注意随土气之胜而以辛燥制温，健脾扶肝，若当温不温，凉燥大行，则应注意随木气不及、金气之胜而治以温润，补肝疏肝抑肺以扶肝之不及。

运气太过不及的治疗原则和方法，既体现了"治未病"的思想，对中医学扶正祛邪治则的确立也有重要的指导作用。

二、六气胜复治则

五运太过不及，六气的亢害承制都可产生胜复变化，这种变化是自然界的一种自稳调节机制，以达到一个相对的平衡状态，维持自然界的稳定变化，有一份胜气就有一份复气，但有时自然界也会发生矫枉过正现象，天人相应，胜复变化也会影响到人体，使疾病出现发生、加重、缓解等不同的发展趋势，故《素问·至真要大论》详细记载了六气胜复治则，

"微者随之，甚者制之。气之复也，和者平之，暴者夺之。皆随胜气，安其屈伏，无问其数，以平为期，此其道也。"说明胜气微弱，可以不予处理，胜气偏盛明显，应该予以制伏。复气较平和，也可不予处理，复气甚则必须采取针对性的治疗。制约复气，应该以胜气为主，要注意屈伏来发的复气，疾病的轻重缓急并无定数，要以人体脏腑功能活动恢复正常为标准。

继而《素问·至真要大论》又指出了客气偏胜当视胜气之多少，五味调治，但总的原则是："高者抑之，下者举之，有余折之，不足补之，佐以所利，和以所宜，必安其主客，适其寒温，同者逆之，异者从之。""治寒以热，治热以寒，气相得者逆之，不相得者从之。"即根据胜气轻重不同症状及病位所在脏腑不同，辨证应用正治法及反治法。

具体的治疗方法同样见于《素问·至真要大论》"厥阴之胜，治以甘清，佐以苦辛，以酸泻之……太阳之胜，治以甘热，佐以辛酸，以咸泻之"；"厥阴之复，治以酸寒，佐以甘辛，以酸泻之，以甘缓之。……太阳之复，治以咸热，佐以甘辛，以苦坚之"。

《素问·至真要大论》又进一步强调在治疗时，不要拘泥于六气胜复治则，临床应用时，当视具体情况灵活变化。总之，"治诸胜复，寒者热之，热者寒之，温者清之，清者温之，散者收之，抑者散之，燥者润之，急者缓之，坚者耎之，脆者坚之，衰者补之，各安其气，必清必静，则病气衰去。归其所宗，此治之大体也"。这段经文本着"治病求本"精神，说明多种不同疾病可以采用同一种治疗方法，这种同病异治方法，体现了中医辨证论治的原则性和灵活性。

三、运气郁发治则

运气郁发是指胜气所抑之气达到一定程度时变成复气进行报复，这是五运六气学说中常见的现象，也是运气气化的一种自稳机制。郁气应于人体有相应的病证，轻则只出现与郁气相应脏腑病证，重则与郁气和胜气相应脏腑病证均可出现，导致五郁病证。《素问·六元正纪大论》针对五郁病证，提出了"木郁达之，火郁发之，土郁夺之，金郁泄之，水郁折之"的治疗原则和方法。并指出五郁之发，各有其时，土郁发于四之气太阴湿土，金郁发于五之气阳明燥金，火郁发于三之气少阳相火，此为各待旺时而发。木郁其气无常，发无定时。水郁不待终之气太阳寒水之时，而常发于二之气少阴君火，三之气少阳相火二火之时，见阳而退。因此治疗五郁为病，还应选择合适的时间，才能取得更好的疗效。清代吴谦《医宗金鉴·卷三十五·运气要诀·五运郁极乃发歌》曰："火土金郁待时发，水随火后木无恒……木达火发金郁泻，土夺水折治之平。"后世医家在此基础上进一步发挥，对临床五脏疾病的治疗有一定的指导作用。

1. 木郁达之

"岁金太过，燥气流行，肝木受邪"，治宜"木郁达之"。达，即舒畅条达。木气盛，我刑者土，刑我者金，土畏我乘来齐其化，金畏我胜来同其化，故三经兼见病也。凡木郁为病，风为清敛，宜以辛散之、疏之，以甘调之、缓之，以苦涌之、平之，但使木气条达舒畅，均为达之法。后世临床对于肝疏泄失职，气血运行不畅，郁结不通，甚而生机不畅的肝郁病证，通过清泻抑木之金气，资助生木之水气，振奋肝木升发之气，使郁气得发，就是这一治则的具体体现。

2. 火郁发之

发者，发扬解散之意。凡火郁之病为寒束，宜以辛温发之，以辛甘扬之，以辛凉解之，以辛苦散之，但使火气发扬散解，皆治火郁治法也。用于治疗"岁水太过，寒气流行，邪害心火"导致的心气受抑，热郁不宣，或寒束于表，热郁于里的病变，可通过培土治水，温振心阳，使热郁得解，寒气外散。

3. 土郁夺之

土郁夺之用于治疗"岁木太过，风气流行，脾土受邪"之脾气郁遏，中焦气机壅滞之证。夺，即劫夺，大凡消导、攻下、涌吐、祛湿等逐邪之法皆可称之夺。凡土郁之病，湿为风阻也，在外者汗之，在内者攻之，在上者吐之，在下者利之，但使土气不致壅阻，皆治土郁之法也。

4. 金郁泄之

泄，宣泄疏降之意。凡金郁之病，燥为火困，宜以辛宣之、疏之、润之，以苦泄之、降之、清之，但使金气不致壅阻，皆治金郁之法也。用于治疗"岁火太过，炎暑流行，肺金受邪"之肺失宣降，气机不畅，气化不利之证。通过承制心火，扶助肺气，复其宣降之职。

5. 水郁折之

折，逐导渗通之意。凡水郁为病，水为湿瘀也，宜以辛苦逐之，导之，以辛淡渗之、通之，但使水气流通不蓄，皆治水郁之法也。用于治疗"岁土太过，雨湿流行，肾水受邪"之肾藏失职，水气泛滥的病证。当抑土太过，振奋肾气，水气自散。

四、时令地域治则

《素问·五常政大论》提出"必先岁气，无伐天和"、"无代化，无违时"，表明临床诊断疾病不能违背自然界春生夏长秋收冬藏的生化规律，应该考虑各年的气候变化规律，既参考气候变化的一般规律，又参考随时随地的气候变化和疾病变化及流行的关系。治疗时同样要注意时令气候的影响，在寒冷的季节应该慎用或禁用寒凉药物，炎热的季节应该慎用或禁用温热药物。《素问·六元正纪大论》中记载"用凉远凉，用热远热，用寒远寒，用温远温，食宜同法"，"热无犯热，寒无犯寒，从者和，逆者病"。但五运六气学说同样强调具体情况应该具体分析，如果需要针对疾病有目的地使用寒凉药或温热药，也可"发表不远热，攻里不远寒"，即临床上只要是表寒证，任何时候都可以使用辛温解表药，里热证任何时候都可以使用清里攻下的寒凉药。可见五运六气学说在诊治疾病过程中既考虑到时令气候的影响，又不拘泥于时令气候。

五运六气学说认为地理环境不同，阴阳之气有别，《素问·五常政大论》结合东南西北的地域气候特点，针对常见多发的病证，提出"西北之气散而寒之，东南之气收而温之，所谓同病异治也"。西北之地"气寒气凉"，人们多因寒邪外束而热郁于内，容易出现表寒里热证，在治疗原则上宜"散而寒之"，具体治疗方法就是用寒凉药物治其里热，用药浴熏蒸以散表寒，即"治以寒凉，行水渍之"；东南之地"气温气热"，人们多因阳气外泄而内生虚寒，治疗原则上宜"收而温之"，以防阳气外脱，具体治疗方法则用温热药物以治其里寒，固其表虚，即"治以温热，强其内守"。又根据"高者气寒"，"适寒凉者胀"，总结出"下之则胀已"，"下者气热"，"之温热者疮"，归纳了"汗之则疮已"的具体治疗方法。这些治疗及用药方法都是"因地制宜"治则的具体体现，对后世医家临床诊治疾病具有重要的指导作用。

五运六气学说诊治疾病同样强调个体差异，《素问·五常政大论》提出了"能毒者以厚药，不胜毒者以薄药"的用药法度，以及治疗过程中应该注意的用药原则，如"大毒治病，十去其六；常毒治病，十去其七；小毒治病，十去其八；无毒治病，十去其九；谷肉果菜，食养尽之，无使过之，伤其正也"，"大积大聚，其可犯也，衰其大半而止，过者死"，认为体质强壮的患者可以用药性偏颇较猛烈的药物，体质较弱的患者用药就应该选择平和的药物。药性非常猛烈的药物治病，病情好了六分就要停药；即使药性平和的药物治病，病情好了九分也要停药，然后采用五谷进行调养，以免损伤正气，这些观点，至今在临床都有实用价值。

五运六气学说诊治疾病时重视时令、地域及个体差异的思想，是后世中医学"三因制宜"法则的具体体现，为中医诊治疾病的特色所在。

五、正治反治原则

《素问·至真要大论》提出："逆者正治，从者反治。"正治指一般的、通常的治疗方法，因为是逆疾病本质而治，故又称"逆治"。对于这类治法，《内经》有颇为具体的论述，如《素问·至真要大论》提出："寒者热之，热者寒之……坚者削之，客者除之，劳者温之，结者散之，留者攻之，燥者濡之，急者缓之，散者收之，损者温之，逸者行之，惊者平之。"《素问·五常政大论》也有："消之削之，吐之下之，补之泻之。"这些具体的治疗方法至今仍然指导临床实践。

反治则指特殊的、与通常治法相反的治疗方法，如寒因寒用、热因热用、塞因塞用、通因通用等，因从其疾病假象而治，故又称"从治"。正治一般用于证候表现与病机相一致者，反治法作为一类反常的、特殊的治疗方法，其运用有严格的限制，只能在疾病出现与本质相反的假象时才能使用，《素问·至真要大论》提出："反治何谓？岐伯曰：热因热用，寒因寒用，塞因塞用，通因通用。必伏其所主，而先其所因，其始则同，其终则异，可使破积，可使溃坚，可使气和，可使必已。"

1. 热因热用

热因热用指温热方药因假热证象而使用。之所以出现假热证象，是因为里寒盛甚，阳气虚极而被格拒于外，从而出现内真寒而外假热的证象，病之本质在于里阳之虚，里寒之盛。因此热因热用看似用热药顺从表面的热象，但实际是以之"益火之源，以消阴翳"，消散里寒，温养阳气。里寒得除，阳气得复则不浮散于外，假热证象即除。《伤寒论》少阴病篇的"少阴病，下利清谷，里寒外热，手足厥冷，脉微欲绝，身反不恶寒，其人面色赤，……通脉四逆汤主之"，其"外热"、"身反不恶寒，其人面色赤"即是假热证象，故用通脉四逆汤辛热祛寒，温阳复脉以为治。

2. 寒因寒用

寒因寒用则与热因热用相对而言，指寒凉方药因假寒证象而使用，亦即用寒凉方药治疗真热假寒证。《伤寒论》厥阴病篇曰："伤寒一、二日至四、五日厥者，必发热。前热者，后必厥，厥深者热亦深，厥微者热亦微。厥应下之，而反发汗者，必口伤烂赤。""伤寒脉滑而厥者，里有热，宜白虎汤。"厥，指手足厥冷，按《伤寒论》所言，"阴阳气不相顺接便为厥。厥者，手足逆冷者是也"。"阴阳气"指阴经和阳经经气，"阴阳气不相顺接"即阴阳经气阻绝，不能布达温煦四肢。阳气虚衰不能布达四肢，固然可以引起四肢逆冷，但阳热盛极于里，亦会格阻阳气，使其不得外达，四肢不得温养而厥冷，此即真热假寒。故虽有四肢厥冷的假寒证象，但出现假寒证象的内在原因却是里热盛甚。仲景以寒凉之承气汤（下法）、白虎汤为治，即是寒因寒用。

3. 塞因塞用

塞因塞用指固涩大小二便的方药因大小便不通而使用。此处所言固涩二便方药乃指具有补脾肾、益气升提作用，常用以治疗大便泄泻、小便频数失禁的方药，如补中益气汤、四神丸等。盖因脾主运化、主升提，而肾为胃之关而司二便开阖，泄泻或小便过多常因脾肾气虚，失于固涩而致。但二便固塞不通亦有因脾肾气虚，运化或气化功能失常而无力排出。对于这类二便不通的"塞"，同样可以通过温补脾肾方法以促进其运化、排泄功能，这就是"塞因塞用"的治疗机理。可见这一治法实际就是运用具有温补脾肾，促进其气化功能，本来用以固涩二便的方药，来治疗因脾肾气虚而无力运化二便，不能使之及时、通畅排出的病证。

4. 通因通用

通因通用指用通利二便的药物治疗二便过度通利，如下利、遗尿等病证。下利为大便频数，便烂稀薄，常因脾肾气虚，运化、摄纳无力所致；同样，小便不禁，尿多尿频，亦每责在脾肾之虚，升提、固涩无力，温补脾肾，固涩二便乃正治之法。但下利和遗尿亦有因火热内逼，熏灼肠道或膀胱而致者，如此则不可用温补方药以塞因通（利）用，而必须用通利的方法，清泄蕴结于肠道或膀胱之火热，如用承气汤等泻下方药治协热下利，用龙胆泻肝汤等泻火利水方药治小便频数或遗尿等证，通因通用就是指此类治法。《金匮要略·呕吐哕下利脉证治》对于运用承气汤治疗火热内结，熏逼肠胃而下利的论述颇多，如"下利三部脉皆平，按之心下坚者，急下之，宜大承气汤"、"下利脉迟而滑者，实也，利未欲止，急下之，宜大承气汤"、"下利脉反滑者，当有所去，下乃愈，宜大承气汤"、"下利谵语者，有燥屎也，小承气汤主之"等皆是，可见仲景对这一治疗方法的重视。后世临床用活血化瘀法治疗妇女崩漏、用清热利湿法治白带过多、用泻肝火或相火法治遗精等，均属通因通用范畴。

反治法作为特殊的、反常规的治疗方法，只有在疾病出现假象时才可应用，如果表现出来的症状不是假象，则不可妄用，若不顾症状的真假而妄用，不仅不能愈病，反而助邪伤正。疾病之所以出现假象，说明体内机能处于高度紊乱状态，无法正确表达内在病情，因而"热极似寒，寒极似热"、"大实有赢状，至虚有盛候"，不是正气极虚就是邪气盛甚，病情多危重复杂，故临床上又须当机立断，果敢使用。运用得当，可获显效，"可使破积，可使溃坚，可使气和，可使必已"。如果当用而不用，将贻误病情而致不可救药。

第五节　五运六气与制方用药

《内经》里五运六气指导用药的内容很丰富，包括药物性味、司岁备物、组方制度等，这些认识是古人实践经验的积累，也是后世医家制定运气方，或根据运气变化用药的基础，实践表明，这些认识既可以指导流行病的治疗，对慢性疾病的防治也有积极意义。

一、对药物性味功能的认识

药食五味即酸苦甘辛咸五种基本味道，《素问·至真要大论》云："治病者，必明六化分治，五味五色所生，五脏所宜，乃可以言盈虚病生之绪也。"说明治疗疾病，必须了解五味的效用。五运六气学说运用阴阳五行理论认识药食五味的性能及功效，并在此基础上构建了系统的五味理论。

（一）五味分阴阳

五味入五脏，各有阴阳之分。《素问·至真要大论》云："五味阴阳之用何如？岐伯曰：辛甘发散为阳，酸苦涌泄为阴，咸味涌泄为阴，淡味渗泄为阳。六者或收，或散，或缓，或急，或燥，或润，或软，或坚，以所利而行之，调其气，使其平也。"由于阳道实，阴道虚，阳动阴静的特点，五味表现出来的功效就有差别，属阳的表现出向外向上的特性，属阴的表现出沉降向内的特点。《素问·阴阳应象大论》也指出："阳为气，阴为味……味厚为阴中之阴，味薄为阴中之阳……气厚为阳中之阳，气薄为阳中之阴。"味厚为泄，如大黄、黄连等；味薄为通，如猪苓、茯苓等。气厚为阳中之阳，具有发热功效，如干姜、附子等；气薄为阳中之阴，具有发散作用，如薄荷、荆芥等。张仲景在《伤寒杂病论》中创制的经方，如桂枝汤类之辛甘发散、承气汤类之味厚则泄、乌头汤之气厚则发热、猪苓汤之味薄则通等，也是秉这一理论立法，而为历代所师承。叶天士治胸中清阳不运，痰气凝阻之胸痹证，每宗仲景栝楼薤白半夏汤、枳实薤白桂枝汤方意，重用桂枝、薤白、生姜（或干姜）等辛甘发散之品以温通阳气。如叶天士《临证指南医案·胸痹》记载："王，胸前附骨板痛，甚至呼吸不通，必捶背稍缓，病来迅速，莫晓其因，议从仲景胸痹症，乃清阳失展，主以辛滑。薤白、川桂枝尖、半夏、生姜，加白酒一杯同煎。"可谓是临床上运用"辛甘发散为阳"这一理论以立法制方的范例。可见这种以阴阳为纲领认识药物性味功效的论述，对指导临床根据运气特点用药提供了理论依据，也是后世中药学分析药物性能的理论渊源。

（二）五味配属五行

五运六气学说按照五行理论等框架，将五味与自然界众多事物、属性联系起来，说明五味对人体生理病理的影响。如五味与脏腑组织的关系，《素问·至真要大论》曰："五味入胃，各归所喜，故酸先入肝，苦先入心，甘先入脾，辛先入肺，咸先入肾，久而增气，物化之常也。"说明五脏与五味的通应关系，五味进入人体，在同等条件下，优先分布于所喜之脏，后世的药物归经及引经报使理论就是五脏归脏理论等进一步发展。由于五脏和脏腑形体的密切关系，如《灵枢·九针》曰"酸走筋，辛走气……甘走肉"，临床五脏和五体病变可以运用五味所归理论来治疗，如白芍既能柔肝，也能缓解筋脉拘挛。

尽管五味各有所喜，但不能偏嗜，《素问·至真要大论》对此亦有论述"气增而久，夭之由也"，《素问·宣明五气》提出："辛走气、气病无多食辛；咸走血，血病无多食咸；苦走骨，骨病无多食苦，甘走肉，肉病无多食甘；酸走筋，筋病无多食酸。是谓五禁，无令多食。"表明药食五味对人体健康有双向调节作用，适度的药可以滋养身体，过度的药食会导致相应脏腑及形体的损伤，甚至由于五行的生克制化关系导致相关脏腑组织的损害。这种观点在《素问·生气通天论》也有论述："阴之所生，本在五味；阴之五宫，伤在五味。是故味过于酸，肝气以津，脾气乃绝。味过于咸，大骨气劳，短肌，心气抑。味过于甘，心气喘满，色黑，肾气不衡。味过于苦，脾气不濡，胃气乃厚。味过于辛，筋脉沮弛，精神乃央。是故谨和五味，骨正筋柔，气血以流，腠理以密，如是则骨气以精。谨道如法，长有天命。"

（三）五味理论的临床应用

五运六气学说关于五味理论的应用主要在于，根据运气特点确定五味用药原则，由于岁运有太过、不及，岁气有司天、在泉的区别，每年的气化物化现象、疾病表现，以及五味用药原则就有一定的差异。

1. 岁运与药食五味之所宜

《素问·六元正纪大论》详细记载了一个甲子周期六十年各岁运药食气味之所宜。如："丙寅、丙申岁，上少阳相火，中太羽水运，下厥阴木，火化二，寒化六，风化三，所谓正化日也，其化上咸寒，中咸温，下辛温，所谓药食宜也。"即丙寅、丙申之年，岁运水运太过，岁气少阳君火司天，厥阴风木在泉，上半年气候炎热，疾病治疗及饮食调理应该选择味咸性寒的药物和食物，因为咸可泻热，寒能降火。下半年风气偏胜，气候偏温，治疗及饮食调理当选择味辛性温的药物和食物，辛味药物能散风，气候偏温本应辛凉药物，此处选择辛温药物，可能与岁运有关。丙寅、丙申之年岁运太阳寒水，"中咸温"即为此而设，水运太过之年，气候应该寒冷，寒能伤肾，咸入肾，温散寒，所以味咸性温的药物和食物为宜。尽管当年的在泉之气为厥阴风木，运气相合，下半年气候变化可能不太剧烈，所以下半年还是用温性药物，没有选择辛凉之剂。

而："辛未、辛丑岁，上太阴土，中少羽水运，下太阳水，雨化风化胜复同，所谓邪气化日也。灾一宫，雨化五，寒化一，所谓正化日也。其化上苦热，中苦和，下苦热，所谓药食宜也。"即辛未、辛丑之年，水运不及，太阴湿土司天，太阳寒水在泉，气候特点表现为水运不及，土来乘之，初运及冬季可出现湿气偏盛的情况。但由于胜复的原因，湿气偏盛，风气来复，所以有时候出现风气偏胜的气候变化，即"雨化风化胜复同"。由于岁运水运不及，湿乃大行，应寒不寒，气候偏热，湿热交蒸，治疗疾病患者饮食调理时应该选择味苦性平的药物和食物，苦可燥湿，还有清热的作用。司天之气为太阴湿土，上半年湿气偏胜，疾病治疗及饮食调理就应该选择味苦性热的药物和食物，热可化湿，苦可燥湿。疾病治疗及饮食调理应该选择味咸性寒的药物和食物，因为咸可泻热，寒能降火。在泉为太阳寒水，下半年气候本应寒冷，但由于岁运为水运不及，湿乃大行，所以治疗疾病及饮食调理也应该选择味苦性热的药物。总之，辛未、辛丑气候以湿热为主，药食以苦温、苦热为主。

七篇大论提出了岁运不同，应该使用不同性味的药物，但并没有记载具体方药，后世医家不断发挥，宋代陈无择在《三因极一病证方论·五运时气民病证治》提出："凡六壬、六戊、六甲、六庚、六丙岁，乃木火土金水太过，五运先天；六丁、六癸、六己、六乙、六辛岁，乃木火土金水不及，为五运后天，民病所感。治之，各以五味所胜调和，以平为期。"并提出了六壬年的主方为苓术汤，治脾胃感风，飧泄注下，肠鸣腹满，四肢重滞，忽忽善怒，眩冒颠晕，或左胁偏疼。药物为白茯苓、厚朴、白术、青皮、干姜、半夏、草果、炙甘草。六戊年主方为麦门冬汤，治肺经受热，上气咳喘，咯血痰壅，嗌干耳聋，泄泻，胸胁满，痛连肩背，两臂臑疼，息高。药物为麦冬、香白芷、半夏、竹叶、炙甘草、钟乳粉、桑白皮、紫菀、人参。六甲年主方为附子山茱萸汤，治肾经受湿，腹痛寒厥，足痿不收，腰痛，行步艰难；甚则中满，食不下，或肠鸣溏泄。药物为附子、山茱萸、木瓜干、乌梅、半夏、肉豆蔻、丁香、藿香。六庚年主方为牛膝木瓜汤，治肝虚遇岁气，燥湿更胜，胁连小腹拘急疼痛，耳聋目赤，咳逆，肩背连尻、阴、股、膝、髀皆痛，悉主之。药物为牛膝、木瓜、芍药、杜仲、枸杞子、黄松节、菟丝子、天麻、炙甘草。六丙年主方为川连茯苓汤，治心虚为寒冷所中，身热心躁，手足反寒，心腹肿痛，喘咳自汗；甚则大肠便血。药物为黄连、茯苓、麦冬、车前子、通草、远志、半夏、黄芩、炙甘草。六丁年主方为苁蓉牛膝汤，治肝虚为燥热所伤，胁并小腹痛，肠鸣溏泄，或发热，遍体疮疡，咳嗽肢满，鼻衄。药物为肉苁蓉、牛膝、木瓜干、白芍药、熟地黄、当归、炙甘草。六癸年主方为黄茯神汤，治心虚夹寒，胸心中痛，两胁连肩背支满噎塞，郁冒蒙，髋髀挛痛，不能屈伸；或下利溏泄，饮食不进，腹痛，手足痿痹，不能任身。药物为黄茯神、远志、紫河车、酸枣仁。六己年主方为白术厚朴汤，治脾虚风冷所伤，心腹胀满疼痛，四肢筋骨重弱，肌肉动酸，善怒，霍乱吐泻；或胸胁暴痛，下引小腹，善太息，食少失味。药物为白术、厚朴、半夏、桂心、藿香、青皮、炮干姜、炙甘草。六乙年主方为紫菀汤，治肺虚感热，咳嗽喘满，自汗衄血，肩背瞀重，血便注下；或脑户连囟顶痛，发热口疮，心痛。药物为紫菀茸、白芷、人参、炙甘草、黄芪、地骨皮、杏仁、桑白皮。六辛年主方为五味子汤，治肾虚坐卧湿地，腰膝重着疼痛，腹胀满，濡泄无度，步行艰难，足痿清厥；甚则浮肿，面色不常，或筋骨并辟，目视眈眈，膈中咽痛。药物为五味子、附子、巴戟、鹿茸、山茱萸、熟地黄、杜仲。清代王旭高《运气证治歌诀》一书中对《三因极一病证方论》司天运气方中六甲年、六癸年等的处方，归纳了歌诀，并附有各个处方的方解。

2. 根据司天之气确立五味用药原则

《素问·至真要大论》提出："司天之气，风淫所胜，平以辛凉，佐以苦甘，以甘缓之，以酸泻之。"刘完素在《新刊图解素问要旨论》中解释为："东方本性酸，以西方辛味补之，辛凉者风，以热为中见之脏也。兼风木春和之气，以凉为用。佐以苦甘，苦者补肾泻脾。又恐春木旺，以甘补土，以甘能缓之。以酸泻之者，肝木得辛补，兼木旺生风，恐伤脾土，是以甘佐，甘缓之，酸泻肝之旺气也。"厥阴风木司天，风气流行，风邪淫胜致病伤人，治疗用味辛性凉的药物疏风清热，使风邪外袭之疾，一从表解，一从内清。苦味能增强泻热作用，甘味能和中，因风木盛，肝气偏旺而乘脾土，故"佐以苦甘"。"以甘缓之"一则缓和风木对脾胃之乘袭，一则缓和风药，防止疏散太过。"以酸泻之"是为了防止辛味药疏散太过。临床对风病、肝病属于风热者，在治疗上不论是司天还是在泉之风气偏盛，都应治以辛凉，如果肝气过亢，还当配合酸味药物，如白芍、五味子等收敛肝气，使肝的作用恢复正常。

"热淫所胜，平以咸寒，佐以苦甘，以酸收之。"刘完素在《新刊图解素问要旨论》中解释为："少阴君火之热，乃君天有德之火，平以咸寒者，咸泻肾水，寒平火热。佐以苦甘者，甘泻心火，补脾土，以酸收之。《经》曰：心苦缓，急食酸以收之。"即少阴君火司天，热气流行，"热淫所胜"所导致的病变，治疗时"平以咸寒"，如表热用连翘、桑叶、菊花，里热用黄连、大黄等性寒之品。而咸味属水，水克火，能助水除热。热邪最易伤阴，甘寒之品滋阴生津，故"佐以苦甘"，酸能收敛，热病患者发热汗出伤津耗气之时，应用酸味药物收敛，同时可借"酸甘化阴"之力，救其所伤之阴液，故"以酸收之"。

"湿淫所胜，平以苦热，佐以酸辛，以苦燥之，以淡泄之，湿上甚而热，治以苦温，佐以甘辛，以汗为故而止。"刘完素在《新刊图解素问要旨论》中解释为："太阴脾土之湿化也，平以苦热者，《经》曰：脾苦湿，急食苦以燥之。湿淫者，湿气溢于内，皆为肿满。除其肿满者，宜在上者以苦吐之，在下者以苦泄之。苦热者，或出汗也。佐以酸辛者，以酸收之，以辛润之，为苦燥，急以酸收敛。湿气中满，辛润燥，以淡泄之，辛润之，为通利小便，渗泄利水道也。治湿之法，不利小便，非其治法也。湿上盛而热，治以苦温，佐以甘辛，以汗为故而止。身半以上湿气有余，火气复郁，郁湿相薄，则以苦温、甘辛之药解表发汗而祛之，除其病。"可见太阴湿土司天，湿气流行，湿邪伤人所致病变的治疗为"平以苦热"，用味苦性温之药以燥其湿，如苍术、法半夏。如果是湿热，用黄柏、白头翁等清热燥湿。"佐以酸辛"酸属木，木胜土，故酸味可胜湿邪。辛能散，表湿者用羌活、独活可以发汗祛湿。苦能燥湿，如黄连、黄柏；淡味利水，如茯苓、猪苓等，故"以苦燥之，以淡泄之"。"湿上甚而热，治以苦温，佐以甘辛，以汗为故而止"，强调的是上半身感受湿邪的用药法度，用苦温燥湿，佐以辛甘发散之品发汗。后世张仲景《金匮要略》"诸有水者，腰以下肿，当利小便，腰以上肿，当发汗乃愈"的治疗大法即据此旨。

"火淫所胜，平以咸冷，佐以苦甘，以酸收之，以苦发之，以酸复之，热淫同。"少阳相火司天，暑气流行，夏季气候炎热，火邪淫胜伤人的治疗与"少阴君火司天"基本相同，故曰"热淫同"。用酸冷之品清热泻火，以清里热。暑邪所致，其人汗出，伤津耗气，酸甘化阴，故"佐以苦甘，以酸收之"，苦能泻火，火郁而伏留者，"以苦发之"，以发祛火，必伤气，故"以酸复之"。

"燥淫所胜，平以苦温，佐以酸辛，以苦下之。"刘完素在《新刊图解素问要旨论》中解释为："燥者，西方肺经之化也……肺苦气之上逆，急食苦以泻之。苦者，补肾水，泻脾土，乃泻母补子。佐以酸辛者，以酸收之，辛润之，辛泻酸补，正补泻其肺，平以为期。以苦下之者，故以苦温渗泄之也。"可见阳明燥金司天，燥气流行，燥气淫胜所致病证的治疗，"平以苦温"，即针对凉燥而设，燥为次寒，虽有温燥致病，凉燥为多，故用苦温散其凉燥，辛能发散，利于燥邪所致肺之宣发失常的恢复，味酸之品，一方面防止辛散太过，另一方面酸甘化阴，治疗燥胜所致津伤，故"佐以酸辛"。苦寒清热，可除"温燥"，故"以苦下之"。

"寒淫所胜，平以甘热，佐以甘苦，以咸泻之。"刘完素在《新刊图解素问要旨论》中解释为："太阳寒水，肾病之主也。平以辛热者，肾宜食辛，肾苦燥，急食辛以润之，润其燥，辛热，热者寒冬为用，宜以服热，恐辛热过极，木气有余，遂以甘苦佐之，以甘缓其中，苦微燥之，故补其肾也，以平为期。"可见太阳寒水司天，寒气流行，气温偏低，寒邪淫胜所致病证的治疗，不管外寒、里寒均可用辛热之品治疗，辛能发散，热可胜寒，故曰"平以辛热"，"佐以甘苦"应当为"甘热"，以温中散寒。"诸寒收引，皆属于肾"，咸入肾，助肾阳祛除寒邪之力，故"以咸泻之"。

3. 根据在泉之气确立五味用药原则

《素问·至真要大论》曰："诸气在泉，风淫于内，治以辛凉，佐以苦，以甘缓之，以辛散之。热淫于内，治以咸寒，佐以甘苦，以酸收之，以苦发之。湿淫于内，治以苦热，佐以酸淡，以苦燥之，以淡泄之。火淫于内，治以咸冷，佐以苦辛，以酸收之，以苦发之。燥淫于内，治以苦温，佐以甘辛，以苦下之。寒淫于内，治以甘热，佐以苦辛，以咸泻之，以辛润之，以苦坚之。"

厥阴风木在泉，下半年风气流行，人体可出现风病的症候，治疗时选用味辛性凉药物，因为外感风邪主要表现为风热，通过疏风散热，可使邪从外解或内清。故"风淫于内，治以辛凉"。因为苦味多属寒凉，可以增强清热作用，也可对辛味药物有监制作用故"佐以苦"。甘缓之甘味药物，能够补虚缓中，缓和疏风药物的副作用，使之不至于疏散太过，故"以甘缓之"，"以辛散之"，是对使用辛凉药物同时还要使用甘药的说明。

少阴君火在泉，下半年可出现热病的症候，可以选择味咸性寒的药物治疗，味咸降火，性寒清热，而火热病证治疗原则为清热降火，所以"热淫于内，治以咸寒"。辅佐以苦味，可增强清热降火作用，佐以甘味的药物，能够补虚缓中。故曰"佐以甘苦"。同时由于热邪容易损伤阴液，出现气阴两虚，佐以甘润，增加正气，配以酸味药物，收敛其阳以补甘润药物之不足，同时酸甘化阴，补阴液不足。

太阴湿土在泉，下半年容易出现湿病病候，可用味苦性温的药物治疗，也可单用味苦或性寒药物治疗，味苦性温药物如苍术、蛇床子等，味苦性寒药物如黄柏、黄连等均有燥湿作用，而一些气味芳香的药物，虽不是苦味，但性属温热，也有化湿作用，如藿香、砂仁等，所以"湿淫于内"治疗时首先考虑"治以苦热"，或"治以苦温"。酸味药物既能收敛，也能缓肝泻肝，"湿淫于内"，如系肝胜乘脾或表现为里急后重、腹痛下痢，治疗时除了苦寒燥湿外还要配合酸味药物，如治痢疾除黄芩、黄连外，还要使用芍药等即是例证。"佐以酸淡"，味淡药物多有淡渗利湿作用，能够通利小便，使湿有出路。可见，一燥一渗，是治疗湿病的大法。

少阳相火在泉，下半年容易出现火热病候，应以味咸性寒的药物治疗，"火淫于内，治以咸冷"。"佐以苦辛，以酸收之，以苦发之。"火与热同类，但火为热之极，热为"治以咸寒，佐以甘苦"，佐之一甘一辛，有所不同，是因为"火淫于内"时，体内火热炽盛，须及时治疗，使火邪得到遏制，邪有出路。而在肌表不利，开阖失常，汗出减少或无汗时，更须在咸寒清热或苦寒泄热的同时使用辛味药物发汗解表以求表里双解。

阳明燥金在泉，下半年容易出现燥病症候，"燥淫于内，治以苦温，佐以甘辛，以苦下之。""燥胜则干"，燥病的特点为干燥枯涸。由于寒、热均可导致燥病的发生，其治疗也当分别对待，此处"治以苦温"应理解为苦寒和温热两类药物、两类治法，因寒者，治以温，因热者，治以苦。甘指甘寒和甘润药物，辛指辛温和辛热药物，即"燥淫于内"，如果是寒凉生燥，配以辛温和辛热药物，如果是因热生燥，配以甘寒和甘润药物。苦寒药有清泄作用，可以化燥，可以伤阴，所以对因热致燥者，在治疗时除了苦寒清热外，还要甘寒和甘润养阴。此处"以苦下之"即是解释为什么在使用苦寒清热药的同时还要配合甘寒和甘润药物。

太阳寒水在泉，下半年容易出现寒病症候，可以味甘性热药物治疗，"佐以苦辛，以咸泻之，以辛润之，以苦坚之。"热以胜寒，治疗首先选用甘热药物，故曰"寒淫于内，治以甘热"。"诸寒收引，皆属于肾"、"诸病水液，澄彻清冷，皆属于寒"，可见，寒与肾、与水液代谢有关，肾阳不足，气化失司，容易导致水湿泛滥，所以"治以甘热，佐以苦辛"即配合苦味药物燥湿，辛味药物散寒。"以咸泻之"，是指"咸入肾"，用甘热药物同时配合咸味药物，可增强温肾利水作用。"以辛润之"，此处"润"作"补"理解。《素问·藏气法时论》曰："肾苦燥，急食辛以润之。"燥一般指秋，即凉。肾苦燥即肾苦寒凉，"开腠理，致津液，通气"是卫气的作用，卫出于下焦，所以"急食辛以润之"是温补肾气。"以苦坚之"苦味燥湿，湿邪除则肾的闭藏作用自然恢复。

4. 根据司天、在泉之气的气化确立五味用药原则

《素问·六元正纪大论》进一步提出由于司天、在泉之气不同，气化有别，所宜药食性味也各有差别。

凡属太阳寒水司天之年，太阴湿土在泉，"岁宜苦以燥之温之"，上半年气候偏寒偏凉，下半年偏湿偏热，因此人体疾病在性质上亦以偏寒偏凉，偏湿偏热为特点，偏寒凉者，宜用温热药，温可散之。偏湿者，宜分寒湿与湿热，偏寒湿用温热燥湿药，偏湿热用苦寒清热燥湿药。

凡属阳明燥金司天之年，少阴君火在泉，"岁宜咸以苦以辛，汗之清之散之"，上半年气候偏凉，下半年偏热，因此人体疾病在性质上亦以偏凉、偏热为特点。偏凉者，容易感受寒邪致病，治疗选用辛味药物，起到发汗、散寒作用；偏热则容易感受热邪致病，治疗选用咸味、苦味药物，具有清热作用。

凡属少阳相火司天之年，厥阴风木在泉，"岁宜咸辛宜酸，渗之泄之，渍之发之"，全年气候偏温热，外感温热之邪容易导致人体致病，所以选以咸寒或酸收药物，达到清里热敛阴作用；用通利二便的药物以清里泻热，用辛散药物或渍形发汗使热从外解。这些方法综合运用才是治疗温热病的大法，后世温病学派对温热病的治疗，以辛凉解表、咸寒清里、苦寒通便、淡渗利湿、酸敛保精为主，就是在此基础上演化而来。

凡属太阴湿土司天之年，太阳寒水在泉，"岁宜以苦燥之温之，甚者发之泄之"，全年气候以寒湿为主，人体疾病也以寒湿为主，如果表现为表寒里湿，就应该用发汗、利小便的方法，即"发之泄之"；如果表现为寒湿交搏，就应该用温寒、燥湿的方法，即"燥之温之"；如果表现为表寒里热，就应该发汗、清热，即"发之，以苦清之、下之"。如果表现为湿热交蒸，就应该"苦燥之、温之、发之、泄之"同用，即辛开苦降、寒热平调、发汗、利小便等多种方法合用。这些论述，对后世湿病的治疗，提供了理论依据。

凡属少阴君火司天之年，阳明燥金在泉，"岁宜咸以软之，而调其上，甚则以苦发之，以酸收之，而安其下，甚则以苦泄之"，上半年气候偏热，人体容易感受热邪而发生热病，治疗就应该用咸味寒性药物清热，如果内热太甚，用苦寒泄下药物，使其过甚之热邪有出路。下半年气候偏凉，人体容易感受凉邪而使热郁于内而发生"余火内格"、"热冲于上"的疾病，所以选以酸收药物，达到清热敛阴效果；如果内热太甚，仍然应该苦寒泄下，使邪有出路。这些论述，为热病的治疗确立了原则，即在热甚时，应该用苦寒泄热的药物和食物，使邪有出路，这对后世治疗热病用清法时如何使用甘寒、咸寒、苦寒药物治疗提供了理论依据。

凡厥阴司天之年，少阳相火在泉，"岁宜以辛调上，以咸调下。畏火之气，无妄犯之"，即上半年风气偏胜，选用味辛性温的药物或食物调理肝脏，因为风通应于肝木。下半年气候偏热，热通应于心火，所以选用味咸性寒药物对心进行调理。因为《素问·藏气法时论》中指出"肝欲散，急食辛以散之"，"心欲软，急食咸以软之"，同时在治疗上要慎用清火之法，因为气候偏热，阳气偏亢，阳盛伤阴，如果一味清火，更伤阴液，所以应该中病即止。

这些用药法度，切于临床实用，为历代医家所宗法，唐代王冰在《元和纪用经·六气用药增损上章六法》中提出厥阴司天，先酸后辛，先以酸泻，后以辛补……若病当补，宜车前子、地骨皮、丹参、泽泻、生干地黄等药；少阴君火司天，先甘后咸，先以甘泻，后以咸补。岁主所宜，宜用赤小豆花、地黄、没药、芍药、决明子等。

宋代陈无择《三因极一病证方论·六气时行民病证治》针对在泉六气时行民病提出了具

体的方药。

辰戌之岁，太阳司天，太阴在泉，气化营运先天。"病身热头痛，呕吐气郁，中满督闷，少气足痿，注下赤白，肌腠疮疡，发为痈疽"，治宜"甘温以平水，酸苦以补火，抑其运气，扶其不胜"，立静顺汤，白茯苓、木瓜干、附子、牛膝、防风、诃子、甘草、干姜。

卯酉之岁，阳明司天，少阴在泉，气化营运后天。病者中热，面浮鼻衄，小便赤黄，甚则淋，或疠气行，善暴仆，振栗谵妄，寒疟痈肿，便血。治宜咸寒以抑火，辛甘以助金，汗之，清之，散之，安其运气。立审平汤，远志、紫檀香、天冬、山茱萸、白术、白芍、甘草（炙）、生姜。

寅申之岁，少阳相火司天，厥阴风木在泉，气化营运先天。病者气郁热，血溢目赤，咳逆头痛，胁满呕吐，胸膈不利，聋瞑渴，身重心痛，阳气不藏，疮疡烦躁。治宜咸寒平其上，辛温治其内，宜酸渗之，泄之，渍之，发之。升明汤，紫檀香、车前子、青皮、半夏、酸枣仁、蔷薇、生姜、甘草。

丑未之岁，太阴湿土司天，太阳寒水在泉，气化营运后天。病者关节不利，筋脉拘急，身重萎弱，或温疠盛行，远近咸若，或胸腹满闷，甚则浮肿，寒疟血溢，腰痛。治宜酸以平其上，甘温治其下，以苦燥之，温之，甚则发之，泄之，赞其阳火，令御其寒。备化汤，木瓜干、茯神（去木，各一两）、牛膝（酒浸）、附子（炮，去皮脐，各三分）、熟地黄、覆盆子（各半两）、甘草（一分）、生姜（三分）。

子午之岁，少阴君火司天，阳明燥金在泉，气化营运先天。病者关节禁固，腰痛，气郁热，小便淋，目赤心痛，寒热更作，咳喘；或鼻衄，嗌咽吐饮，发黄瘅，喘，甚则连小腹而作寒中，悉主之。治宜咸以平其上，苦热以治其内，咸以软之，苦以发之，酸以收之。正阳汤，白薇、玄参、川芎、桑白皮、当归、芍药、旋覆花、甘草、生姜。

巳亥之岁，厥阴风木司天，少阳相火在泉，气化营运后天。病者中热，而反右胁下寒，耳鸣，泪出掉眩，燥湿相搏，民病黄瘅浮肿，时作瘟疠。治宜用辛凉平其上，咸寒调其下，畏火之气，无妄犯之。敷和汤，半夏、枣子、五味子、枳实、茯苓、诃子、干姜、橘皮、甘草。

从陈无择《三因极一病证方论·五运时气民病证治》分析辰戌之年的用药，可见用甘温以平水，酸苦以补火，抑其运气，扶其不胜，其代表方静顺汤中附子、干姜辛热，防风辛温，牛膝苦甘酸，木瓜酸温，茯苓淡渗，诃子苦酸温，甘草甘平。体现了《素问·至真要大论》辰戌之年"司天之气，寒淫所胜，平以辛热，佐以甘苦，以咸泻之。……诸气在泉……湿淫于内，治以苦热，佐以酸淡，以苦燥之，以淡泄之"的原则。叶天士《临证指南医案》中也常以此作为处方遣药的依据。

二、司岁备物

中医五运六气学说认为万物由"形气相感而化生"，《素问·至真要大论》提出"天地合气，六节分而万物化生"，"厥阴司天，其化以风；少阴司天，其化以热；太阴司天，其化以湿；少阳司天，其化以火；阳明司天，其化以燥；太阳司天，其化以寒……。帝曰：地化奈何？岐伯曰：司天同候，间气皆然"。说明气不同，化也不同，药食由于秉受的运气性质不同，质量就有差别。"治病者必明六化分治，五味五色所生，五脏所藏"，说明医者治疗疾病应该了解气候变化与物候之间的关系，懂得五味五色产生的原因，与五脏的通应关系。

还要预先准备质量好、疗效可靠的优质药材。在此基础上还提出"司岁备物"的观点。

《素问·至真要大论》曰："司岁备物，则无遗主矣。帝曰：先岁物何也？岐伯曰：天地之专精也。"即不同年份由于气候特点的差异，谷物、药物生长的数量和质量也有差别，与气候变化相应的谷物和药物得天地精专之化，气全力厚，质量优良。《素问·五常政大论》提出各个年份的在泉之气与该年份谷物（药食）的生长数量多少和质量好坏的关系："少阳在泉，寒毒不生，其味辛，其治苦酸，其谷苍丹。阳明在泉，湿毒不生，其味酸，其气湿，其治辛苦甘，其谷丹素。太阳在泉，热毒不生，其味苦，其治淡咸，其谷黅秬。厥阴在泉，清毒不生，其味甘，其治酸苦，其谷苍赤，其气专，其味正。少阴在泉，寒毒不生，其味辛，其治辛苦甘，其谷白丹。太阴在泉，燥毒不生，其味咸，其气热，其治甘咸，其谷黅秬。"说明气候炎热，性味偏于温热的谷物或药物就容易生长，质量也相对较好；气候寒冷，性味偏于寒冷凉的谷物或药物就容易生长，质量也相对较好；反之则不生长或生长不好，或虽然生长，但质量不佳。王冰指出："谨候司天地所生化者，则其味正，当其岁也。故彼药工，专司岁气所收药物。"张介宾云："天地之气，每岁各有所司，因司气以备药物，则主病者无遗也，如厥阴司岁则备酸物，少阴、少阳司岁则备苦物，太阴司岁则备甘物，阳明司岁则备辛物，太阳司岁则备咸物，所谓岁物也，岁物备则五味之用全矣。"如果不按岁气所司，采备非主岁所化生的药物，质量就不会优质高效。即《素问·至真要大论》所言"非司岁物何谓也？岐伯曰：散也，故质同而异等也。气味有厚薄，性有燥静，治保有多少，力化有浅深，此之谓也"。张介宾解释："此即质同异等之谓，盖司气者与不司气者，其有不同如此。"说明虽然性味相同，但在质量及等级上却有差别，临床治疗效果就有差异。

中医五运六气学说强调"司岁备物"，说明药物的采集时间是保证药物质量的重要因素之一。这一理论，为后世医药学家所重视，孙思邈指出："夫药采取，不知时节，不以阴干曝干，虽有药名，终无药实，故不依时采取，与朽木不殊，虚费人功，卒无补益。"李东垣亦说："凡诸草木昆虫，产之有地，根、叶、花、实，采之有时，失其地则性味少异，失其时则性味不全。"均强调药物产地与采集时间的重要性。中药学的"道地药材"，讲究采药"地点"。"司岁备物"理论强调采药"时间"，两者结合更能保证中药的质量和效果。

三、组方制度

《内经》记载的方剂不多，但对组方法度及分类的论述在七篇大论有精辟的论述。

（一）按作用功效分类

《素问·至真要大论》提出："主病之谓君，佐君之谓臣，应臣之谓使。"把方剂的组织结构分为起主要作用的君药、辅助君药治疗主证或兼证的臣药，以及协助臣药治疗兼证的使药三类，确立了制方遣药的模式。后世在此基础上进一步将使药物分辅佐臣药或者监制君臣药毒烈性、或起反佐作用的佐药，以及起引经报使作用或调和诸药性味的使药两种，构成中医方剂的君臣佐使组方法度，如《神农本草经》卷三序例曰："药有君臣佐使，以相宣摄合和。"

（二）按药味数量分类

《素问·至真要大论》将方剂分为大、小、缓、急、奇、偶、重七类，指出其不同的治疗作用，分类原则主要为药味的数量多少，"君一臣二，奇之制也；君二臣四，偶之制也；君二臣三，奇之制也；君二臣六，偶之制也。故曰：近者奇之，远者偶之；汗者不以奇，下者不以偶。补上治上制以缓，补下治下制以急，急则气味厚，缓则气味薄，适其至所，此之谓也。病所远中道气味之者，食而过之，无越其制度也。是故平气之道，近而奇偶，制小其服也；远而奇偶，制大其服也；大则数少，小则数多，多则九之，少则二之。奇之不去则偶之，是谓重方。""君一臣二，制之小也；君一臣三佐五，制之中也；君一臣三佐九，制之大也。"金代成无己《伤寒明理论·序》称之为"七方"，谓："制方之用，大、小、缓、急、奇、偶、复七方是也。"其后医家对此多有所发挥，视为制方用药的规范。

（三）反佐法

反佐法是将与主治药物性能相反的药物作为佐药，协助、引导主治药以到达病所，是治疗寒热格拒类疾病时的一种组方用药方法，《素问·至真要大论》首先提出反佐的概念，"偶之不去，则反佐取之，所谓寒热温凉，反从其病也"。

后世医家根据"治寒以热，凉而行之；治热以寒，温而行之"的基本法则，临床除了药物配伍上的反佐，亦有服药方法的反佐。

1. 药物反佐

临床上一些热势较甚的病证服用寒凉清热药，或者阴寒内盛的疾病服用辛热祛寒药，常因病情与药性互相格拒，以致病不纳药，甚或饮药后即被格拒而呕出，通过反佐能够解决这些问题。《素问·五常政大论》所论"治热以寒，温而行之；治寒以热，凉而行之"即如此，是在治热性病的寒剂中稍加温药，或者在治疗寒性病的热剂中稍加寒药，使主治药物能够顺利到达病所以发挥疗效的用药方法，以顺从其病之热性或寒性，从而引导寒药或热药到达病所以发挥治疗作用。后世医家对于反佐法有诸多应用和发挥，《伤寒论》治少阴病阴寒极盛，下利不止，厥逆无脉，干呕而烦者，用白通加猪胆汁汤，方中用干姜、附子、葱白以辛热散寒回阳，而反佐以苦寒之猪胆汁和咸寒之人尿，以防姜附等辛热药物为阴寒之病性所格拒。《医方集解》解释说："……此白通汤也，服而不应者，乃阴盛格乎阳，药不能达于少阴，故加人尿猪胆汁为引，取其与阴同类，苦入心而通脉，寒补肝而和阴，下咽之后，冷体既消，热性便发，性且不违，而致大益。"左金丸（《丹溪心法》）用黄连治肝火炽盛，胁痛吞酸吐酸之证，但恐其苦寒之药为火热之病情所格拒，故略加辛热之吴茱萸为反佐。《医方集解》释其方义谓："吴茱辛热，能入厥阴，行气解郁，又能引热下行，故以为反佐。"又如清代陈士铎在《石室秘录·卷二假治法》中论以附子、肉桂、人参、白术等温热方药治疗真寒假热证，而猪胆汁、苦菜汁为反佐，同时采取热药凉服的方法时，有颇为精辟的比喻："方中全是热药，倘服之不宜，必然虚火上冲，尽行呕出。吾以热药凉服，已足顺其性而下行，况又有苦菜汁、胆汁之苦，以骗其假道之防也。盖上热之症，下必寒极，热药入之，至于下焦，投其所喜。无奈关门皆为强贼所守，非以间谍给（欺骗）之，必然拒绝而不可入。内无粮草，外无救援，奈之何哉。吾今用胆汁、菜汁，以与守关之士，买其欢心，不特不为拒绝，转能导我入疆，假道灭虢，不信然哉！"可见，反佐法体现了中医治病用药的灵活性。

2. 服法反佐

用热药凉服或寒药热服的方法以解决病性与药性之间的格拒问题。如治阳明气分热盛用辛凉重剂白虎汤，汤药煎成之后，趁热饮服，可避免因病不纳药而格拒呕出。又如四肢逆冷、畏寒蜷卧、下利脉微的少阴病，由于阴寒甚盛，当用四逆汤辛热回阳散寒，但汤药不宜过热服用，热服常致格拒而使药物呕出，俟其稍凉以后再缓慢饮服，则可免此弊。

反佐法既是一种治疗方法，又是制方用药的法则，反佐法的作用在于暂时隐蔽治疗方药的寒热性能和作用，以防止其与疾病性质的激烈对抗，从这一意义来说，反佐药物本身并不具有直接的治疗作用。因此，不论药物反佐还是服法反佐，都是在里热较盛或里寒较甚，须用大寒或大热剂治疗时才考虑使用，而临床上运用得当，则可克服药物与病情间的相反格拒，使药物能到达病所以发挥治疗作用。

正确理解方剂组织法度，有助于临床组方遣药的严谨性和有序性，更好地发挥方中各药的协同作用，提高方剂的治疗效果。

五运六气学说基于气候对人体和疾病影响的深刻认识而提出的一系列治疗用药法则，确有重要参考价值，亦为后世临床所采纳运用。但对于这些治疗法则必须灵活看待而不可拘执，《素问·至真要大论》的"有者求之，无者求之"、《素问·六元正纪大论》在论述这些治疗法则时亦反复强调"有假者反之"、"有假则反"、"有假反常"，均提示必须灵活变通。

第六节　五运六气与养生

五运六气学说通过气候变化的前瞻性预报，提示我们按照各年的运气特点，因时制宜采取合适的养生方法，避免不良气候因素对健康的影响，从而提高养生保健的效果。

一、顺时调摄

《素问·生气通天论》提出人的阳气，"一日而主外。平旦人气生，日中而阳气隆，日西而阳气已虚，气门乃闭。"因此顾护阳气必须顺应三时。《素问·五常政大论》指出"化不可代，时不可违，……养之和之，静以待时，谨守其气，无使倾移，其形乃彰，生气以长，……无代化，无违时，必养必和，待其来复"，强调病中应顺应运气特点进行调摄、康复，亦是养生保健中顺时调摄，内养正气的重要措施，具有切实的养生指导意义。《内经》的其他篇章，如《素问·四气调神大论》顺应春生夏长秋收冬藏的养生原则和方法也体现了顺时养生的重要思想，后世不少养生著作，如宋代陈直的《养老奉亲书》、明代徐春甫的《老老余编》、高濂的《遵生八笺》等，都把顺时调摄作为保健养生，延年益寿的主要方法重点论述。

二、谨和五味

中医学对饮食五味的认识非常深入。《素问·六节藏象论》曰："草生五色，五色之变，不可胜视，草生五味，五味之美不可胜极，嗜欲不同，各有所通。天食人以五气，地食人以五味。五气入鼻，藏于心肺，上使五色修明，音声能彰；五味入口，藏于肠胃，味有所藏，以养五气，气和而生，津液相成，神乃自生。"说明饮食五味对人体的重要作用，《素问·生气通天论》曰："阴之所生，本在五味；阴之五宫，伤在五味。……是故谨和五味，骨正筋柔，气血以流，腠理以密，如是则骨气以精。"更是从正反两方面说明了饮食五味的重要性。具体的饮食养生方法在五运六气学说中有很多论述，《素问·六元正纪大论》针对不同运气年的气候特点和发病情况，提出"食岁谷以全其真，避虚邪以安其正"、"食岁谷以安其气，食间谷以去其邪"、"食间谷以保其精"、"食间谷以避虚邪"等立足于运气特点的内养真气，外避虚邪的饮食养生方法。"岁谷"指与司天、在泉之气相应的谷物。太阳寒水司天，"食岁谷以全其真，避虚邪以安其正"，要多食黑色、黄色谷物；阳明燥金司天，"食岁谷以安其气，食间谷以去其邪"，一般要多食白色、红色谷物，因为这两类谷物在各自司天之年，质量较好，多食对健康有利。但在感邪致病的情况下，则需根据感邪的性质不同，有针对性地选择不同属性的谷物，按其所不胜之气以利其邪，如感寒邪致病，宜食黄色谷物；感热邪致病，宜食黑色谷物；感风邪致病，宜食白色谷物等。

饮食调补是中医一贯提倡的养生方法，《素问·藏气法时论》有"五谷为养，五果为助，五畜为益，五菜为充，气味合而服之，以补益精气"之说，《素问·五常政大论》曰："大毒治病，十去其六；……谷肉果菜，食养尽之，无使过之，伤其正也。"论述了五运所主的五谷、五果、五畜、五味等，这些都对食补养生有参考和运用价值。生病起于过用，五谷既是人体所必需的营养来源，服用不当，也会导致疾病，故《素问·至真要大论》曰："久而增气，物化之常也。气增而久，夭之由也。"

三、外避虚邪，内养正气

《素问》遗篇提出了"三虚"概念，《素问·刺法论》的木、火、土、金、水五疫就是三虚所致。三虚指人体五脏的某一脏之气不足，此为一虚；又遇上与该脏五行属性相同的司天之气所致的异常气候，此为二虚；在人气与天气同虚的基础上，又遇上饮食不节，或者情志过激，或者过度劳累，或者感受外邪等，此为三虚。三虚相合，又逢与该脏五行属性相同的不及之岁运所导致的异常气候，感受疫疠之邪气，影响相应的五脏，使五脏精气神气失守，就会发生瘟疫。如何防治三虚致疫，《素问·刺法论》指出："五疫之至，皆相梁易，无问大小，病状相似，……不相染者，正气存内，邪气可干，避其毒气。"表明内养正气，外避疫邪是预防疫毒疠气感染的重要原则，正气是发病的关键，邪气是发病的条件，在强调重视正气的同时，仍然不能忘记避开外邪的侵犯。这种对外感病预防思想，在《素问·六元正纪大论》就有"避虚邪以安其正"的论述，《内经》其他很多篇章也贯穿了这种预防思想，如《素问·评热病论》曰"邪之所凑，其气必虚"，《素问·金匮真言论》曰"藏于精者，春不病温"。

五运六气学说还提出了具体的预防方法，即针刺防治。如《素问·刺法论》曰："升降不前，气交有变，即成暴郁，余已知之。何如预救生灵，可得却乎？……既明天元，须穷刺法，可以折郁扶运，补弱全真，写盛蠲余，令除斯苦。"提出根据五运六气变化规律，针刺相应经脉的有关腧穴，如"人肺病，遇阳明司天失守，感而三虚，又遇金不及，有赤尸鬼犯人，令人暴亡，可刺手阳明之所过，复刺肺俞"。此外还可配合药物防治，《素问·刺法论》曰："小金丹方：辰砂二两，水磨雄黄一两，叶子雌黄一两，紫金半两，同入合中，外固，了地一尺筑地实，不用炉，不须药制，用火二十斤煅了也；七日终，候冷七日取，次日出合子埋药地中，七日取出，顺日研之三日，炼白沙蜜为丸，如梧桐子大，每日望东吸日华气一口，冰水一下丸，和气咽之，服十粒，无疫干也。"

《素问·刺法论》还提出了三年化疫及升降失常可能导致疫病发生的观点，其防治原则还是在于外避虚邪，内养正气，具体措施仍然以针刺为主，也有呼吸吐纳等具体方法等记载。

五运六气学说提出的这些预防原则和方法主要是立足于个人保养和预防，但在当时的社会环境下有不可低估的作用，即使在当今社会依然是行之有效的预防保健措施和方法。

第六章 运气医案

在历代医案中，涉及五运六气的记载很多，许多医家也十分重视运气与疾病防治的关系，其中以明清以后的医案记载较完整，五运六气相关医案涉及的疾病种类很多。本章只选取了一些明确提出运气与疾病相关的医案，以供五运六气学说的临床应用参考。

一、内科疾病

（一）伤寒

医案 1 己未岁，一时官病伤寒，发热狂言烦躁，无他恶证，四日死。或者以为两感，然其证初无两感证候。是岁得此疾，三日、四日死者甚多，人窃怪。予叹之，曰：是运使然也。己为土运，土运之岁，上见太阴。盖太乙天符为贵人，"中执法者，其病速而危。中行令者，其病徐而持。中贵人者，其病暴而死"，谓之异也。又曰：臣为君则逆。逆则其病危，其害速。是年少宫土运，木气大旺，邪中贵人，故多暴死。气运当然，何足怪也。

（《伤寒九十论·伤寒暴死证十一》）

按语 己未年，土运之岁，上见太阴，岁运与司天五行属性相同，与年支的五行方位属性也相同，运气同化，既是天符年又是岁会年，即太一天符，"太一天符为贵人"，"中贵人者，其病暴而死"，故是年发伤寒多暴死。

医案 2 陆养愚治周两峰，头痛身热，又舟行遇风，几覆。比至家，胁大痛，耳聋，烦渴谵语。医来诊，忽吐血盘许。医曰：两尺不应，寸关弦紧，烦渴谵语，是阳症也。弦乃阴脉，仲景曰"阳病见阴脉者死"，况两尺乃人之根蒂，今不起，根蒂已绝，孤阳上越，逼血妄行，据症脉不可为矣。辞去。陆至，血已止而喘定。脉之，两寸关弦而微数，两尺果沉而不起。盖症属少阳，弦数宜矣；胁痛耳聋，亦少阳本症；两尺不起，亦自有故。《经》云"南政之岁"，阳明燥金司天，少阴君火在泉，故不应耳。吐血者，因舟中惊恐，血菀而神摄，为热所搏也。谵语者，三阳表症已尽，将传三阴也。先以小柴胡和之，俟坚实而下之，旬日当愈，因与二剂。明日胁痛减，耳微闻，但仍谵语，胸膈满闷，舌上薄黄苔，仍以小柴胡加桔梗、黄连，日服一剂，二日胸膈少宽而苔黑有刺，大便不行约七日矣，乃以润字丸三钱，煎汤送下。至夜，更衣身洁，诸症顿失。后去枳、桔，加归、芍，调理旬日而起。

（《续名医类案·卷一·伤寒》）

按语 此案患者证属少阳，但两寸关弦而微数，两尺沉而不起。弦数为少阳之脉，但为何两尺不起？《内经》云"南政之岁"，阳明燥金司天，少阴君火在泉，故不应耳。治疗从少阳，以小柴胡汤加减而取效。

（二）疫病

医案 1 天时：太虚曛翳，大明不彰，炎火行，大暑至，山泽燔燎，材木流津，广厦腾烟，土浮霜卤，止水乃减，蔓草焦黄，风行惑言（风热交炽，人言乱惑）。湿化乃后，火本旺于夏，其气郁，故发于申未之四气。四气者，阳极之余也。民病：少气（壮火食气）。疮疡痈肿（火能腐物）。胁腹胸背，头面四肢，愤胕胀，疡（阳邪由余）。呕逆（火气冲上）。瘛（火伤筋）。骨痛（火伤骨）。节乃有动（火伏于节）。注下（火在肠胃）。温疟（火在少阳）。腹暴痛（火实于腹）。血溢流注（火入血分）。精液乃少（火烁阴分）。目赤（火入肝），心热（火入心）。甚则瞀闷（火炎上焦）。懊恼（火郁膻中）。善暴死（火性急速，败绝真阴）。此皆火盛之为病也。治法：火郁发之。发者，发越也。凡火郁之病，为阳为热。其脏应心与小肠三焦，其主在脉络，其伤在阴。凡火所居，有结聚敛伏者，不宜蔽遏，故因其势而解之散之，升之扬之，如开其窗，如揭其被，皆谓之发，非仅发汗也。……竹叶导赤散治君火郁为疫，乃心与小肠受病，以致斑淋吐衄血，错语不眠，狂躁烦呕，一切火邪等症。生地二钱、木通一钱、连翘一钱去膈、大黄一钱、栀子一钱、黄芩一钱、黄连八分、薄荷八分。水煎，研化五瘟丹服。

（清·刘奎《松峰说疫》）

按语 火郁之发从岁运而言，可发生于水运太过之年，水克火而产生火郁现象，也可发生于火运不及之年，水乘火而产生火郁现象。从岁气而言，二之气少阴君火或三之气少阳相火用事之时，如果客气为太阳寒水，则客胜主而发生火郁现象。火郁之极会因郁而发，反侮其所不胜之气，出现火气郁发、火气偏胜的气候、物候及疾病表现，治疗原则为"火郁发之"。导赤散清心利水养阴通淋，主治心经火热或移于小肠所致的火热病证，也可用于治火郁之疫，以及一切火邪之证。

医案 2 运用运气学说辨证治疗脊髓灰质炎。1959 年为己亥年，中运属阴土少宫，司天为厥阴风木，在泉是少阳相火，春初气为厥阴风木，客气为阳明燥金。本年属厥阴风木司天，司天主上半年之气，因此春季仍为厥阴风木盛令。从中运看"岁土不及，风及大行"，原因是土不及则水胜，水生木。因而风盛行，病多飧泄，筋惕肉，腹胀，肢不能举，掉眩巅疾，所表现的征象与夏秋季因湿热导致"痿"、"痹"的症状有所不同。从龙溪专区医院中医科收治患者中的 7 例来看，均为儿童，年龄最小的 1 岁，最大者 9 岁，皆经西医确诊。发病过程中有的头晕突然昏倒。有的口不会说话，有的上下肢瘫痪不能活动，有的闻振动声而惊跳，有的并发眼球斜视、四肢抽搐。这些症状皆属肝阳上升，肝风内动而非风寒湿三气合而为痹。说明疾病的发生与运气学说（中运、司天）有着比较密切的关系。且治疗中并未使用一般清热逐湿的方药，而是根据运气学说辨证，一般用生地、白芍、当归、石决明、牛膝、桑寄生、钩藤、地龙等镇肝凉肝活血。上下肢瘫痪或酸痛则佐以"四藤片"、"虎潜片"以祛风通络，另外配合临床所见的兼症分别用药而收到迅速的疗效（部分病例配合西药抗生素及新斯的明治疗，后期一般配合针刺）。具体说，如发高热，头痛，神昏用羚羊角平肝阳以降热，喉痹则加六神丸（雷氏）治疗。其疗程最短者 10 天，最长者 50 天，平均 22 天治愈，由此说明运气学说作为探讨病因、诊断和治疗似有一定的意义。

（福建中医药，1962，2：34）

按语 己亥年，岁运为土运不及，司天为厥阴风木，在泉为少阳相火。初之气客气虽为阳明燥金，但主气仍行厥阴风木之令。运气相合该年气运关系为气盛运衰，因此也表现出与厥阴风木相应的气候、物候及病候。本案病证属肝阳上亢、肝风内动所致，与风寒湿及湿热导致的"痿"、"痹"明显不同，根据运气理论及症候特点运用镇肝凉肝活血之法辨证加减治疗显效。

医案3 男 二十日，风木司天之年，又当风木司令之候，风木内含相火，时有痘疹。无论但受风温，身热而不发痘，或因风温而竟发痘，或发斑疹，皆忌辛温表药，惟与辛凉解肌透络最稳，此时医所不知。盖风淫所胜，治以辛凉，佐以苦甘，《内经》之正法也。

苦桔梗三钱，大力子钱半，鲜芦根五钱，甘草一钱，桑叶三钱，薄荷八分汗多不用，连翘三钱，芥穗一钱，银花三钱。二帖。此方治初痘起，最能化多为少，凉络而易出，见点亦服此。二十一日申刻，险兼逆痘二天，痘色焰红，唇赤舌赤，见点繁琐，三五成群，毒参阳位，勉与凉血败毒。

苦桔梗三钱，地龙三钱，连翘三钱，人中黄三钱。桃仁三钱。生石膏八钱研，银花五钱，犀尖五钱，白茅根三钱，丹皮三钱，生军三钱炒黑，紫地丁五钱。

此案为钞录者失去十四帖，大意以犀角地黄汤加连翘、银花、茅根、细生地等，一味凉血收功。至十五朝犹用犀角，十六朝以辛凉清余热一方服至二十一朝。

（《吴鞠通医案·卷四·痘症》）

按语 风木司天之年，又当风木司令之候，风木内含相火，发病多为温热之性。风淫所胜，治以辛凉，佐以苦甘，因而宜辛凉解肌透络，吴氏创银翘散治疗本案，取得好的效果。

医案4 张意田治一人，戊寅三月间，发热胸闷不食，大便不通，小便不利，身重汗少，心悸而惊。予疏散消食药，症不减，更加谵语叫喊。诊其脉弦缓，乃时行外感，值少阳司天之令，少阳证虽少，其机显然，脉弦发热者，少阳本象也。胸闷不食者，逆于少阳之枢分也。少阳三焦内合心包，不解则烦而惊，甚则阳明胃气不和而谵语，少阳循身之侧，枢机不利，则身重而不能转侧，三焦失职，则小便不利，津液不下，则大便不通。此证宜以伤寒例，八九日下之，胸满烦惊，小便不利，谵语，一身尽重，不可转侧者，柴胡加龙骨牡蛎汤主之。如法治之，服后果愈。

（《续名医类案·卷三·温病》）

按语 戊寅之年，岁运为火运太过，热气偏盛，司天为少阳相火，上半年火气主事，下半年厥阴风木在泉，风气主事。运气结合，全年气候特点为风热。患者外感，值少阳司天之令，少阳三焦内合心包，不解则烦而惊，甚则阳明胃气不和而谵语，少阳循身之侧，枢机不利，则身重而不能转侧，三焦失职，则小便不利，津液不下，则大便不通。治以柴胡加龙骨牡蛎汤主之，服后而愈。

医案5 雍正癸丑，疫气流行，抚吴使者嘱叶天士制方救之。叶曰：时毒疠气，必应司天。癸丑湿土气化营行，后天太阳寒水，湿寒合德，挟中运之火流行，气交阳光不治，疫气大行。故凡人之脾胃虚者，乃应其疠气，邪从口鼻皮毛而入，病从湿化者，发热目黄，胸满丹疹泄泻，当察其舌色，或淡白，或舌心干焦者，湿邪犹在气分，甘露消毒丹治之。若壮热旬日不解，神昏谵语斑疹，当察其舌绛干光圆硬，津涸液枯，是寒从火化，邪已入营矣。用神犀丹治之。甘露消毒丹方：飞滑石十五两，淡黄芩十两，茵陈十一两，藿香四两，连翘四两，石菖蒲六两，白蔻仁四两，薄荷四两，木通五两，射干四两，川贝母五两，生晒研末，每服三钱，开水调下，或神曲糊丸如弹子大，开水化服亦可。神犀丹方：犀角尖六两，生地一斤熬膏，香豆豉八两熬膏，连翘十两，黄芩六两，板蓝根九两，银花一斤，金汁十两，元参七两，花粉四两，石菖蒲六两，紫草四两，即用生地、香豉、金汁捣丸，每丸三钱重，开水磨服，二方活人甚众，时比之普济消毒饮云。

（《续名医类案·卷五·疫》）

按语 癸丑年，中运为火运不及，全年寒水之气偏盛，丑年为太阴湿土司天，上半年湿气主事；下半年太阳寒水在泉，寒气主事。挟中运之火流行，气交阳光不治，疫气大行。邪从口鼻皮毛而入，病从湿化邪犹在气分者，甘露消毒丹治之；寒从火化，邪已入营分，神犀丹治之。

医案 6 乾隆戊子年，吾邑疫疹流行，一人得病，传染一家，轻者十生八九，重者十存一二，合境之内，大率如斯。初起之时，先恶寒而后发热，头痛如劈，腰如被杖，腹如搅肠，呕泻兼作。大小同病，万人一辙。有作三阳治者，有作两感治者，有作霍乱治者。迨至两日，恶候蜂起，种种危症，难以枚举。如此而死者，不可胜计。此天时之疠气，人竟无可避者也。原夫至此之由，总不外乎气运。人身一小天地，天地有道如是之疠气，人即有如是之疠疾。缘戊子岁少阴君火司天，大运主之，五六月间，又少阴君火，加以少阳相火，水运主之，二之气与三之气合行其令，人身中只有一岁，焉能胜烈火之亢哉？一者不按运气，固执古方，百无一效，或有疑而商之者，彼即朗诵陈言，援以自正。要之执伤寒之法以治疫，焉有不死者乎？是人之死，不死于病而死于药，不死于药而竟死于执古方之药也。予因运气，而悟疫症乃胃受外来之淫热，非石膏不足以取效耳！且医者意也，石膏者寒水也，以寒胜热，以水克火，每每投入百发百中。五月间余亦染疫，凡邀治者，不能亲身诊视，叩其症状，录受其方，互相传送，活人甚众。

（清·余师愚《疫疹一得》）

按语 戊子之岁，岁运火运太过，少阴君火司天，全年气候特点为火热炽盛。运气相合，戊子年又为天符年，天符年气候变化剧烈，"其病速而危"。小满至大暑是少阳相火当令，热愈盛。疫疹症候表现虽似错综，但与值年、当令运气变化密切相关，余氏认为此疫症及胃受外来之淫热，非石膏不足以取效。石膏，寒也，以寒胜热，以水克火，故百发百中。

医案 7 流行性乙型脑炎与气象之间的关系研究。1955 年石家庄乙脑流行，证偏热，多呈高热神昏，舌绛脉数等症，采用清热解毒法，用白虎汤加减取效显著。1956 年北京地区多雨，其证偏湿，多见高热，胸闷，舌苔厚腻。开始以石家庄方法处理，效不佳，后按湿热治疗，疗效显著提高。1958 年广州地区乙脑流行，证属热盛湿伏，采用清热透湿法较显效。1960 年厦门乙脑流行，气值庚子，少阴君火司天，阳明燥金在泉，为金运太过之年，"岁金太过，燥气流行，肝木受邪"，发病正处处暑节气，为暑、燥、火相合而致，以白虎汤清燥金，羚羊角、全蝎、蜈蚣、地龙干平肝风；又虑暑热过盛克金，故以西洋参苦甘补土生金。138 例治愈 122 例，死亡 15 例，其中 4 例入院 24 小时死亡，故修正死亡率为 8.23%。

（福建中医药，1965，4∶1）

按语 虽然本案都是乙脑流行，但发病时间不同，治疗方法也不同，但都取得好的效果。是因为不同年份，岁运有别，因而气候变化也不同，临证治疗时应该考虑当年的气候特点，本案在充分分析当年运气特点的基础上，结合地域气候特点、病证主要表现，因时因地因人辨证论治，也体现了中医同病异治的原则。

（三）咳嗽

医案 1 丙辰，太阳司天，中运太羽，太阴在泉，水齐土化，左寸不应，天符。初气大寒交，主厥阴，客少阳。二气春分交，主少阴，客阳明。三气小满交，主少阳，客太阳。

四气大暑交，主太阴，客厥阴。五气秋分交，主阳明，客少阴。终气小雪交，主太阳，客太阴。

初运大寒交，主太角，客太羽。二运春分后十三日交，主少徵，客少角。三运芒种后十日交，主太宫，客太徵。四运处暑后七日交，主少商，客少宫。终运立冬后四日交，主太羽，客太商。

周姓，三一，久患嗽，喘，多汗。脉浮数而促。

释　此金水相搏而不能涵也，补泻兼行可已。

旱莲草五两，益母草四两，黄柏二两，桑枝二两，白花百合一两，木香一两，桂枝六钱，黄芩一两，粉丹皮一两，枸杞子二两，枳壳两半，桔梗二两，白蒺藜二两，川芎一两。蜜丸。每服四钱。

汤批：证系金水相搏，而方用木香、枳壳者，水盛则土滞也。脾受水谷之气而上布于肺，脾滞则肺无所承受而金郁矣。土气既舒，则生金垣水，不失其职，实为此证之枢纽，明眼人详之。

释　此丙辰年惊蛰前二日方也。丙年天气逆行三度，初气即属太阳。是症久患喘咳，阴虚火浮，又感太阳标热之气而增重，故重用旱莲益太阳之水，以制浮火。但水齐土化之年，土弱不能胜湿，故用益母、黄柏从水以清湿土。盖水在地中，河海皆为所振，凡治太阳之疾，必须兼理太阴也。太阳之气起于海底，故用桑枝、桂枝启水中之生阳，上交于肺。木香味辛、臭香，禀手足太阴之化，而散布太阳之气于天地四方者也。枸杞禀水气而益阳，枳壳利气除痰，而有疏通中土之用，中道既通，则金水相生，运行无阻矣。馀如丹皮、黄芩、蒺藜、百合诸味，无非清降标热，达土平木之意。桔梗、川芎禀金土之气化，而通解血气之郁者也。盖丙辰为天符执法之岁，太阳所在，惟宜和解。此方生克兼施，制化并用，其幽深元妙之理，须微会焉。

（《医学穷源集·卷六·水运年》）

按语　丙辰年水运太过，司天之气太阳寒水，在泉太阴湿土，为水齐土化之年，土弱不能胜湿，是症久患喘咳，阴虚火浮，又感太阳标热之气而增重，故治疗宜生克兼施，制化并用，既要益太阳之水以制浮火，又兼理太阴才能取得好的效果。

医案 2　韩飞霞旅寓北方，夏秋久雨，天行咳嗽头痛。用天水散，以葱姜汤调服，应手取效，日发数十斤。此盖甲己土运，湿令痰壅肺气上窍，但泻膀胱下窍而已，不在咳嗽例也。

（《古今医案按·卷五·咳嗽》）

按语　夏秋久雨，湿热较甚，又值土运之年，湿令痰塞肺气上窍，导致咳嗽头痛流行，通过泻膀胱下窍，用天水散治疗，效果明显。

医案 3　沈明生治沈翰臣妇，咳嗽发热，或认为不足，遽用六味地黄汤，以滋阴分，既而咳逆更剧。诊之脉浮且数，风热干乎肺家，宜用疏表之剂。服下遍身发出红疹，二剂咳差缓，而犹未透。更用辛凉等味，以清表热，仍嗽，忽复作泻不已。咸归咎寒凉。沈笑曰：非也。肺受风邪，邪变为热，经云：邪并于阳，则阳热而阴虚。始则疹在欲出之际，火上炎于手太阴而作嗽。今则疹在欲收未收之时，热下移于手阳明而作泻。是属斑疹家常候，何足怪乎？行且止矣。果越两日，而嗽宁泻止，身凉疹退。按：斑疹之候虽异，斑疹之治略同。是岁丁未湿土司天，而春夏之交，燥旱殊甚，盖犹袭乎昨岁燥金在泉之余气耳。是以初当凉解，而不利乎温散，次当寒润，而不宜于温补。六味地黄丸之属，虽若相宜，然质浊味厚，不惟不能达表，抑且锢蔽外邪，施诸疹退而余热未清之时，稍为近理。今初热始嗽，辄为用之，是非滋阴，乃滋害也。况以丸为汤，已非古人本意，而专投泛用，尤乘病变之机，自来善用六味者（何曾善用，止可谓之滥用。），无过薛立斋。假使九原可作，视近日之汤法盛行，能无掩口胡卢哉。

（《续名医类案·卷二十八·痘疹》）

按语 丁未之年，岁运为木运不及，燥气偏盛，司天为太阴湿土，故上半年湿气主事，在泉为太阳寒水，故下半年寒气主事。春夏之交，燥旱殊甚，盖犹袭乎昨岁燥金在泉之余气耳，因而起病之初应当凉解，而不宜温散，六味地黄滋阴恋邪，致疹退而余热未清。故沈曰：肺受风邪，邪变为热，要以疏散风热为主，而嗽宁泻止，身凉疹退。

医案 4 刘云密曰：丁酉腊，人病头痛恶风，鼻出清涕，兼以咳嗽痰甚，一时多患此。用冬时伤风之剂而愈者固多，然殊治者亦不少。盖是年君火在泉，终之气，乃君火，客气为主气寒水所胜。经曰：主胜客者逆。夫火乃气之主，虽不同于伤寒之邪入经，然寒气已逆而上行，反居火位，火气不得达矣。所以虽同于风，投以风剂如羌活辈则反剧，盖耗气而火愈虚也。至于桂枝汤之有白芍，固不得当，即桂枝仅泄表实，而不能如麻黄能透水中之真阳以出也。故愚先治其标，用干姜理中汤佐五苓散，退寒痰寒水之上逆。乃治其本，用麻黄汤去杏仁；佐以干姜、人参、川芎、半夏，微微取汗。守此方因病进退而加减之，皆未脱麻黄，但有补剂，不取汗矣。病者乃得霍然。

（《续名医类案·卷四·伤风》）

按语 丁酉年，中运为木运不及，全年燥气偏盛，酉年为阳明燥金司天，上半年燥气偏盛；下半年少阴君火在泉，火气偏盛。但患者在丁酉年腊月，感受寒邪，头痛恶风，鼻出清涕，兼以咳嗽痰甚，此时为终之气，主气太阳寒水，客气少阴君火，水克火，主克客，为不相得中之逆，所以仅用风剂和桂枝不足以祛邪，而以干姜理中汤佐五苓散，退寒痰寒水之上逆；用麻黄汤去杏仁，佐以干姜、人参、川芎、半夏，微微取汗，治其本。

（四）疟疾

医案 1 庚午三气，二火重见，当季夏时，暑令盛行。时适科考，嘉湖文学俱偰居昭庆寺，然皆挟舟迢递数百里冒暑而来，靡不感暑而病疟者，如桐乡钱、平湖张、嘉兴卜诸文学，咸命予诊治。予惟以香薷、石膏、柴、芩等解散暑邪，一投剂而寒热立止。比时有遵古法而用清脾饮及常山、槟榔、半夏诸药鲜获效者，盖半夏原属辛燥之物，最为暑令所忌；况人当三伏时无病亦渴，岂病暑者而反能以此收功耶？明者当自鉴之。

（明·徐亦穉《运气商·卷一·运气治验十二则》）

按语 庚午年岁运金运太过，燥气流行，司天之气为少阴君火，上半年运气以火为主，而三之气主气为少阳相火，客主加临，少阴君火加于少阳相火，气候炎热异常，而全年运气以燥为主，燥热明显，不宜用半夏等辛燥之物，以免更伤津液，惟以香薷、石膏、柴、芩等解散暑邪，一投剂而寒热立止。

医案 2 酷热之际，疟疾甚行，有储丽波患此，陆某泥今岁寒水司天，湿土在泉，中运又从湿化，是以多疟，率投平胃、理中之法，渐至危殆。伊表兄徐和圃荐孟英视之，热炽神昏，胸高气逆，苔若姜黄，溺如赭赤，脉伏，口渴，不食不便。曰：舍现病之暑热，拘司气而论治，谓之执死书以困活人。幸其体丰阴足，尚可救药，然非白虎汤十剂，不能愈也。和圃然之。遂以生石膏、知母、银花、枳实、贝母、黄连、木通、花粉、竹茹、黄芩、杏仁、石斛、海䖳、竹叶等，相迭为方，服旬日，疟果断。

（《回春录·内科·疟疾》）

按语 本案酷暑之际，疟疾甚行，医家根据当年运气寒湿明显，选择平胃、理中汤治疗，效果不济。王孟英认为不应该舍现病之暑热，拘司气而论治，而是根据患者症候及发病时节的气候辨证论治，用白虎汤加减治疗取效，可谓灵活应用五运六气学说的典范。

（五）虚劳

医案 1 某 脉微小弱，是阳气已衰。今年太阴司天，长夏热泄气分，不食不运，味变酸苦，脾胃先受困也。稍涉嗔怒，木乘土中，益加不安，从东垣培土制木法。人参，广皮，茯苓，益智，木瓜，淡姜渣。

（《临证指南医案·卷三·木乘土》）

按语 太阴司天之年，上半年湿盛，脾胃容易受损，发病于长夏季节，热泄气分，脾胃更伤，加上情志嗔怒，肝木损伤脾土，故治疗应该从肝脾入手，培土制木才能达到效果。

医案 2 程 今年厥阴司天，春分地气上升，人身阳气上举。风乃阳之化气，阴衰于下，无以制伏，上愈热，斯下愈寒，总属虚象。故龟胶、人乳皆血气有情，服之小效者，非沉苦寒咸也。兹定减味入阴，介类潜阳法。炒熟地，龟胶，阿胶，炒远志，炒山药，湖莲。六七日后，仍进琼玉膏减沉香。

（《临证指南医案·卷一·虚劳》）

按语 厥阴司天之年，春分地气上升，人身阳气上举。如遇阴衰于下，无以制伏，则会出现上热下寒之虚象，但不宜血肉有情之品，因为这些物质沉苦寒咸，不合运气发病规律，咸味入阴，介类潜阳才是正法。

医案 3 南都许轮所孙女，吐血痰嗽。六月诊之，两尺如烂绵，两寸大而数。余谓金以火为仇，肺不浮涩，反得洪大，贼脉见矣。秋令可忧。八月初五复诊之，肺之洪者变为细数，肾之软者变为疾劲。余曰：岁在戊午，少阴司天，两尺不应。今尺当不应而反大，寸当浮大而反沉细，"尺寸反者死"。肺至悬绝，十二日死。计其期，当死于十六日。然能食者过期，况十六、十七二日皆金，未遽绝也。十八日交寒露，又值火日，《经》曰：手太阴气绝，丙日笃，丁日死。言火日也，寅时乃气血注肺之时，不能注则绝，必死于十八日寅时矣。论所以其能食未深信也，至十八，果未晓而终。

（《古今医案按·卷四·虚损》）

按语 戊午年，岁运火运太过，少阴君火司天，阳明燥金在泉，患者吐血痰嗽，根据运气特点分析，结合诊脉情况，尺当不应而反大，寸当浮大而反沉细，"尺寸反者死"，准确地预测了患者的预后。

医案 4 罗谦甫治参政商公，年六旬余。原有胃虚之症，至元己巳夏上都住，时值六月，霖雨大作，连日不止，因公务劳役过度，致饮食失节，每旦则脐腹作痛，肠鸣自利，须去一二行，乃少定，不喜饮食，懒于言语，身体倦困。罗诊其脉，沉缓而弦，参政以年高气弱，脾胃素有虚寒之证，加之霖雨，及劳役饮食失节，重虚中气。《难经》云：饮食劳倦则伤脾，不足而往，有余随之。若岁火不及，寒乃大行，民病鹜溏。今脾胃正气不足，肾水必挟木势，反来侮土，乃薄所不胜，乘所胜也。此疾非甘辛大热之剂，则不能泻水补土（舍时从症）。虽夏暑之时，有用热远热之戒。又云：有假者反之，是从权而治其急也。《内经》云：寒淫于内，治以辛热。干姜、附子，辛甘大热，以泻寒水，用以为君，脾不足者，以甘补之，人参、白术、甘草、陈皮，苦甘温，以补脾土，胃寒则不欲食，以生姜、草豆蔻辛温，治客寒犯胃，厚朴辛温，厚肠胃，白茯苓甘平，助姜附以导寒湿，白芍药酸微寒，补金泻木，以防热伤肺气为佐也，不数服良愈。

（《名医类案·卷第一·中寒》）

按语 己巳年，中运为土运不及，风木之气偏盛，司天之气为厥阴风木，主运土受风木克制，在泉为少阳相火，火气主事。患者本有胃虚之症，时值六月上半年，风木盛行，克制脾土，脾胃本来虚弱，适逢霖雨大作，脾阳被湿邪拒制，加之因劳役过度，饮食失节，导致脾胃更虚弱，故治疗宜健脾和胃，温阳化湿，医者用干姜、附子，辛甘大热药物温阳化湿，生姜、草豆蔻辛温，温补脾胃，用甘味人参、白术补益脾胃之气，疗效显著。

（六）黄疸

医案 1 至元丙寅六月，时雨霪，人多病湿盛。真定韩君祥，因劳役过度，渴饮凉茶，及食冷物，遂病头痛，肢节亦疼，身体沉重，胸满不食。自以为外感内伤，用通圣散二服，添身体困甚。医以百解散发其汗（汗）。越四日，以小柴胡汤二服，复加烦热躁渴。又六日，以三承气汤下之（下）。躁渴尤甚。又投白虎加人参、柴胡饮子之类（清）。病益增又易医，用黄连解毒汤、朱砂膏、至宝丹之类，至十七日后，病势转增，传变身目俱黄，肢体沉重，背恶寒，皮肤冷，心下痞硬，按之则痛（心下痛，按之硬，手少阴受寒，足少阴血滞，执按之而痛为实，则误），眼涩（眼涩为湿毒）不欲开，目晴不了了，懒言语，自汗，小便利，大便了而不了（此宿痛，按之痛为阴证，故小便利，大便了而未了，理中汤佳）。罗诊其脉紧细（寒），按之空虚（下焦无阳也），两寸脉短，不及本位。此证得之因时热而多饮冷，加以寒凉寒药过度，助水乘心，反来侮土，先凶其母，后薄其子也。经曰：薄所不胜，乘所胜也。时值霖雨，乃寒湿相合，此为阴证发黄明也（身无汗，际颈而还小便不利，则发黄。今身自汗，小便利而发黄，明属寒湿）。罗以茵陈附子干姜汤主之（茵陈附子干姜汤：附子、干姜、半夏、草豆蔻、白术、陈皮、泽泻、枳实、茵陈、生姜）。《内经》云：寒淫于内，治以甘热，佐以苦辛。湿淫所胜，平以苦热，以淡渗之，以苦燥之。附子、干姜辛甘大热，散其中寒，故以为主，半夏、草豆蔻辛热，白术、陈皮苦甘温，健脾燥湿，故以为臣，生姜辛温以散之，泽泻甘平以渗之，枳实苦微寒，泄其痞满，茵陈苦微寒，其气轻浮，佐以姜、附，能去肤腠间寒湿而退其黄，故为佐使也。煎服一两，前症减半，再服悉去。又与理中汤服之，数日，气得平复。或者难曰：发黄皆以为热，今暑隆盛之时，又以热药，治之而愈，何也（此辨不可少）罗曰：主乎理耳。成无己云，阴证有二，一者始外伤寒邪，阴经受之，或因食冷物，伤太阴？经也。一者始得阳证，以寒治之，寒凉过度，变阳为阴也。今君祥因天令暑热，冷物伤脾，过服寒凉，阴气太胜，阳气欲绝，加以阴雨寒湿相合发而为黄也。仲景所谓当于寒湿中求之。李思顺云：解之而寒凉过剂，泻之而逐寇伤君。正以此耳。圣贤之制，岂敢越哉？或曰：洁古之学，有自来矣。

（《名医类案·卷第九·黄疸》）

按语 丙寅之年，丙为阳水，中运为水运太过，寒气偏盛，寅年为少阳相火司天，上半年火气主事，下半年厥阴风木在泉，风气主事。运气相合，可知本年气候特点为寒、热、风。患者因热而多饮冷，丙寅为水太过，寒气偏盛，再加以寒凉用药过度，助水乘心，反来侮土，时值霖雨，寒湿相合，湿困脾胃，少阳相火司天，上半年火气主事，下半年风木在泉，湿与火气相合，熏蒸肝胆，风木盛行，肝气疏泄过度，导致胆汁外溢，因而出现身目俱黄，肢体沉重，背恶寒，皮肤冷，心下痞硬，按之则痛等症状。故以茵陈附子干姜汤主之。煎服一剂，前症减半，再服悉去。又予理中汤服之，数日，气得平复。

医案2　刘宗厚治赵显宗病伤寒，至六七日，因服下药太过，致发黄。其脉沉细迟无力，皮肤凉，发躁（阴极发躁），欲于泥中卧，喘呕，小便赤涩。先投茵陈橘皮汤（次第用药之法），喘呕止。次服小茵陈汤半剂，脉微出（脉微出者生），不欲于泥中卧。次日，又服茵陈附子汤半剂，四肢发热，小便二三升（用附子而小便长），当日中，大汗而愈。似此治愈者，不一一录。凡伤寒病黄，每遇太阳，或太阴司天岁，若下之太过，往往变成阴黄。盖辰戌，太阳寒水司天，水来犯土。丑未，太阴湿土司天，土气不足，即脾胃虚弱，亦水来侵犯，多变此证也。

（《名医类案·卷第九·黄疸》）

按语　辰戌年，太阳寒水司天，太阴湿土在泉，水来犯土。丑未，太阴湿土司天，太阳寒水在泉，寒气主事，土气不足，容易导致脾胃虚弱。故"凡伤寒病黄，每遇太阳，或太阴司天岁，若下之太过，往往变成阴黄"。治疗先用茵陈橘皮汤，治喘呕，继服小茵陈汤消烦躁，再服茵陈附子汤，温中健脾化湿退黄。

（七）水肿

医案1　陈　二十六岁。乙酉年五月十五日，脉弦细而紧，不知饥，内胀外肿，小便不利，与腰以下肿当利小便法，阳欲灭绝，重加热以通阳，况今年燥金，太乙天符，《经》谓"必先岁气，毋伐天和"。

桂枝六钱，猪苓五钱，生茅术三钱，泽泻五钱，广橘皮三钱，川椒炭五钱，厚朴四钱，茯苓皮六钱，公丁香二钱，杉木皮一两。

煮四杯，分四次服。

二十五日，诸症皆效，知饥，肿胀消其大半。惟少腹有疝，竟如有一根筋吊痛，于原方内减丁香一钱，加小茴香三钱。

（《吴鞠通医案·卷三·肿胀》）

按语　乙酉年，岁运阳明燥金与司天之气及地支的五行属性性质相同，为太乙天符之年，发病速而危，故"必先岁气，毋伐天和"。患者肿胀明显，小便不利，阳欲灭绝，重加热以通阳，故用桂枝、川椒温通，厚朴、陈皮等行气，猪苓、泽泻等利水，水肿消诸症皆效。

医案2　颜六三。今年风木加临，太阴阳明不及，遂为膜胀。小便不利，两跗皆肿，大便涩滞，治在腑阳，用分消汤方：生于术、茯苓、泽泻、猪苓、厚朴、椒目、海金沙，汤煎。吴，今岁厥阴司天加临，惊蛰节病腹满喘促，肢肿面浮，寒热汗出，皆木乘土位，清阳不得舒展，浊气痞臌踞，故泄气少宽，姑拟通腑以泄浊。生于术、茯苓、椒目、紫厚朴、泽泻、淡姜渣。

（《临证指南医案·卷三·肿胀》）

按语　两病例虽然证候有差别，但叶氏根据运气理论辨析其病机皆为木乘土位，太阴脾失运化，阳明腑气不通，而致湿浊积聚，故都以分消通利法治疗。

（八）便秘

医案　易思兰治一儒官，仲秋末患便秘症。初因小便时秘，服五苓散、八正散、益元散俱不效。一医诊得二尺俱无脉，作下元阴虚水涸，用八味丸治之，日一服。三日大便亦秘，口渴咽干，烦满不睡，用脾约丸、润肠丸，小便日数十次，惟点滴而已，大便连闭十日，腹满难禁。众议急用三一承气汤下之，服后微利随闭，又加小腹绕脐满痛。复用舟车丸、遇仙丹，每空心一服，日利三五次，里急后重，粪皆赤白。如此半月，日夜呻吟，惟饮清米饮及茶盂许。九月终，易诊之，两寸沉伏有力，两关洪缓无力，两尺不见。易曰：关尺无恙，病在膈上，此思虑劳神气秘病也。以越鞠汤投之，香附醋炒一钱，苏梗、连翘、山栀、川芎各六分，苍术、黄芩各八分，神曲一钱，桔梗四分，枳壳五分，甘草三分，服一盂，嗳气连出，再一盂大小便若倾，所下皆沉积之物，浑身稠汗。因进姜汤一盂，就榻熟睡，睡觉觅粥。次早复诊，六脉无恙。调理气血，数日全愈。易自注曰：人身之病上下表里，虽有不同，不过一气为之流通耳。气之通塞，均于脉息辨之。今两尺皆无，众以为如树之无根，不知今年己卯燥金司天，君火在泉，己土运于中，正是南面以象君位，君火不行，两尺不相应，今两尺隐然不见，正为得卯年之令。若尺脉盛于寸，则为尺寸反矣。《经》曰：尺寸反者死。岂八味丸所能治乎。然而里急后重，赤白相杂，痛则欲解，有似乎滞下，但滞下之脉，见于两关，今关脉不浮不紧不数，其非滞下明矣。既非滞下，而用承气、舟车、遇仙等药，则元气大伤，而病愈增矣。其病源在上焦气秘，而下焦不通也。心脉居上，两寸之脉当浮，今不浮而沉，下手脉沉便知是气，气郁不行，则升降失职，是以下窍秘结，二便不顺，吸门不开，幽门不通，正此谓也。譬如注水之器，闭其上窍，则下窍不通，水安从也。用香附之辛，以快滞气，苏梗通表里之窍，连翘辛香升上，以散六经之郁火，苍术、神曲健脾导气，散中结于四肢，炙甘草以和中，少加桔梗，引黄芩、枳壳荡涤大肠之积，山栀去三焦屈曲之火而利小肠，川芎畅达肝木，使上窍一通，则下窍随开，表气一顺，则里气自畅。是以周身汗出，二便俱利，正所谓一通百通也。气秘者病之本，便闭者病之标，专治其本，故见效速也。

（《续名医类案·卷二十·二便不通》）

按语 己卯之年，土运不及，全年风气偏盛，卯年为阳明燥金司天，上半年燥气主事，下半年少阴君火在泉，火气主事。运气结合，则可知风气、燥气和火气是全年气候特点。有医者不明当年运气己卯燥金司天，君火在泉，己土运于中，正是南面以象君位，君火不行，两尺不相应，今两尺隐然不见，正为得卯年之令。心脉居上，两寸之脉当浮，今不浮而沉，下手脉沉便知是气，气郁不行，则升降失职，是以下窍秘结，二便不顺，吸门不开，幽门不通，可见气秘为本，便闭为标，用行气健脾之法治其本，取效迅速。

（九）淋证

医案 厥阴风木司二气，庚午岁也，主气者为少阴君火。沈得玄文学，方在友人坐间，忽小腹痛如锥刺，急欲小便，及至厕仅滴一二点，色甚赤，解时极痛楚，而腹疼弥急，乃不能竟欢而归，亟为调治。然疑热淋，药惟淡渗，如车前、牛膝、萆薢、淡竹叶、黄柏之类，将十日犹未解。予往视，见脉浮弦，两头角微疼，暮则畏寒，夜有微热。予谓：此正属厥阴风邪为祟也，当急表散，得汗即解。若徒事寒凉，则邪愈冰伏矣。文学将信将疑，乃曰：此实淋也，子作外感治，而或得愈，可为绝倒。果如法服，一剂而得汗，二剂则小便清澈而痛止矣。盖少腹者肝之位，小肠者心之府也，直风邪内淫于府而未达于表耳。

（明·徐亦稚《运气商·卷一·运气治验十二则》）

按语 本案发病于庚午年，司天之气为少阴君火，发病季节为二之气，客气乃厥阴风木，风邪为犯，侵犯太阳之府膀胱，出现小便淋漓不尽诸症，药唯淡渗，不能解除外邪，致病情反复，徐氏根据运气特点，发汗疏风，祛邪外出，二剂则小便清澈而痛止矣。

（十）癫狂

医案　齐，四十二岁。己巳二月初二日，脉弦数而劲，初因肝郁，久升无降以致阳并于上则狂。心体之虚，以用胜而更虚，心用之强，因体虚而更强。间日举发，气伏最深，已难调治。况现在卯中乙木盛时，今岁又系风木司天，有木火相煽之象，勉与补心体、泻心用两法。

洋参三钱，大生地一两，莲子心一钱，黄柏三钱，白芍六钱，丹皮四钱，麦冬六钱连心，生龟板一两，丹参三钱，真山连三钱。外用紫雪丹六钱，每次一钱，与此方间服。初六日，操持太过，致伤心气之狂疾，前用补心体、泻心用、摄心神，已见大效，脉势亦减，经谓脉小则病退是也。

洋参三钱，白芍六钱，丹皮五钱，真山连二钱，生龟板一两，黄柏炭二钱，麦冬三钱，女贞子四钱，莲子五钱，龙胆草二钱，米醋一酒杯冲，铁落，水煎。

（《吴鞠通医案·卷三·癫狂》）

按语　己巳年，厥阴风木司天，患者初因肝郁，久而发狂，发病为卯中乙木盛时，又值风木司天，系有木火相煽之象，故治宜补心体、泻心用、摄心神。

（十一）厥证

医案 1　蒋右，形体苍瘦，阴虚多火之质。春升之令，忽然发厥，当时神情迷愦，顷之乃醒。前诊脉弦微滑。良以相火风木司年，又当仲春升泄之时，阴虚之人，不耐升发，遂致肝脏之阳气一时上冒，故卒然而厥也。调理之计，惟益其阴气，使之涵养肝木，参鳞、介之属，以潜伏阳气。

炙熟地三两，西党参四两，小黑豆三两，煅龙骨三两，炒牛膝二两，炙生地三两，煅牡蛎三两，生鳖甲六两，煅决明四两，泽泻一两五钱，龟甲心（刮去白，炙）八两，白归身二两炒，杭白芍酒炒一两五钱，粉丹皮一两五钱，女贞子三两酒炒，炒于术一两五钱。

上药如法共煎浓汁，滤出，渣入水再煎，去枯渣，独取浓汁，炭火收膏，藏瓷器内，每晨服一匙，开水冲挑。

（《张聿青医案·卷十九·膏方》）

按语　本案患者阴虚内热体质，春季阳气升发之时发厥，又值相火风木司年，风火相煽，阴虚之人，不耐升发，遂致肝阳上亢，故卒然而厥。调理之法，应该益阴涵木，用鳞、介之类药物，以潜伏阳气。

医案 2　张意田乙酉岁治一人，忽患泄泻数次，僵仆不省，神昏目瞪，肉瞤口噤，状若中风。脉之沉弦而缓，手足不冷，身强无汗，鼻色青，两颐红，此肝郁之复也。用童便、慈葱热服稍醒，继以羌活、防风、柴胡、钩藤、香附、栀子之属，次用天麻白术汤，加归、芍、丹、栀而愈。或问：肝郁之复，其故云何？曰：运气不和，则体虚人得之。本年阳明燥金司天，金运临酉为不及，草木晚荣，因去冬晴阳无雪，冬不潜藏。初春，乘其未藏，而草木反得早荣矣。燥金主肃杀，木虽达而金胜之，故近日梅未标而吐华，密霰凄风，交乱其侧，木气郁极，则必思复，经所谓偃木飞沙，筋骨掉眩，风热之气，陡然上逆，是为清厥，今其脉沉弦而缓，乃风木之热象，因审量天时，用童便、慈葱，使之速降浊阴，透转清阳，则神气自清。用羌、防等以舒风木，香附、栀子解汗而清郁火，再用天麻白术汤加归、芍、丹、栀，培土清火，畅肝木以成春，虽不能斡旋造化，亦庶几不背天时也已。

（《续名医类案·卷二·厥》）

按语 乙酉之岁，金运不及，全年火气偏盛，酉年为阳明燥金司天，上半年燥气主事；下半年少阴君火在泉，火气主事。金不能克制肝木，肝木郁极生火，再加火气为全年主气，同气相求，加重患者肝郁化火症状，导致"僵仆不省，神昏目瞪，肉瞤口噤，状若中风"，故治疗以羌、防舒风木，香附、栀子解汗清郁，天麻白术汤加归、芍、丹、栀，培土清火。

（十二）痉病

医案 易思兰治宗室毅斋，年五十二，素乐酒色。九月初，忽倒地，昏不知人，若中风状，目闭气粗，手足厥冷，身体强硬，牙关紧闭。有以为中风者，有以为中气中痰者，用乌药顺气散等药俱不效。又有作阴治者，用附子理中汤，愈加痰响。五日后召易，诊六脉沉细紧滑，愈按愈有力，问曰：此何病？曰：寒湿相搏痉病也。痉属膀胱，当用羌活胜湿汤主之。先用稀涎散一匕，吐痰一二碗，昏愦即醒，随进胜湿汤六剂全愈。以八味丸调理一月，精神复常。其兄宏道问曰：病无掉眩，知非中风，然与中气中痰夹阴，似亦无异，何以独以痉名之？夫痉缘寒湿而成，吾宗室之家，过于厚暖有之，寒湿何由而得？易曰：运气所为，体虚者得之。本年癸酉，戊癸化火，癸乃不及之火也。经曰：岁火不及，寒水侮之，至季夏土气太旺，土为火子，子为母复仇，土来制水。七月八月主气是湿，客气是水，又从寒水之气，水方得令，不服土制，是以寒湿相搏，太阳气郁而不行。其症主脊背项强，卒难回顾，腰似折，项似拔，乃膀胱经痉病也。宏道曰：痉缘寒湿而成，乌药顺气等药，行气导痰去湿者也，附子理中去寒者也，何以不效？用胜湿汤何以速效？易曰：识病之要，贵在认得脉体形症。用药之法，全在理会经络运气，脉症相应，药有引经，毋伐天和，必先岁气，何虑不速效耶？夫脉之六部俱沉细紧滑，沉属里，细为湿（此句可疑。《脉诀》以濡为湿，并无以细为湿之说）。紧为寒中，又有力而滑，此寒湿有余而相搏也。若虚脉之症，但紧细而不滑。诸医以为中风，风脉当浮，今不浮而沉，且无眩掉等症，岂是中风。以为中气、中痰，痰气之脉不紧，今脉紧而体强直，亦非中气、中痰，故断为痉病。前用乌药、附子理中汤，去寒不能去湿，去湿不能去寒，又不用引经药，何以取效？胜湿汤：藁本、羌活，乃太阳之主药，通利一身百节，防风、蔓荆能胜上下之湿，独活散少阴肾经之寒，寒湿既散，病有不瘳者乎？

（《续名医类案·卷三·痉》）

按语 癸酉之年火运不及，上半年阳明燥金司天，燥气主事；下半年少阴君火在泉，火气主事。运气结合，则可知寒气、燥气和火气为全年气候特点。岁火不及，寒水侮之，至季夏土气太旺，土为火子，子为母复仇，土来制水，寒湿相搏，太阳经气郁而不行而发痉。故用羌活胜湿汤辛温发散，祛寒化湿，经络疏通而痉自止。

二、妇科疾病

崩漏

医案 江汝洁治叶廷杰之内，十月，病眼若合即麻痹，甚至不敢睡。屡易医，渐成崩疾。江诊得左手三部，举之略弦，按之略大而无力。右手三部，举按俱大而无力。《经》曰：血虚脉大如葱管。又曰：大而无力为血虚。又曰：诸弦为饮。又曰：弦为劳。据脉观证，盖由气血俱虚，以致气不周运而成麻痹。时医不悟而作火治，药用寒凉过多，损伤脾胃，阳气失陷而成崩矣。以岁运言之，今岁天冲主运，风木在泉，两木符合，木盛而脾土受亏，是以土陷而行秋冬之令。以时候言之，小雪至大雪之末六十日有奇，太阳寒水司令，厥阴风木客气加临其上，水火胜矣。《经》曰：甚则胜而不复也。其脾大虚，安得血不大下乎？且脾裹血，脾虚则血不归经而妄下矣。法当大补脾经为先，次宜补气祛湿，可得渐愈矣。以人参三钱，黄芪二钱，甘草四分，防风、荆芥、白术各一钱，陈皮八分，水煎，食远服，一剂分作三服。不数剂而安。

（《古今医案按·卷九·女科·崩漏》）

按语　以岁运言，天冲主运，岁运为木运，在泉亦为厥阴风木，两木符合，木盛而脾土受损，土陷而行秋冬之令。以时节言，小雪至大雪之末六十日有奇，主气太阳寒水，客气厥阴风木加临其上，水火胜矣。《内经》曰：甚则胜而不复也。木克土，脾大虚，法当大补脾经为先，次宜补气祛湿，可得渐愈矣。

三、五官科疾病

（一）眼病

医案 1　李民范，目常赤，至戊子年火运，君火司天。其年病目者，往往暴盲，运火炎烈故也。民范是年目大发，遂遇戴人，以瓜蒂散涌之，赤立消。不数日，又大发。其病之来也，先以左目内眦，赤发牵睛，状如铺麻，左之右，次锐眦发，亦左之右，赤贯瞳子，再涌之又退。凡五次，交亦五次，皆涌。又刺其手中出血及头上、鼻中皆出血，上下、中外皆夺，方能战退。然不敢观书及见日。张云：当候秋凉再攻则愈。火方旺而在皮肤，虽攻其里无益也。秋凉则热渐入里，方可擒也。惟宜暗处闭目，以养其神水。暗与静属水，明与动属火，所以不宜见日也。盖民范因初愈后，曾冒暑出门，故痛连发不愈。如此涌泄之后，不可常攻，使服黍黏子以退翳，方在别集。

（《儒门事亲·卷六·火形·目赤三十五》）

按语　戊子年岁运为火运太过，司天为少阴君火，岁运与司天之气同化，故易受热为病，患者目常赤，遇戊子年暑热盛，赤贯瞳子反复发作。张子和根据运气病机诊断其目病为火邪郁结孔窍所致，故用刺血法使热邪得以外泻。

医案 2　目得血而能视，黑轮上戴，日久涩痒羞明，弦烂流泪。眼科苦寒消散，屡服无功。可知无形之火，原非苦寒可折。王太仆云：寒之不寒，是无水也，壮水之主，以镇阳光。小儿纯阳，从钱氏六味地黄汤治法。曩缘血虚肝燥，目痛羞明，苦寒消散，阴气益弱。今年厥阴司天，风木气王，秋深燥气倍张。肝藏血，其荣在爪，观其爪甲枯槁剥落，肝血内涸显然。前议壮水，以平厥阳冲逆之威，继佐芍甘培土，酸味入阴，甘缓其急，交冬肾水主事，木得水涵，庶可冀安。哭泣躁烦，究由脏燥。肝在窍为目，肺在声为哭。地黄滋肾生肝，二冬清肺润燥，所加黑羊胆汁引之者，盖肝位将军，胆司决断，胆附肝叶之下，肝燥胆亦燥矣。故取物类胆汁以济之，同气相求之义也。

安波按：羊胆味苦，恐蹈前辙，不若以磁珠丸之磁石，其性能引铁制金，平木之义可知也。设肝胆得以有制，则其势不暇他顾，只可足以自守本位，济之以补益涵养。俾渴者得饮而燥者润，冲逆之威下潜，则目疾释矣。

（《程杏轩医案·辑录·吴双翘兄幼女目疾》）

按语 患儿眼疾日久，证为血虚肝燥，用苦寒消散法治疗更伤阴气。王太仆云：寒之不寒，是无水也，壮水之主，以镇阳光，故从钱氏六味地黄汤治法。厥阴司天，风木气王，秋深燥气倍张，根据运气特点，更应滋水涵木，加黑羊胆汁引之，取同气相求之义。

医案 3 章氏，七十二岁。正月二十八日，老年下虚上盛，又当厥阴司天之年，厥阴主令之候，以致少阳风动，头偏右痛，目系引急，最有坏眼之虑，刻下先与清上。羚羊角三钱，刺蒺藜一钱，连翘一钱，桑叶二钱，茶菊花二钱，生甘草八分，桔梗钱半，苏薄荷八分。日二帖，服二日。三十日，少阳头痛已止，现下胸痞胁胀，肝胃不和，肢痛腰痛。议两和肝胃之中，兼与宣行经络。桂枝尖二钱，子青皮一钱，制半夏五钱，广郁金二钱，广皮钱半，制香附二钱，杏仁泥三钱，生姜汁三匙。服二帖。二月初二日，因食冷物昼寐，中焦停滞，腹不和，泄泻，与开太阳、阖阳明法。桂枝五钱，茯苓块五钱，炮姜钱半，苍术三钱，半夏三钱，木香钱半，猪苓三钱，广陈皮钱半，泽泻三钱，藿香梗三钱，煨肉果钱半。头煎两茶杯，二煎一茶杯，分三次服。初四日，诸症向安，惟余晨泄，左手脉紧，宜补肾阳。煨肉果三钱，五味子一钱，莲子五钱连皮去心，补骨脂三钱，生于术三钱，芡实三钱，菟丝子二钱，茯苓块五钱。水五碗，煮成两碗，分二次服。渣再煮一碗，明早服。初七日，即于前方内去菟丝子，加牡蛎粉三钱。初十日，太阳微风，以桂枝法小和之。

桂枝二钱，广陈皮二钱，白芍二钱炒，茯块三钱，炙甘草八分，半夏三钱，生姜二片，大枣一枚去核。水三杯，煮取二杯，分二次服。十一日，右目涩小，酉刻后眼前如有黑雾。议清肝络、熄肝风、益肝阴法。桔梗钱半，青葙子二钱，沙参三钱，生甘草八分，茶菊花钱半，沙蒺藜二钱，何首乌三钱。三帖后，了然如故。

（《吴鞠通医案·卷三·肝风》）

按语 火运不及之年，司天为厥阴风木，又值正月，主气亦为厥阴风木，患者年老下虚上盛，又当厥阴司天之年，厥阴主令之候，以致少阳风动，头偏右痛，目系引急，最有坏眼之虑，故急用羚羊角、菊花等息风清热，然后随证治之。

（二）耳鸣

医案 王某，男，43岁，职业：某中等城市银行行长。2008年3月10日初诊。患者因近来工作压力较大，加之家庭变故（儿子手术），心理负担过重，夜不能寐，三日前两耳听力骤降，以左耳为重，间有耳鸣。其人面色黄白微灰，形胖，声音浊重。素有吸烟嗜好，因工作缘故，每餐必饮酒食肉。大便稀溏。脉弦细，舌苔薄白。诊为胆经火郁所致，为疏柴胡加龙骨牡蛎汤加味。处方：柴胡12g，黄芩12g，桂枝10g，茯苓20g，酒军8g，清半夏10g，生龙牡各30g，石菖蒲10g，生姜10片，红枣12枚。7剂。二诊：2008年3月17日。患者服药后听力恢复大半，唯遇尖锐声音则感觉刺痛，伴有耳鸣。诊为兼有血瘀，为疏小柴胡汤佐以活血药物。拟方：柴胡18g，黄芩10g，法半夏10g，石菖蒲10g，郁金10g，胡黄连6g，川芎10g，磁石12g，血竭8g，苏木8g，桃仁9g，红花8g，生姜10片，红枣12枚，5剂。水煎服，一日三次，饭后一小时服用。另购苏合香丸两盒，服汤药时送服半丸。

之后未再联系，一个月后追访，言其服药后诸证悉除，恢复如常人。

（《中医研究》2009年第2期）

　　按语　2008年为戊子年，戊癸化火，中运火运太过；子午少阴君火司天，全年火气较盛。3月10日在大寒后春分前，为戊子年初之气，主气厥阴风木，客气太阳寒水，本来初之气为木气生发之时，然则客气太阳寒水加临，寒水主封藏，将本欲借初之气生发的火气封藏，容易造成全年太过之火气在初之气时内郁的表现。生发为木，在人体为肝胆，对应到人体疾病，则体现为肝胆火气内郁的表现。耳为胆经所过之处，《灵枢·经脉》中说："胆足少阳之脉……从耳后入耳中，出走耳前。"胆气郁滞则会造成耳窍突然闭塞之病机，甚则导致暴聋。正如《素问·厥论》曰："少阳之厥，则暴聋，颊肿面热。"胆为甲木，以条达畅疏为德，甲木之气生发不畅，郁于胆经则成内火，火性上炎，郁阻上窍则暴为耳聋。

第七章 《内经》运气相关篇章选读

尽管运气七篇是唐代王冰补入，但它从此开辟了中医研究的一个新领域，即医学气象学或气象疾病预测学，当然，这些思想方法应该是经过长期积累、沉淀而渐成体系的，因此，五运六气学说的起源很早，发展完善应该经历不少波折。现在阅读这些原文，一方面要继承其学术思想，另一方面，也要更多地去探索这些重要思想的形成过程，以及发展创新这套理论的切入点，以真正建立起中医环境医学、气候疾病预测理论、辨证论治气象观、人体禀赋气象理论、慢性病防治的气象科学基础等学科体系，让中医更好地服务于大众健康，解决更多人、更大范围人们的健康需求。

天元纪大论篇第六十六

【题解】

天，自然界。元，根源。纪，规律。本篇从阴阳五行角度说明天地之道，并在此基础上提出了天干主五运、地支主六气、六气与三阴三阳的配属关系，以及五运六气的五年、六年、三十年、六十年运转周期等有关五运六气学说的基本原理、基本概念和测算方法。由于本篇讨论天地运气的变化是自然万物变化的根源及规律，故名篇。

【原文】

黄帝问曰：天有五行，御五位[1]，以生寒暑燥湿风，人有五脏，化五气，以生喜怒思忧恐，论言五运相袭而皆治之，终期之日，周而复始，余已知之矣，愿闻其与三阴三阳之候，奈何合之？

鬼臾区稽首再拜对曰：昭乎哉问也。夫五运阴阳者，天地之道也，万物之纲纪，变化之父母，生杀之本始，神明之府也，可不通乎！故物生谓之化[2]，物极谓之变[3]，阴阳不测谓之神[4]，神用无方谓之圣[5]。

夫变化之为用也，在天为玄[6]，在人为道，在地为化，化生五味，道生智，玄生神。神在天为风，在地为木，在天为热，在地为火，在天为湿，在地为土，在天为燥，在地为金，在天为寒，在地为水，故在天为气，在地成形，形气相感而化生万物矣。然天地者，万物之上下也；左右者，阴阳之道路也；水火者，阴阳之征兆也；金木者，生成之终始也[7]。气有多少，形有盛衰，上下相召而损益彰矣。

帝曰：愿闻五运之主时也何如？鬼臾区曰：五气运行，各终期日，非独主时也。帝曰：请闻其所谓也。鬼臾区曰：臣积考《太始天元册》文曰：太虚[8]寥廓，肇基化元，万物资始，五运终天，布气真灵，总统坤元，九星[9]悬朗，七曜[10]周旋，曰阴曰阳，曰柔曰刚，幽显既位，寒暑弛张，生生化化，品物咸章。臣斯十世，此之谓也。

【注释】

[1] 天有五行，御五位：天，自然界。御，控制，驾御。五位，此指一年中主运的五步。

[2] 物生谓之化：自然事物的产生及物候现象的出现，要经历由无到有的变化过程，这个过程称为化。

[3] 物极谓之变：事物发展到极点，由渐变所致。

[4] 阴阳不测谓之神：指自然界阴阳的变化微妙莫测，难以全面掌握。

[5] 神用无方谓之圣：能够掌握阴阳变化规律，并灵活运用，谓之圣。方，常规。

[6] 玄：远也。天道玄运，变化无穷。

[7] 金木者，生成之终始也：金木代表生长收藏的终结与开始。木，代表"生"。金，代表"成"。

[8] 太虚：太空、宇宙。

[9] 九星：谓天蓬、天芮、天冲、天辅、天禽、天心、天任、天柱、天英。

[10] 七曜：又称"七政"，一般指日、月、五星，即金星、木星、水星、火星、土星。

【经文分析】

（1）讨论五运与六气的关系。六气由五运变化而生。"天有五行，御五位，以生寒暑燥湿风"，说明自然界的起源。

（2）说明五运六气的变化是万物生化的本源，"五运阴阳者，天地之道也"，"形气相感"化生万物。

【原文】

帝曰：善。何谓气有多少，形有盛衰？鬼臾区曰：阴阳之气各有多少，故曰三阴三阳也。形有盛衰，谓五行之治，各有太过不及也。故其始也，有余而往，不足随之，不足而往，有余从之，知迎知随，气可与期。应天为天符[1]，承岁为岁直[2]，三合[3]为治。

帝曰：上下[4]相召奈何？鬼臾区曰：寒暑燥湿风火，天之阴阳也，三阴三阳上奉之。木火土金水火，地之阴阳也，生长化收藏下应之。天以阳生阴长，地以阳杀阴藏。天有阴阳，地亦有阴阳。木火土金水火，地之阴阳也，生长化收藏。故阳中有阴，阴中有阳。所以欲知天地之阴阳者，应天之气[5]，动而不息，故五岁而右迁，应地之气，静而守位，故六期而环会，动静相召，上下相临，阴阳相错，而变由生也。

帝曰：上下周纪，其有数乎？鬼臾区曰：天以六为节，地以五为制。周天气者，六期为一备；终地纪者，五岁为一周。君火以明，相火以位。五六相合而七百二十气，为一纪，凡三十岁；千四百四十气，凡六十岁，而为一周，不及太过，斯皆见矣。

【注释】

[1] 天符：岁运与司天之气五行属性相同的年份。
[2] 岁直：岁运与年支五行方位属性相同的年份，又称岁会。
[3] 三合：岁运、司天之气、年支的五行属性皆相同的年份，这样的年份称太乙天符。
[4] 上下：上，指天之六气；下，指地之五行。
[5] 气：指节气。

【经文分析】

（1）阐明六气可分为三阴、三阳，五运有太过、不及之分。分析运气时应将五运和六气综合起来分析。运气相合的内容包括天符、岁直及三合而治。

（2）讨论五运六气的变化周期规律。

【原文】

帝曰：夫子之言，上终天气，下毕地纪，可谓悉矣。余愿闻而藏之，上以治民，下以治身，使百姓昭著，上下和亲，德泽下流，子孙无忧，传之后世，无有终时，可得闻乎？鬼臾区曰：至数之机，迫迮以微[1]，其来可见，其往可追，敬之者昌，慢之者亡，无道行私，必得夭殃，谨奉天道，请言真要。帝曰：善言始者，必会于终，善言近者，必知其远，是则至数极而道不惑，所谓明矣。愿夫子推而次之，令有条理，简而不匮，久而不绝，易用难忘，为之纲纪，至数之要，愿尽闻之。鬼臾区曰：昭乎哉问！明乎哉道！如鼓之应桴，响之应声也。臣闻之，甲己之岁，土运统之[2]；乙庚之岁，金运统之；丙辛之岁，水运统之；丁壬之岁，木运统之；戊癸之岁，火运统之。

帝曰：其于三阴三阳，合之奈何？鬼臾区曰：子午之岁，上见少阴[3]；丑未之岁，上见太阴；寅申之岁，上见少阳；卯酉之岁，上见阳明；辰戌之岁，上见太阳；巳亥之岁，上见厥阴。少阴所谓标也，厥阴所谓终也[4]。厥阴之上，风气主之[5]；少阴之上，热气主之；太阴之上，湿气主之；少阳之上，相火主之；阳明之上，燥气主之；太阳之上，寒气主之。所谓本也，是谓六元[6]。帝曰：光乎哉道！明乎哉论！请著之玉版，藏之金匮，署曰《天元纪》。

【注释】

[1] 迫迮以微：指天地之气数、精微切近。
[2] 甲己之岁，土运统之：年干逢甲、己之年，岁运属土运。

[3] 子午之岁，上见少阴：年支逢子、午之年，司天之气为少阴君火。上，指司天之气。

[4] 少阴所谓标也，厥阴所谓终也：张介宾注曰："标，首也；终，尽也。六十年阴阳之序，始于子午，故少阴为标，尽于巳亥，故厥阴为终。"

[5] 厥阴之上，风气主之：厥阴之气由风气所主。三阴三阳为标，而六气为本，主持三阴三阳。

[6] 六元：指六气。六气由天元一气所化，一分为六，故称谓六元。

【经文分析】

（1）强调五运六气学说的重要性，指出通过运气规律，能够把握自然界气候变化趋势，自然现象是可以被认识的。

（2）讨论五运六气推演方法。

1）十干纪运的规律为：甲己化土，乙庚化金，丙辛化水，丁壬化木，戊癸化火。

2）十二支纪气的规律为：子午少阴君火，丑未太阴湿土，寅申少阳相火，卯酉阳明燥金，辰戌太阳寒水，巳亥厥阴风木。

五运行大论篇第六十七

【题解】

五运，以五行为代表的五运。行，运动变化。本篇主要讨论五运六气的运动变化规律，以及对万物和人体生化的影响，故名篇。

【原文】

黄帝坐明堂，始正天纲[1]，临观八极[2]，考建五常[3]，请天师而问之曰：论言天地之动静，神明为之纪，阴阳之升降，寒暑彰其兆。余闻五运之数于夫子，夫子之所言，正五气之各主岁尔，首甲定运，余因论之。鬼臾区曰：土主甲己[4]，金主乙庚，水主丙辛，木主丁壬，火主戊癸。子午之上，少阴主之[5]；丑未之上，太阴主之；寅申之上，少阳主之；卯酉之上，阳明主之；辰戌之上，太阳主之；巳亥之上，厥阴主之。不合阴阳，其故何也？岐伯曰：是明道也，此天地之阴阳也。夫数之可数者，人中之阴阳也，然所合，数之可得者也。夫阴阳者，数之可十，推之可百，数之可千，推之可万。天地阴阳者，不以数推以象之谓也。

【注释】

[1] 天纲：天文历法之纲领。

[2] 八极：地之八方，即东、南、西、北、东南、西南、东北、西北。

[3] 五常：五行气运之规律。

[4] 土主甲己：年干为甲、己之岁，岁运属土。

[5] 子午之上，少阴主之：年支为子、午之岁，司天之气为少阴君火。

【经文分析】

1. 天干化五运

逢天干为甲己之年，属土运；逢天干为乙庚之年，属金运；逢天干为丙辛之年，属水运；逢天干为丁壬之年，属木运；逢天干为戊癸之年，属火运。

2. 地支纪六气

逢地支为子午之年，司天之气为少阴君火；逢地支为丑未之年，司天之气为太阴湿土；逢地支为寅申之年，司天之气为少阳相火；逢地支为卯酉之年，司天之气为阳明燥金；逢地支为辰戌之年，司天之气为太阳主寒水；逢地支为巳亥之年，司天之气为厥阴风木。

3. 阴阳之数

天地阴阳的变化规律，不能以数类推，应该运用观察自然界现象的方法来研究，即"不以数推以象之谓"。

【原文】

帝曰：愿闻其所始也。岐伯曰：昭乎哉问也！臣览《太始天元册》文，丹天之气[1]经于牛女戊分[2]，黅天之气经于心尾己分，苍天之气经于危室柳鬼，素天之气经于亢氐昴毕，玄天之气经于张翼娄胃。所谓戊己分者，奎壁角轸，则天地之门户[3]也。夫候之所始，道之所生[4]，不可不通也。

【注释】

[1] 丹天之气：指横贯于天空的赤色火气。下文黅天之气、苍天之气、素天之气、玄天之气分别指黄色土气、青色木气、白色木气、黑色水气。

[2] 经于牛女戊分：经，横贯。牛、女及下文心、尾等均指二十八宿名称。戊分及下文己分指奎、壁、角、轸四宿之位。

[3] 天地之门户：太阳之视运动，位于奎壁二宿时，正值由春入夏之时，称为天门；位于角轸二宿时，正值由秋入冬之时，称为地户；古人称奎壁角轸为天地之门户。张介宾注曰："自奎壁而南，日就阳道，故曰天门；角轸而北，日就阴道，故曰地户。"

[4] 候之所始，道之所生：指自然界变化规律来自对自然界各种物候现象的观察与总结。候，物候。道，规律。

【经文分析】

（1）天干配五运的原理。

（2）五气经天现象是天干化五运的物质基础。

【原文】

帝曰：善。论言天地者，万物之上下，左右者，阴阳之道路，未知其所谓也。岐伯曰：所谓上下者，岁上下[1]见阴阳之所在也。左右[2]者，诸上见厥阴[3]，左少阴右太阳[4]；见少阴，左太阴右厥阴；见太阴，左少阳右少阴；见少阳，左阳明右太阴；见阳明，左太阳右少阳；见太阳，左厥阴右阳明。所谓面北而命其位，言其见也。

帝曰：何谓下？岐伯曰：厥阴在上则少阳在下[5]，左阳明右太阴[6]；少阴在上则阳明在下，左太阳右少阳；太阴在上则太阳在下，左厥阴右阳明；少阳在上则厥阴在下，左少阴右太阳；阳明在上则少阴在下，左太阴右厥阴；太阳在上则太阴在下，左少阳右少阴。所谓面南而命其位，言其见也。上下相遘，寒暑相临，气相得则和，不相得则病。帝曰：气相得而病者何也？岐伯曰：以下临上，不当位也。

【注释】

[1] 上下：指司天、在泉。
[2] 左右：指司天之左右间气。
[3] 上见厥阴：指巳亥年司天之气为厥阴风木。
[4] 左少阴右太阳：面北而立，司天的左间气为少阴君火，右间气为太阳寒水。
[5] 厥阴在上则少阳在下：厥阴风木司天，则少阳相火在泉。
[6] 左阳明右太阴：面南而立，则在泉之气的左间气为阳明燥金，右间气为太阴湿土。

【经文分析】

1. 客气四间气的推算方法

先确定方位，司天在上，面南而命其位：四之气为左间，二之气为右间；在泉在下，面北命其位：初之气在左间，五之气在右间。

2. 客主加临

（1）"气相得则和，不相得则病"：指客气与主气加临相生，或客主同气为相得，客主之气相克则为不相得。

（2）"以下临上，不当位"：客气为少阳相火，主气为少阴君火，则为不当位。

【原文】

帝曰：动静何如？岐伯曰：上者右行，下者左行[1]，左右周天，余而复会也。帝曰：余闻鬼臾区曰：应地者静。今夫子乃言下者左行，不知其所谓也，愿闻何以生之乎？岐伯曰：天地动静，五行迁复，虽鬼臾区其上候而已，犹不能遍明。夫变化之用，天垂象，地成形，七曜纬虚[2]，五行丽[3]地。地者，所以载生成之形类也。虚者，所以列应天之精气[4]也。形精之动，犹根本之与枝叶也，仰观其象，虽远可知也。帝曰：地之为下否乎？岐伯曰：地为人之下，太虚之中者也。帝曰：冯[5]乎？岐伯曰：大气举之也。燥以干之，暑以蒸之，风以动之，湿以润之，寒以坚之，火以温之。故风寒在下，燥热在上，湿气在中，火游行其间，寒暑六入，故令虚而生化也。故燥胜则地干，暑胜则地热，风胜则地动，湿胜则地泥，寒胜则地裂，火胜则地固矣。

【注释】

[1] 上者右行，下者左行：张介宾注曰："上者右行，言天气右旋，自东而西以降于地，下者左行，言地气左转，自西而东以升于天。"此以面南而立之位置而言。

[2] 纬虚：纬，纬线，此处有横线之意；虚，太虚，即宇宙。

[3] 丽：附着。

[4] 应天之精气：指日月星辰。

[5] 冯：通"凭"。凭借，依靠之义。

【经文分析】

1. 天地的运动形式

本段经文讨论了天地之间上下动静问题，"天垂象，地成形，……地者，所以载生成之形类也。虚者，所以列应天之精气也"。本篇认为天体宇宙是有形的，同时又是不断运动的，天在上，地在下，人类生存区位在天地之间，这是古人在对天地自然现象观察的基础上总结出来的。天地之间的具体运动形式为"上者右行，下者左行"。

2. 六气的作用及与物化现象的关系

六气是天地运动的结果，一年内有六种不同气候，对应着万物不同的生化特点。风、寒、暑、湿、燥、火六种自然气候，正常情况下有利于万物生长，反常有可能形成灾害。

【原文】

帝曰：天地之气[1]，何以候之？岐伯曰：天地之气，胜复之作，不形于诊也。《脉法》曰：天地之变，无以脉诊。此之谓也。帝曰：间气何如？岐伯曰：随气所在，期于左右[2]。帝曰：期之奈何？岐伯曰：从其气则和，违其气则病，不当其位者病，迭移其位者病，失守其位者危，尺寸反者死，阴阳交[3]者死。先立其年，以知其气，左右应见，然后乃以言死生之逆顺。

【注释】

[1] 天地之气：指司天、在泉之气。

[2] 左右：指左右手之脉搏。

[3] 阴阳交：王冰注曰："交，谓岁当阴，在右脉反见左；岁当阳，在左脉反见右。左右交见，是谓交。"

【经文分析】

六气变化与脉象的关系：自然界气候有胜复变化，气候变化会影响人体，使人体在脉象上产生相应的变化，张介宾注曰："天地之气，有常有变，其常气之形于诊者，如春弦夏洪秋毛冬石，及厥阴之至其脉弦，少阴之至其脉钩，太阴之至其脉沉，少阳之至大而浮，阳明之至短而涩，太阳之至大而长皆是也。若其胜复之气，卒然初至，安得遽变其脉而形于诊乎？故天地之变，有不可以脉诊，而当先以形证求之者。”

【原文】

帝曰：寒暑燥湿风火，在人合[1]之奈何？其于万物何以生化？岐伯曰：东方生风，风生木，木生酸，酸生肝，肝生筋，筋生心。其在天为玄[2]，在人为道[3]，在地为化。化生五味，道生智，玄生神，化生气。神在天为风，在地为木，在体为筋，在气为柔，在脏为肝。其性为暄[4]，其德[5]为和，其用为动，其色为苍，其化为荣，其虫[6]毛，其政[7]为散，其令[8]宣发，其变摧拉，其眚为陨，其味为酸，其志为怒。怒伤肝，悲胜怒；风伤肝，燥胜风；酸伤筋，辛胜酸。

南方生热，热生火，火生苦，苦生心，心生血，血生脾。其在天为热，在地为火，在体为脉，在气为息，在脏为心。其性为暑，其德为显，其用为躁，其色为赤，其化为茂，其虫羽，其政为明，其令郁蒸，其变炎烁，其眚[9]燔焫[10]，其味为苦，其志为喜。喜伤心，恐胜喜；热伤气，寒胜热；苦伤气，咸胜苦。

中央生湿，湿生土，土生甘，甘生脾，脾生肉，肉生肺。其在天为湿，在地为土，在体为肉，在气为充，在脏为脾。其性静兼，其德为濡，其用为化，其色为黄，其化为盈，其虫倮[11]，其政为谧，其令云雨，其变动注，其眚淫溃，其味为甘，其志为思。思伤脾，怒胜思；湿伤肉，风胜湿；甘伤脾，酸胜甘。

西方生燥，燥生金，金生辛，辛生肺，肺生皮毛，皮毛生肾。其在天为燥，在地为金，在体为皮毛，在气为成，在脏为肺，其性为凉，其德为清，其用为固，其色为白，其化为敛，其虫介，其政为劲，其令雾露，其变肃杀，其眚苍落，其味为辛，其志为忧。忧伤肺，喜胜忧；热伤皮毛，寒胜热；辛伤皮毛，苦胜辛。

北方生寒，寒生水，水生咸，咸生肾，肾生骨髓，髓生肝。其在天为寒，在地为水，在体为骨，在气为坚，在脏为肾。其性为凛，其德为寒，其用为藏，其色为黑，其化为肃，其虫鳞，其政为静，其令霰雪，其变凝冽，其眚冰雹，其味为咸，其志为恐。恐伤肾，思胜恐；寒伤血，燥胜寒；咸伤血，甘胜咸。

【注释】

[1] 合：配合。

[2] 玄：张介宾注曰："玄，深远也。天道无穷，故在天为玄。"

[3] 道：张介宾注曰："道，众妙之称。惟人能用之，故在人为道。"

[4] 暄：温暖。

[5] 德：本性。

[6] 虫：泛指动物。

[7] 政：行使权力之意，此指木之性。

[8] 令：事物的景象。

[9] 眚（shěng）：过失之意，此指灾害。

[10] 燔（fán）焫（ruò）：燔，焚烧；焫，烧。

[11] 倮：音义同"裸"。倮虫，对无毛无鳞甲类动物的统称。

【经文分析】

原文以五行归类理论为依据，讨论主时之运的生化特点，对万物及人体的影响，体现了天地人相应的整体观。具体见表 7-1、表 7-2。

表 7-1 五运对万物及人体的影响

五行（五运）	五方	五味	五色	五虫	五脏	五体	五志	五气
木	东	酸	苍	毛	肝	筋	怒	风
火	南	苦	赤	羽	心	脉	喜	热
土	中央	甘	黄	倮	脾	肉	思	湿
金	西	辛	白	介	肺	皮毛	忧	燥
水	北	咸	黑	鳞	肾	骨	恐	寒

表 7-2 主时之运的生化特点

五行（五运）	性	德	用	化	政	令	变	眚
木	暄	和	动	荣	散	宣发	摧拉	陨
火	暑	显	躁	茂	明	郁蒸	炎烁	燔焫
土	静兼	濡	化	盈	谧	云雨	动注	淫溃
金	凉	清	固	敛	劲	雾露	肃杀	苍落
水	凛	寒	藏	肃	静	霰雪	凝冽	冰雹

【原文】

五气更立，各有所先，非其位则邪，当其位则正[1]。帝曰：病生之变何如？岐伯曰：气相得则微，不相得则甚。帝曰：主岁何如？岐伯曰：气有余，则制己所胜而侮所不胜；其不及，则己所不胜侮而乘之，己所胜轻而侮之。侮反受邪，侮而受邪，寡于畏也。帝曰：善。

【注释】

[1] 非其位则邪，当其位则正：风热湿燥寒五方之气，若其至与时令相反，则为邪气；若其至与时令相合则为四时正气。

【经文分析】

（1）主时之运与发病的规律：非其位则邪，当其位则正。

（2）主时之气与发病的规律：主气和客气的五行属性相同或者相生者为相得，主气和客气的五行属性相克则为不相得，"气相得则微，不相得则甚"。

（3）主岁之运与发病的规律：从主岁之运五行属性的生克乘侮角度去认识其与发病的关系，张介宾曰："主岁，谓五运六气各有所主之岁也。己所胜，我胜彼也。所不胜，彼胜我也。假令木气有余，则制己所胜，而土受其克，湿化乃衰。侮所不胜，则反受木之侮也，而风气大行也。木气不足，则己所不胜者，乘虚来侮，而金令大行。己所胜者，因弱相轻，而土邪反盛也。"

六微旨大论篇第六十八

【题解】

六，指六气。微，精微或细微。旨，意义，含义。本篇重点讨论六气的变化规律，所论内容精深微妙，故名篇。

【原文】

黄帝问曰：呜呼远哉！天之道也，如迎浮云，若视深渊，视深渊尚可测，迎浮云莫知其极。夫子数言谨奉天道[1]，余闻而藏之，心私异之，不知其所谓也。愿夫子溢志尽言其事，令终不灭，久而不绝，天之道可得闻乎？岐伯稽首再拜对曰：明乎哉问天之道也！此因天之序，盛衰之时也。

帝曰：愿闻天道六六之节[2]盛衰何也？岐伯曰：上下有位，左右有纪[3]。故少阳之右，阳明治之；阳明之右，太阳治之；太阳之右，厥阴治之；厥阴之右，少阴治之；少阴之右，太阴治之；太阴之右，少阳治之。此所谓气之标[4]，盖南面而待也。故曰：因天之序，盛衰之时，移光定位[5]，正立而待之[6]。此之谓也。少阳之上，火气治之，中见厥阴[7]；阳明之上，燥气治之，中见太阴；太阳之上，寒气治之，中见少阴；厥阴之上，风气治之，中见少阳；少阴之上，热气治之，中见太阳；太阴之上，湿气治之，中见阳明。所谓本也，本之下，中之见也，见之下，气之标也，本标不同，气应异象。

帝曰：其有至而至，有至而不至，有至而太过，何也？岐伯曰：至而至者和；至而不至，来气不及也；未至而至，来气有余也。帝曰：至而不至，未至而至如何？岐伯曰：应则顺，否则逆，逆则变生，变则病。帝曰：善。请言其应。岐伯曰：物生其应也，气脉其应也。

【注释】

[1] 天道：自然界的规律。

[2] 六六之节：六气六步，每步 60.873 天，周天 365.25°，正合六气六步（节），故云。

[3] 上下有位，左右有纪：六气上下左右运行有一定规律。

[4] 气之标：气，指六气。用三阴三阳作为六气的标志。

[5] 移光定位：古人运用圭表观察日光照射标竿所成影长短的周期性变化规律。

[6] 正立而待之：中午时刻面向南面站立观察日影的方法。

[7] 少阳之上，火气治之，中见厥阴：中，指中气，即中见之气。张介宾言："此以下言三阴三阳各有表里，其气相通，故各有互根之中气也。少阳之本火，故火气在上，与厥阴为表里，故中见厥阴，是以相火而兼风木之化也。"

【经文分析】

1. 客气的变化规律

在天之三阴三阳之气，因客居不定，与主气固定不变有差别，故称为"客气"。客气六步按一阴、二阴、三阴、一阳、二阳、三阳的顺序主持六步之气，六年为一个变化周期。

2. 客气的标本中气

标，指标志或标识，在此指三阴三阳。本，指本气，即风、热、火、湿、燥、寒六气。中，指中气，中见之气，与本气相关或相反的气，少阳火的中气为厥阴风，阳明燥的中气为太阴湿，太阳寒的中气为少阴热；厥阴风的中气为少阳火，少阴热的中气为太阳寒，太阴湿的中气为阳明燥。标本中气既强调阴阳本身的特点，也强调阴阳之间的相互转化。

3. 六气变化的常变

应时而至为常，反则为变，在自然界中可以通过观察万物生化特点来判断，在人则可根据脉象判断。

【原文】

帝曰：善。愿闻地理之应六节气位[1]何如？岐伯曰：显明之右[2]，君火之位也；君火之右，退行一步，相火治之；复行一步，土气治之；复行一步，金气治之；复行一步，水气治之；复行一步，木气治之；复行一步，君火治之。相火之下，水气承之；水位之下，土气承之；土位之下，风气承之；风位之下，金气承之；金位之下，火气承之；君火之下，阴精承之。帝曰：何也？岐伯曰：亢则害，承乃制[3]，制则生化，外列盛衰，害则败乱，生化大病。

【注释】

[1] 地理之应六节气位：天之六气与物化现象之间的相应关系。

[2] 显明之右：显明指东方木位，为初之气，自东而南，故曰显明之右。

[3] 亢则害，承乃制：亢，亢盛。承，承袭。制，制约。

【经文分析】

1. 主气六步运行次序

主治一年不同时节正常气候变化的六气称为主气，包括风木、君火、相火、湿土、燥金、寒水，分主一年二十四个节气。主气按照五行相生君相相从顺序分为六步。

2. 六气主气之间的相互关系

六气之间具有相互资生，相互制约的关系，即承制关系，六气要有相承袭之气来制约，有制约才有正常生化，这是自然界气候变化的自稳调节机制。六气中任何一气失去了对它制约之气的承接制约，就会变化过亢而成为灾害。

【原文】

帝曰：盛衰何如？岐伯曰：非其位则邪，当其位则正，邪则变甚，正则微。帝曰：何谓当位[1]？岐伯曰：木运临卯[2]，火运临午，土运临四季，金运临酉，水运临子，所谓岁会，气之平也。帝曰：非位何如？岐伯曰：岁不与会也。帝曰：土运之岁，上见太阴[3]；火运之岁，上见少阳、少阴；金运之岁，上见阳明；木运之岁，上见厥阴；水运之岁，上见太阳，奈何？岐伯曰：天之与会也。故《天元册》曰天符。天符岁会何如？岐伯曰：太一天符之会也。

帝曰：其贵贱何如？岐伯曰：天符为执法，岁位为行令，太一天符为贵人[4]。帝曰：邪之中也奈何？岐伯曰：中执法者，其病速而危；中行令者，其病徐而持；中贵人者，其病暴而死。帝曰：位之易也何如？岐伯曰：君位臣则顺，臣位君则逆。逆则其病近，其害速；顺则其病远，其害微。所谓二火也。

【注释】

[1] 当位：即岁运五行属性与年支的五行属性相同。

[2] 木运临卯：岁运为木运（丁、壬年），若逢年支为卯的年份，则为岁会年。以下类推。

[3] 土运之岁，上见太阴：岁运为土运，逢司天之气为太阴湿土的年份，为天符年。以下类推。

[4] 天符为执法，岁位为行令，太一天符为贵人：张介宾注曰："执法者位于上，犹执政也；行令者位乎下，犹诸司也；贵人者统乎上下，犹君主也。"

【经文分析】

1. 运气同化

岁运五行属性和岁气五行属性相同的年份称运气同化，共有三种类型：天符、岁会、太乙天符。

天符：指当年岁运的五行属性跟司天之气的五行属性相同的年份，称为天符年。

岁会：指当年岁运的五行属性与年支的五行方位属性相同的年份，称为岁会年。

太乙天符：又称太一天符，指既是天符年，又是岁会年的年份；即岁运的五行属性既与司天之气的五行属性相同，也与年支的五行方位属性相同的年份。

运气同化对疾病的影响："中执法者，其病速而危；中行令者，其病徐而持；中贵人者，其病暴而死。"

2. 客主加临

客主加临即客气加在主气之上的位置，六气之中火分为君火和相火，君火指火之温，相火为火之热，程度不同，作用也有差别。"君位臣"，指客气为君火，主气为相火（三之气时），这种情况不会严重影响自然界气候变化及万物生化，虽然特殊，但问题不大，故曰"顺"；但"臣位君"指客气为相火，主气为君火（二之气时），则会应温而反热，属太过，为炎变。

【原文】

帝曰：善。愿闻其步[1]何如？岐伯曰：所谓步者，六十度而有奇[2]，故二十四步积盈百刻而成日也。

帝曰：六气应五行之变何如？岐伯曰：位有终始，气有初中[3]，上下不同，求之亦异也。帝曰：求之奈何？岐伯曰：天气始于甲，地气始于子，子甲相合，命曰岁立，谨候其时，气可与期。帝曰：愿闻其岁，六气始终，早晏何如？岐伯曰：明乎哉问也！甲子之岁，初之气，天数[4]始于水下一刻[5]，终于八十七刻半；二之气，始于八十七刻六分，终于七十五刻；三之气，始于七十六刻，终于六十二刻半；四之气，始于六十二刻六分，终于五十刻；五之气，始于五十一刻，终于三十七刻半；六之气，始于三十七刻六分，终于二十五刻。所谓初六[6]，天之数也。乙丑岁，初之气，天数始于二十六刻，终于一十二刻半；二之气，始于一十二刻六分，终于水下百刻；三之气，始于一刻，终于八十七刻半；四之气，始于八十七刻六分，终于七十五刻；五之气，始于七十六刻，终于六十二刻半；六之气，始于六十二刻六分，终于五十刻。所谓六二，天之数也。丙寅岁，初之气，天数始于五十一刻，终于三十七刻半；二之气，始于三十七刻六分，终于二十五刻；三之气，始于二十六刻，终于一十二刻半；四之气，始于一十二刻六分，终于水下百刻；五之气，始于一刻，终于八十七刻半；六之气，始于八十七刻六分，终于七十五刻。所谓六三，天之数也。丁卯岁，初之气，天数始于七十六刻，终于六十二刻半；二之气，始于六十二刻六分，终于五十刻；三之气，始于五十一刻，终于三十七刻半；四之气，始于三十七刻六分，终于二十五刻；五之气，始于二十六刻，终于一十二刻半；六之气，始于一十二刻六分，终于水下百刻。所谓六四，天之数也。次戊辰岁，初之气，复始于一刻，常如是无已，周而复始。

帝曰：愿闻其岁候何如？岐伯曰：悉乎哉问也！日行一周，天气始于一刻，日行再周，天气始于二十六刻，日行三周，天气始于五十一刻，日行四周，天气始于七十六刻，日行五周，天气复始于一刻，所谓一纪也。是故寅午戌岁气会同[7]，卯未亥岁气会同，辰申子岁气会同，巳酉丑岁气会同，终而复始。

【注释】

[1] 其步：指六气在一年中的相应时间及位置。因每气所主之时为一步，一年之中六气主时，故一年可分为六步。

[2] 奇：余数。此指八十七刻半。

[3] 位有终始，气有初中：六气六步主时有一定的时段与位置，每一气又分前后两个时段，前半时段为初，后半时段为中。

[4] 天数：此指六气的交司时刻。

[5] 水下一刻：刻，指古人计时方法之——漏下百刻法。一刻约等于今之 14.4 分钟。甲子年初之气始于大寒节的水下一刻，即寅初初刻。

[6] 初六：指甲子这一年中六气六步交司时刻的第一周。六气始终刻分早宴的一个周期为四年，称为"一纪"。甲子年是一纪的第一个年岁，称为"初六"。初，第一年。六，六步。后文"六二"、"六四"等均可依此类推。

[7] 寅午戌岁气会同：年支逢寅、午、戌之年，六气六步的交司时刻相同。气会，指六气交司时刻。

【经文分析】

（1）六气的交司时刻：在四年之内，每年不同，由于四年置一闰，故四年为"一纪"，"一纪"与"一纪"则完全相同，故称四年为一个周期。

（2）五运的交司时刻：主岁之运与主时之岁初运交司时刻一致，主时之五运的初运，与六气初之气的交司时刻也是一致的，凡逢寅、戌年主运初运均起于申时初初刻。

【原文】

帝曰：愿闻其用[1]也。岐伯曰：言天者求之本[2]，言地者求之位[3]，言人者求之气交[4]。帝曰：何谓气交？岐伯曰：上下之位，气交之中，人之居也。故曰：天枢[5]之上，天气主之；天枢之下，地气主之；气交之分，人气从之，万物由之。此之谓也。

帝曰：何谓初中？岐伯曰：初凡三十度而有奇，中气同法。帝曰：初中何也？岐伯曰：所以分天地也。帝曰：愿卒闻之。岐伯曰：初者地气也，中者天气也。帝曰：其升降何如？岐伯曰：气之升降，天地之更用也。帝曰：愿闻其用何如？岐伯曰：升已而降，降者谓天；降已而升，升者谓地。天气下降，气流于地；地气上升，气腾于天。故高下相召[6]，升降相因[7]，而变作矣。

帝曰：善。寒湿相遘，燥热相临，风火相值，其有间乎？岐伯曰：气有胜复，胜复之作，有德有化，有用有变，变则邪气居之。帝曰：何谓邪乎？

岐伯曰：夫物之生从于化，物之极由乎变，变化之相薄，成败之所由也。故气有往复，用有迟速，四者之有，而化而变，风之来也。帝曰：迟速往复，风所由生，而化而变，故因盛衰之变耳。成败倚伏游乎中何也？岐伯曰：成败倚伏生乎动，动而不已，则变作矣。帝曰：有期乎？岐伯曰：不生不化，静之期也。帝曰：不生化乎？岐伯曰：出入废则神机化灭，升降息则气立孤危。故非出入，则无以生长壮老已；非升降，则无以生长化收藏。是以升降出入，无器不有。故器者生化之宇，器散则分之，生化息矣。故无不出入，无不升降。化有小大，期有近远，四者之有，而贵常守，反常则灾害至矣。故曰：无形无患。此之谓也。帝曰：善。有不生不化乎？岐伯曰：悉乎哉问也！与道合同，惟真人也。帝曰：善。

【注释】

[1] 用：指六气的作用。

[2] 本：指六元。即风、热、湿、火、燥、寒六气，六气属天，故为天气之本。

[3] 位：地之六步，即木、火、土、金、水。主管时气之六位，属于地，故为地之位。

[4] 气交：指天地之间。天气下降，地气上升，升降相因，人及自然万物生存于气交之中。

[5] 天枢：张介宾注云："枢，枢机也，居阴阳升降之中，是为天枢。"指天地气交之分。

[6] 相召：相互感召。

[7] 相因：互为因果。

【经文分析】

1. 认识气运动规律的方法

"言天者求之本，言地者求之位，言人者求之气交。"天为阳，地为阴，阳化气，阴成形，故天之六气为阳之本，地之五行为阴之位，天地气交化生万物，通过观察人的气机活动，就能了解天地之气的运行规律，故前文有"气脉其应也"之说。

2. 气运动变化的规律

升降出入是天地之气运动变化的基本形势，天地间气的升降运动与相互作用，是万事万物产生和消亡的原因，也是自然界四季更替和气候变化的根本。故"升降出入，无器不有"，"非出入，则无以生长壮老已；非升降，则无以生长化收藏"，这种对气的升降变化规律的认识体现了中医学天人合一的整体恒动思想。

气交变大论篇第六十九

【题解】

气交，指天地之间，人居之处。本篇讨论五运的德、化、政、令、灾、变及五星的变化，五运太过、不及、六气胜复变化等对自然和人体的影响，故名篇。

【原文】

黄帝问曰：五运更治，上应天期，阴阳往复，寒暑迎随，真邪相薄，内外分离，六经波荡，五气倾移，太过不及，专胜兼并[1]，愿言其始，而有常名，可得闻乎？岐伯稽首再拜对曰：昭乎哉问也！是明道也。此上帝所贵，先师传之，臣虽不敏，往闻其旨。

帝曰：余闻得其人不教，是谓失道，传非其人，慢泄天宝。余诚菲德，未足以受至道；然而众子哀其不终，愿夫子保于无穷，流于无极，余司其事，则而行之奈何？岐伯曰：请遂言之也。《上经》[2]曰：夫道者，上知天文，下知地理，中知人事，可以长久。此之谓也。帝曰：何谓也？岐伯曰：本气位也。位天者，天文也。位地者，地理也。通于人气之变化者，人事也。故太过者先天，不及者后天，所谓治化而人应之也[3]。

【注释】

[1] 专胜兼并：专胜，指一气独胜，侵犯它气。兼并，指一气独衰，被二气相兼所乘侮。

[2]《上经》：古书名。

[3] 治化而人应之也：治，五气主时。化，万物变化。即云天地运转变化，必然相应地影响到人的生理病理变化。

【经文分析】

强调天地人密不可分的整体关系，研究人体疾病必须从天地人整体角度出发，"上知天文，下知地理，中知人事"，综合分析。

【原文】

帝曰：五运之化，太过何如？岐伯曰：岁木太过，风气流行，脾土受邪。民病飧泄食减，体重烦冤，肠鸣腹支满，上应岁星[1]。甚则忽忽善怒，眩冒巅疾。化气不政，生气独治[2]，云物飞动，草木不宁，甚而摇落，反胁痛而吐甚，冲阳[3]绝者死不治，上应太白星[4]。

岁火太过，炎暑流行，肺金受邪。民病疟，少气咳喘，血溢血泄注下，嗌燥耳聋，中热肩背热，上应荧惑星[5]。甚则胸中痛，胁支满胁痛，膺背肩胛间痛，两臂内痛，身热骨痛而为浸淫。收气不行，长气独明，雨水霜寒，上应辰星[6]。上临少阴少阳，火燔焫，水泉涸，物焦槁，病反谵妄狂越，咳喘息鸣，下甚血溢泄不已，太渊[7]绝者死不治，上应荧惑星。

岁土太过，雨湿流行，肾水受邪。民病腹痛，清厥意不乐，体重烦冤，上应镇星[8]。甚则肌肉萎，足痿不收，行善瘛，脚下痛，饮发中满食减，四支不举。变[9]生得位，藏气伏，化气独治之，泉涌河衍，涸泽生鱼，风雨大至，土崩溃，鳞见于陆，病腹满溏泄肠鸣，反下甚而太溪[10]绝者死不治，上应岁星。

岁金太过，燥气流行，肝木受邪。民病两胁下少腹痛，目赤痛眦疡，耳无所闻。肃杀而甚，则体重烦冤，胸痛引背，两胁满且痛引少腹，上应太白星。甚则喘咳逆气，肩背痛，尻阴股膝髀腨胻足皆病，上应荧惑星。收气峻，生气下，草木敛，苍干雕陨，病反暴痛，胠胁不可反侧，咳逆甚而血溢，太冲[11]绝者死不治，上应太白星。

岁水太过，寒气流行，邪害心火。民病身热烦心躁悸，阴厥上下中寒，谵妄心痛，寒气早至，上应辰星。甚则腹大胫肿，喘咳，寝汗出憎风，大雨至，埃雾朦郁，上应镇星。上临太阳，则雨冰雪，霜不时降，湿气变物，病反腹满肠鸣，溏泄食不化，渴而妄冒，神门[12]绝者死不治，上应荧惑、辰星。

【注释】

[1] 岁星：即木星。

[2] 化气不政，生气独治：化气，指土气；生气，指木气。岁木太过，自然界木盛土衰，化气不能行令，木气独治。

[3] 冲阳：穴位名，属足阳明胃经。位于足跗上，第二、三跖骨间。

[4] 太白星：即金星。

[5] 荧惑星：即火星。

[6] 辰星：即水星。

[7] 太渊：穴位名，属手太阴肺经。位于腕掌侧横纹桡侧即桡动脉桡侧凹陷中。

[8] 镇星：即土星。

[9] 变：指灾变或病变。

[10] 太溪：穴位名，属足少阴肾经。位于足内踝后，跟骨上动脉凹陷中。

[11] 太冲：穴位名，属足厥阴肝经。位于足大趾本节后二寸，即足背部当第一跖骨间隙之中点处。

[12] 神门：穴位名，属手少阴心经。位于锐骨之后，尺侧腕屈肌腱桡侧之凹陷处。

【经文分析】

五运太过对人体及物候情况的影响，具体见表7-3。

（1）本气专胜流行，自然界呈现相应的物化现象，人体相应内脏偏胜为患。

（2）岁运太过，致使所不胜之气受辱，相应内脏发病。

（3）岁运太过，产生复气。

（4）岁运太过，遇本气司天，对万物和人体危害更大。

（5）岁运太过所出现的相互胜制关系及复气，都有相应的星象变化。

表 7-3　五运太过对物候及疾病的影响

五运	运气特点	疾病	物候	胜复及运气相合
岁木太过	风气流行,脾土受邪	飧泄食减,体重烦冤,肠鸣腹支满。甚则忽忽善怒,眩冒巅疾	云物飞动,草木不宁,甚而摇落	反胁痛而吐甚,冲阳绝者死不治
岁火太过	炎暑流行,肺金受邪	疟,少气咳喘,血溢血泄注下,嗌燥耳聋,中热肩背热。甚则胸中痛,胁支满胁痛,膺背肩胛间痛,两臂内痛,身热骨痛而为浸淫	雨水霜寒	上临少阴少阳,火燔焫,水泉涸,物焦槁,病反谵妄狂越,咳喘息鸣,下甚血溢泄泻不已,太渊绝者死不治
岁土太过	雨湿流行,肾水受邪	腹痛,清厥意不乐,体重烦冤。甚则肌肉萎,足痿不收,行善瘛,脚下痛,饮发中满食减,四支不举	泉涌河衍,涸泽生鱼,风雨大至,土崩溃,鳞见于陆	病腹满溏泄肠鸣,反下甚而太溪绝者死不治
岁金太过	燥气流行,肝木受邪	两胁下少腹痛,目赤痛眦疡,耳无所闻。肃杀而甚,则体重烦冤,胸痛引背,两胁满且痛引少腹。甚则喘咳逆气,肩背痛,尻阴股膝髀腨胻足皆病	草木敛,苍干雕陨	病反暴痛,胠胁不可反侧,咳逆甚而血溢,太冲绝者死不治
岁水太过	寒气流行,邪害心火	身热烦心躁悸,阴厥上下中寒,谵妄心痛。甚则腹大胫肿,喘咳,寝汗出憎风	寒气早至。大雨至,埃雾朦郁	上临太阳,则雨冰雪,霜不时降,湿气变物。反腹满肠鸣,溏泄食不化,渴而妄冒,神门绝者死不治

【原文】

帝曰:善。其不及何如?岐伯曰:悉乎哉问也!岁木不及,燥乃大行,生气失应,草木晚荣,肃杀而甚,则刚木辟著[1],柔萎苍干,上应太白星,民病中清,胠胁痛,少腹痛,肠鸣溏泄,凉雨时至,上应太白星,其谷苍。上临阳明,生气失政,草木再荣,化气乃急,上应太白、镇星,其主苍早[2]。复[3]则炎暑流火,湿性燥,柔脆草木焦槁,下体[4]再生,华实齐化[5],病寒热疮疡疿胗痈痤,上应荧惑、太白,其谷白坚。白露早降,收杀气行,寒雨害物,虫食甘黄,脾土受邪,赤气后化,心气晚治,上胜肺金,白气乃屈,其谷不成,咳而鼽,上应荧惑、太白星。

岁火不及,寒乃大行,长政不用,物荣而下,凝惨[6]而甚,则阳气不化,乃折荣美,上应辰星,民病胸中痛,胁支满,两胁痛,膺背肩胛间及两臂内痛,郁冒朦昧,心痛暴瘖,胸腹大,胁下与腰背相引而痛,甚则屈不能伸,髋髀如别[7],上应荧惑、辰星,其谷丹。复则埃郁,大雨且至,黑气乃辱,病鹜溏腹满,食饮不下,寒中肠鸣,泄注腹痛,暴挛痿痹,足不任身,上应镇星、辰星,玄谷不成。

岁土不及,风乃大行,化气不令,草木茂荣,飘扬而甚,秀而不实,上应岁星，民病飧泄霍乱，体重腹痛，筋骨繇复，肌肉瞤酸，善怒，藏气举事，蛰虫早附，咸病寒中，上应岁星、镇星，其谷龄。复则收政严峻，名木苍雕，胸胁暴痛，下引少腹，善大息，虫食甘黄，气客于脾，黅谷乃减，民食少失味，苍谷乃损，上应太白、岁星。上临厥阴，流水不冰，蛰虫来见，藏气不用，白乃不复，上应岁星，民乃康。

岁金不及，炎火乃行，生气乃用，长气专胜，庶物以茂，燥烁以行，上应荧惑星，民病肩背瞀重，鼽嚏血便注下，收气乃后，上应太白星，其谷坚芒。复则寒雨暴至，乃零冰雹霜雪杀物，阴厥且格，阳反上行，头脑户[8]痛，延及囟顶发热，上应辰星，丹谷不成，民病口疮，甚则心痛。

岁水不及，湿乃大行，长气反用，其化乃速，暑雨数至，上应镇星，民病腹满身重，濡泄寒疡流水，腰股痛发，腘腨股膝不便，烦冤足痿清厥，脚下痛，甚则胕肿，藏气不政，肾气不衡，上应辰星，其谷秬。上临太阴，则大寒数举，蛰虫早藏，地积坚冰，阳光不治，民病寒疾于下，甚则腹满浮中，上应镇星，其主黅谷。复则大风暴发，草偃木零，生长不鲜，面色时变，筋骨并辟，肉瞤瘛，目视晄晄，物疏璺[9]，肌肉胗发，气并鬲中，痛于心腹，黄气乃损，其谷不登，上应岁星。

【注释】

[1] 刚木辟著：坚硬的树木因燥甚而明显干裂。

[2] 苍早：指草木过早凋谢。

[3] 复：指复气，即制约太过之气的气。复，有报复之义，子为其母来复。金气抑木，火为木之子，"炎暑流火"为复气，制约太过之金气。

[4] 下体：草木根部。

[5] 华实齐化：华，同花。指开花与结果现象同时出现。

[6] 凝惨：形容因严寒而致凝滞萧条的自然景象。

[7] 髋髀如别：别，分离，指臀股之间如同分离而不能自如行动。

[8] 脑户：穴位名，后头部当枕骨粗隆上缘凹陷处。

[9] 疏璺：疏，通也。璺，音 wèn，指破裂。指物体被大风吹得干裂。

【经文分析】

五运不及对人体及物候情况的影响。具体见表 7-4。

（1）本气虚衰，自然界有相应的物化表现，人体相应内脏偏衰为患。

（2）岁运不及，反克之气盛，相应内脏发病。

（3）岁运不及而受兼并之时，产生子气亢盛的复气变化。

（4）岁运不及所出现的相互胜制关系，都有相应的星象变化。

表 7-4　五运不及对物候及疾病的影响

五运	运气特点	疾病	物候	五星	胜复及运气相合
岁木不及	燥乃大行	民病中清,肤胁痛,少腹痛,肠鸣溏泄	生气失应,草木晚荣,肃杀而甚,则刚木辟著,柔萎苍干;凉雨时至;其谷苍	上应太白星	上临阳明,生气失政,草木再荣,化气乃急,上应太白、镇星,其主苍早。复则炎暑流火,湿性燥,柔脆草木焦槁,下体再生,华实齐化,病寒热疮疡疿胗痈痤,上应荧惑、太白,其谷白坚
岁火不及	寒乃大行	民病胸中痛,胁支满,两胁痛,膺背肩胛间及两臂内痛,郁冒朦昧,心痛暴瘖,胸腹大,胁下与腰背相引而痛,甚则屈不能伸,髋髀如别	长政不用,物荣而下,凝惨而甚,则阳气不化,乃折荣美;其谷丹	上应辰星	复则埃郁,大雨且至,黑气乃辱,病鹜溏腹满,食饮不下,寒中肠鸣,泄注腹痛,暴挛痿痹,足不任身,上应镇星、辰星,玄谷不成
岁土不及	风乃大行	民病飧泄霍乱,体重腹痛,筋骨繇复,肌肉瞤酸,善怒,藏气举事,蛰虫早附,咸病寒中	化气不令,草木茂荣,飘扬而甚,秀而不实;其谷䴥	上应岁星	复则收政严峻,名木苍雕,胸胁暴痛,下引少腹,善太息,虫食甘黄,气客于脾,䴥谷乃减,民食少失味,苍谷乃损,上应太白、岁星。上临厥阴,流水不冰,蛰虫来见,藏气不用,白乃不复,上应岁星,民乃康
岁金不及	炎火乃行	民病肩背瞀重,鼽嚏血便注下	炎火乃行,生气乃用,长气专胜,庶物以茂,燥烁以行;其谷坚芒	上应荧惑星	复则寒雨暴至,乃零冰雹霜雪杀物,阴厥且格,阳反上行,头脑户痛,延及囟顶发热,上应辰星,丹谷不成,民病口疮,甚则心痛
岁水不及	湿乃大行	民病腹满身重,濡泄寒疡流水,腰股痛发,腘腨股膝不便,烦冤足痿清厥,脚下痛,甚则胕肿,藏气不政,肾气不衡	长气反用,其化乃速,暑雨数至;其谷秬	上应镇星	上临太阳,则大寒数举,蛰虫早藏,地积坚冰,阳光不治,民病寒疾于下,甚则腹满浮中,上应镇星,其主䴥谷。复则大风暴发,草偃木零,生长不鲜,面色时变,筋骨并辟,肉瞤瘛,目视䀮䀮,物疏璺,肌肉胗发,气并膈中,痛于心腹

【原文】

　　帝曰:善。愿闻其时[1]也。岐伯曰:悉哉问也!木不及,春有鸣条律畅之化,则秋有雾露清凉之政,春有惨凄残贼之胜,则夏有炎暑燔烁之复,其眚东,其藏肝,其病内舍胠胁,外在关节。

　　火不及,夏有炳明光显之化,则冬有严肃霜寒之政,夏有惨凄凝冽之胜,则不时[2]有埃昏大雨之复，其眚南，其藏心，其病内舍膺胁，外在经络。

土不及，四维[3]有埃云润泽之化，则春有鸣条鼓拆之政，四维发振拉飘腾之变，则秋有肃杀霖霪[4]之复，其眚四维，其藏脾，其病内舍心腹，外在肌肉四肢。

金不及，夏有光显郁蒸之令，则冬有严凝整肃之应，夏有炎烁燔燎之变，则秋有冰雹霜雪之复，其眚西，其藏肺，其病内舍膺胁肩背，外在皮毛。

水不及，四维有湍润埃云之化，则不时有和风生发之应，四维发埃昏骤注[5]之变，则不时有飘荡振拉之复，其眚北，其藏肾，其病内舍腰脊骨髓，外在溪谷踹膝。

【注释】

[1] 其时：前文所指的五运不及。时，时令四时。

[2] 不时：经常。

[3] 四维：辰戌丑未四个月及所在之东南、东北、西南、西北四隅。

[4] 霖霪：淫雨成灾。

[5] 骤注：暴雨如注。

【经文分析】

（1）主时之运无胜无复，有胜有复：尽管岁运有太过、不及之分，但若节令不出现胜气，也就不会产生复气，一年之中气候仍然可能正常。如水运不及之年，水运主事之时，没有出现水运不及的气候特征，那么四维（辰、戌、丑、未）就会有正常的气候和物化规律，故曰"水不及，四维有湍润埃云之化，则不时有和风生发之应"。如果水运不及之年，水运主事之时，出现相应的胜复变化，水运不及，土为木所不胜，故四维就会出现暴雨如注的气候特征，故曰"四维发埃昏骤注之变，则不时有飘荡振拉之复"。

（2）主时之运的胜复变化有相应的气候、物候特点及五脏发病情况。

【原文】

夫五运之政，犹权衡[1]也，高者抑之，下者举之，化者应之，变者复之，此生长化成收藏之理，气之常也，失常则天地四塞矣。故曰：天地之动静，神明[2]为之纪，阴阳之往复，寒暑彰其兆。此之谓也。

【注释】

[1] 权衡：此处指平衡。

[2] 神明：自然界的变化及规律。

【经文分析】

五运的作用和特点。

【原文】

帝曰：夫子之言五气之变，四时之应，可谓悉矣。夫气之动乱，触遇而作，发无常会，卒然灾合，何以期之？岐伯曰：夫气之动变，固不常在，而德化政令灾变，不同其候也。帝曰：何谓也？岐伯曰：东方生风，风生木，其德敷和，其化生荣，其政舒启，其令风，其变振发，其灾散落。南方生热，热生火，其德彰显，其化蕃茂，其政明曜，其令热，其变销烁，其灾燔炳。中央生湿，湿生土，其德溽蒸[1]，其化丰备，其政安静，其令湿，其变骤注，其灾霖溃[2]。西方生燥，燥生金，其德清洁，其化紧敛，其政劲切，其令燥，其变肃杀，其灾苍陨[3]。北方生寒，寒生水，其德凄沧，其化清谧，其政凝肃，其令寒，其变凓冽，其灾冰雪霜雹。是以察其动也，有德有化，有政有令，有变有灾，而物由之，而人应之也。

【注释】

[1] 溽蒸：指土气湿热滋润。
[2] 霖溃：久雨不止，泥烂堤溃。
[3] 苍陨：草木尚青但已干枯凋落。

【经文分析】

本段经文讨论五气动变的一般规律：包括德、化、政、令、变、灾。德化政令为常，变灾为害。其中德指特征、本性；化指生化、气化，即五气对万物的作用；政指五气对自然万物行使的职权；令指五气各自产生的气候特征；变指五气各有变异，产生灾害的基础；灾指五气变异产生的灾害。具体见表7-5。

表 7-5　五气动变规律表

五气	德	化	政	令	变	灾
木	敷和	生荣	舒启	风	振发	散落
火	彰显	蕃茂	明曜	热	销烁	燔炳
土	溽蒸	丰备	安静	湿	骤注	霖溃
金	清洁	紧敛	劲切	燥	肃杀	苍陨
水	凄沧	清谧	凝肃	寒	凓冽	冰雪霜雹

【原文】

帝曰：夫子之言岁候，其不及太过，而上应五星[1]。今夫德化政令，灾眚变易，非常而有也，卒然而动，其亦为之变乎。岐伯曰：承天而行之，故无妄动，无不应也。卒然而动者，气之交变也，其不应焉。故曰：应常不应卒。此之谓也。

帝曰：其应奈何？岐伯曰：各从其气化也。

帝曰：其行之徐疾逆顺何如？岐伯曰：以道留久[2]，逆守而小，是谓省下[3]。以道而去，去而速来，曲而过之，是谓省遗过[4]也。久留而环，或离或附，是谓议灾与其德也。应近则小，应远则大。芒而大倍常之一[5]，其化甚；大常之二，其眚即发也。小常之一，其化减；小常之二，是谓临视，省下之过与其德也。德者福之，过者伐之。是以象之见也，高而远则小，下而近则大，故大则喜怒迩[6]，小则祸福远。岁运太过，则运星北越，运气相得，则各行以道。故岁运太过，畏星[7]失色而兼其母[8]，不及，则色兼其所不胜。肖者瞿瞿，莫知其妙，闵闵之当，孰者为良，妄行无征，示畏侯王。帝曰：其灾应何如？岐伯曰：亦各从其化也，故时至有盛衰，凌犯有逆顺，留守有多少，形见有善恶，宿属有胜负，征应有吉凶矣。帝曰：其善恶何谓也？岐伯曰：有喜有怒，有忧有丧，有泽有燥，此象之常也，必谨察之。帝曰：六者高下异乎？岐伯曰：象见高下，其应一也，故人亦应之。

帝曰：善。其德化政令之动静损益皆何如？岐伯曰：夫德化政令灾变，不能相加[9]也。胜复盛衰，不能相多[10]也。往来小大，不能相过[11]也。用之升降，不能相无[12]也。各从其动而复之耳。帝曰：其病生何如？岐伯曰：德化者气之祥，政令者气之章，变易者复之纪，灾眚者伤之始，气相胜者和，不相胜者病，重感于邪则甚也。帝曰：善。所谓精光之论，大圣之业，宣明大道，通于无穷，究于无极也。余闻之，善言天者，必应于人，善言古者，必验于今，善言气者，必彰于物，善言应者，同天地之化，善言化言变者，通神明之理，非夫子孰能言至道欤！乃择良兆而藏之灵室，每旦读之，命曰《气交变》，非斋戒不敢发，慎传也。

【注释】

[1] 五星：岁星、荧惑星、镇星、太白星、辰星，又称木、火、土、金、水五星，与五行相配。

[2] 以道留久：张介宾注曰："道，五星所行之道也。留久，稽留延久也。"

[3] 省下：王冰注曰："谓察天下人君之有德有过者也。"

[4] 省遗过：吴昆注曰："谓所省者有不尽、今复省之，是省其所遗罪过也。"

[5] 芒而大倍常之一：五星的光芒比正常所见大一倍。

[6] 迩：音 ěr，近也。

[7] 畏星：指被克的星。如木运太过，则土星即是畏星。

[8] 其母：此指畏星之母。如土星为畏星，火星便是其母。

[9] 不能相加：王冰注曰："天地动静，阴阳往复，以德报德，以化报化，政令灾眚及动复亦然，故曰不能相加。"

[10] 不能相多：王冰注曰："胜盛复盛，胜微复微，不能以盛报微，以化报变，故曰不

能想多也。"

[11] 不能相过：张介宾注曰："胜复大小，气数相同，故不能相过也。"

[12] 不能相无：张志聪注曰："天地阴阳之气，升已而降，降已而升，寒往则暑来，暑往则寒来，故曰不能相无也。"

【经文分析】

本段讨论五星与五运的关系。

1. 常不应卒

承天而行之，故无妄动，无不应也。卒然而动者，气之交变也，其不应焉。即自然界一切变化都与天体的星辰运行变化有关，但某些突然出现的一时性或局限性的反常气候和物化现象，只是一种天气与地气交互过程中产生的临时现象，对整体的自然界气候和物化变化影响不大，所以不一定与五星相应。

2. 五星应五气

五星各从其气化，如木星的运行季节上与春相应，气候上与风、温相应，物化上与生相应，其他依此类推。

星象大小与气化有密切的关系：运星光芒比正常所见大一倍，气化亢盛；大两倍，灾变将发生。运星光芒比正常所见小一倍，气化缓慢；小两倍，要密切观察具体情况。总之星体大，距离地面近则影响大，反之影响小。

3. 五星应灾变

岁运太过，运星越出应行轨道而向北运行，运星所胜之星出现颜色和亮度的暗淡无光，同时兼见其母星的颜色。

五常政大论篇第七十

【题解】

五，指五运。常，指一般变化规律。政，指正常的作用和职能，也指外在表现。本篇主要介绍五运平气、太过、不及之年的一般变化情况及在气候、物候和疾病上的各种表现，故名篇。

【原文】

黄帝问曰：太虚寥廓，五运回薄，衰盛不同，损益相从，愿闻平气[1]何如而名？何如而纪[2]也？岐伯对曰：昭乎哉问也！木曰敷和，火曰升明，土曰备化，金曰审平，水曰静顺。

帝曰：其不及奈何？岐伯曰：木曰委和，火曰伏明，土曰卑监，金曰从革，水曰涸流。帝曰：太过何谓？岐伯曰：木曰发生，火曰赫曦，土曰敦阜，金曰坚成，水曰流衍。

【注释】

[1] 平气: 平和之气。即气候不衰不盛、无损无益。

[2] 纪: 标记。

【经文分析】

（1）五运三纪的概念: 指五运之气太过、不及、平气三种变化状态。

（2）提出了五运三纪的名称。

【原文】

帝曰: 三气[1]之纪, 愿闻其候。岐伯曰: 悉乎哉问也! 敷和之纪, 木德周行, 阳舒阴布, 五化宣平, 其气端, 其性随, 其用曲直, 其化生荣, 其类草木, 其政发散, 其候温和, 其令风, 其脏肝, 肝其畏清[2], 其主目, 其谷麻, 其果李, 其实核, 其应春, 其虫毛, 其畜犬, 其色苍, 其养筋, 其病里急支满, 其味酸, 其音角, 其物中坚, 其数八。

升明之纪, 正阳而治, 德施周普, 五化均衡, 其气高, 其性速, 其用燔灼, 其化蕃茂, 其类火, 其政明曜, 其候炎暑, 其令热, 其脏心, 心其畏寒, 其主舌, 其谷麦, 其果杏, 其实络, 其应夏, 其虫羽, 其畜马, 其色赤, 其养血, 其病瞤瘛[3], 其味苦, 其音徵, 其物脉, 其数七。

备化之纪, 气协天休, 德流四政, 五化齐修, 其气平, 其性顺, 其用高下, 其化丰满, 其类土, 其政安静, 其候溽蒸[4], 其令湿, 其脏脾, 脾其畏风, 其主口, 其谷稷, 其果枣, 其实肉, 其应长夏, 其虫倮, 其畜牛, 其色黄, 其养肉, 其病否, 其味甘, 其音宫, 其物肤, 其数五。

审平之纪, 收而不争, 杀而无犯, 五化宣明, 其气洁, 其性刚, 其用散落, 其化坚敛, 其类金, 其政劲肃, 其候清切, 其令燥, 其脏肺, 肺其畏热, 其主鼻, 其谷稻, 其果桃, 其实壳, 其应秋, 其虫介, 其畜鸡, 其色白, 其养皮毛, 其病咳, 其味辛, 其音商, 其物外坚, 其数九。

静顺之纪, 藏而勿害, 治而善下, 五化咸整, 其气明, 其性下, 其用沃衍[5], 其化凝坚, 其类水, 其政流演, 其候凝肃, 其令寒, 其脏肾, 肾其畏湿, 其主二阴, 其谷豆, 其果栗, 其实濡, 其应冬, 其虫鳞, 其畜彘, 其色黑, 其养骨髓, 其病厥, 其味咸, 其音羽, 其物濡, 其数六。

故生而勿杀, 长而勿罚, 化而勿制, 收而勿害, 藏而勿抑, 是谓平气。

【注释】

[1] 三气: 指平气、不及、太过。

[2] 肝其畏清: 清为金气代称, 金克木, 故肝畏清。

[3] 瞤瘛: 肌肉瞤动, 筋脉抽搐。

[4] 溽蒸：湿热交结。

[5] 沃衍：指水具有流溢灌溉的作用。

【经文分析】

本段经文详细论述了五运平气之年的气、化、性、用、政、令等具体情况，例如，"静顺之纪"，即水运平气之年，万物归藏，生机相对平静和顺。"藏而勿害……其用沃衍……其候凝肃，其令寒"指气候、物候的正常变化，人体脏腑则通应于肾，植物中的豆、栗及有鳞动物等生长良好，患病以厥证多见。

总之，平气之年，五运之性，各守其平，故"生而勿杀，长而勿罚，化而勿制，收而勿害，藏而勿抑，是谓平气"。

【原文】

委和之纪，是谓胜生，生气不政，化气乃扬，长气自平，收令乃早，凉雨时降，风云并兴，草木晚荣，苍干雕落，物秀而实，肌肉内充，其气敛，其用聚，其动緛戾拘缓[1]，其发惊骇，其脏肝，其果枣李，其实核壳，其谷稷稻，其味酸辛，其色白苍，其畜犬鸡，其虫毛介，其主雾露凄沧，其声角商，其病摇动注恐，从金化也，少角与判商同[2]，上角与正角同[3]，上商与正商同[4]，其病肢废痈肿疮疡，其甘虫，邪伤肝也，上宫与正宫同[5]，萧飚肃杀则炎赫沸腾，眚于三[6]，所谓复也，其主飞蠹蛆雉，乃为雷霆。

伏明之纪，是谓胜长，长气不宣，脏气反布，收气自政，化令乃衡，寒清数举，暑令乃薄，承化物生，生而不长，成实而稚，遇化已老，阳气屈伏，蛰虫早藏，其气郁，其用暴，其动彰伏变易，其发痛，其脏心，其果栗桃，其实络濡，其谷豆稻，其味苦咸，其色玄丹，其畜马彘，其虫羽鳞，其主冰雪霜寒，其声徵羽，其病昏惑悲忘，从水化也，少徵与少羽同，上商与正商同，邪伤心也，凝惨凛冽则暴雨霖霪，眚于九，其主骤注雷霆震惊，沉黔淫雨。

卑监之纪，是谓减化，化气不令，生政独彰，长气整，雨乃愆，收气平，风寒并兴，草木荣美，秀而不实，成而秕[7]也，其气散，其用静定，其动疡涌分溃痈肿，其发濡滞，其脏脾，其果李栗，其实濡核，其谷豆麻，其味酸甘，其色苍黄，其畜牛犬，其虫倮毛，其主飘怒振发，其声宫角，其病留满否塞，从木化也，少宫与少角同，上宫与正宫同，上角与正角同，其病飧泄，邪伤脾也，振拉飘扬则苍干散落，其眚四维，其主败折虎狼，清气乃用，生政乃辱。

从革之纪，是谓折收，收气乃后，生气乃扬，长化合德，火政乃宣，庶类[8]以蕃，其气扬，其用躁切，其动铿禁瞀厥，其发咳喘，其脏肺，其果李杏，其实壳络，其谷麻麦，其味苦辛，其色白丹，其畜鸡羊，其虫介羽，其主明曜炎烁，其声商徵，其病嚏咳鼽衄，从火化也，少商与少徵同，上商与正商同，上角与正角同，邪伤肺也，炎光赫烈则冰雪霜雹，眚于七，其主鳞伏彘鼠，岁气早至，乃生大寒。

涸流之纪，是谓反阳[9]，脏令不举，化气乃昌，长气宣布，蛰虫不藏，土润水泉减，草木条茂，荣秀满盛，其气滞，其用渗泄，其动坚止，其发燥槁，其脏肾，其果枣杏，其实濡肉，其谷黍稷，其味甘咸，其色黅玄，其畜彘牛，其虫鳞保，其主埃郁昏翳，其声羽宫，其病痿厥坚下，从土化也，少羽与少宫同，上宫与正宫同，其病癃閟，邪伤肾也，埃昏骤雨则振拉摧拔，眚于一，其主毛显狐狢，变化不藏。故乘危而行，不速而至，暴虐无德，灾反及之，微者复微，甚者复甚[10]，气之常也。

【注释】

[1] 缦戾拘缓：筋脉出现拘挛或松弛的病态。

[2] 少角与判商同：木运不及为少角，判，同半，判商，即少商。因木运不及，金来克木，木气半从金化，故云。

[3] 上角与正角同：木运不及之年，如果上临厥阴风木司天，不及之木运得到司天之气的扶助，则为平气之年。上，司天之气。上角，厥阴风木司天。正角，木运之平气。

[4] 上商与正商同：木运不及之年，金气胜之，判角用事，若遇上阳明燥金司天，则木运更衰，金用事，其化如同金之平气年。

[5] 上宫与正宫同：木运不及，土反侮之，若上临丑未太阴湿土司天，则土用事，其化如同土之平气年。

[6] 眚于三：眚，指灾害。三，代表东方和春季。此指木运不及之年，对自然气候及物候的损害主要表现在春季。木运不及，金气来乘春行秋令，应生不生。

[7] 粃："秕"的异体字，指中空不饱满的谷粒。

[8] 庶类：指万物。

[9] 反阳：水运不及，火不畏水，火之长气反见宣布。

[10] 微者复微，甚者复甚：微、甚，指胜气或复气的表现程度。意为偏胜之气表现不明显，复气表现也较轻微；偏胜之气表现剧烈，制约胜气的复气表现亦剧烈。这是自然气候变化的一种自稳调节现象。

【经文分析】

1. 五运不及之年的气运变化及气候、物候特点

岁运不及之年，全年气候表现为本气不足、所不胜之气偏胜的特征，还可能会出现制约胜气之复气的气候特征。如伏明之纪，即火运不及年份，火的炎热之性受到寒水的抑制，"长气不宣，脏气反布……寒清数举，暑令乃薄……生而不长，成实而稚"这些都是阳热之令不足的征象，因而可以出现"凝惨凛冽"的景象，但火之子土气来复，故"雷霆震惊，沉黔淫雨"，该年雨水也可能很多。

2. 五运不及之年的疾病发生规律

岁运不及之年，其发病规律多为本气之脏表现不及而病。如火运不及之年，"其发痛，其脏心……其病昏惑悲忘……邪伤心也"。

【原文】

发生之纪，是谓启敕[1]，土疏泄，苍气达，阳和布化，阴气乃随，生气淳化，万物以荣，其化生，其气美，其政散，其令条舒，其动掉眩巅疾，其德鸣靡启坼，其变振拉摧拔，其谷麻稻，其畜鸡犬，其果李桃，其色青黄白，其味酸甘辛，其象春，其经足厥阴少阳，其脏肝脾，其虫毛介，其物中坚外坚，其病怒，太角与上商同，上徵则其气逆，其病吐利，不务其德则收气复，秋气劲切，甚则肃杀，清气大至，草木雕零，邪乃伤肝。

赫曦之纪，是谓蕃茂，阴气内化，阳气外荣，炎暑施化，物得以昌，其化长，其气高，其政动，其令鸣显，其动炎灼妄扰，其德暄暑郁蒸，其变炎烈沸腾，其谷麦豆，其畜羊彘，其果杏栗，其色赤白玄，其味苦辛咸，其象夏，其经手少阴太阳，手厥阴少阳，其脏心肺，其虫羽鳞，其物脉濡，其病笑、疟、疮疡、血流、狂妄、目赤，上羽与正徵同，其收齐，其病痉，上徵而收气后也，暴烈其政，脏气乃复，时见凝惨，甚则雨水霜雹切寒，邪伤心也。

敦阜之纪，是谓广化，厚德清静，顺长以盈，至阴内实，物化充成，烟埃朦郁[2]，见于厚土，大雨时行，湿气乃用，燥政乃辟，其化圆，其气丰，其政静，其令周备，其动濡积并稽，其德柔润重淖，其变震惊飘骤崩溃，其谷稷麻，其畜牛犬，其果枣李，其色黅玄苍，其味甘咸酸，其象长夏，其经足太阴阳明，其脏脾肾，其虫倮毛，其物肌核，其病腹满四肢不举，大风迅至，邪伤脾也。

坚成之纪，是谓收引，天气洁，地气明，阳气随，阴治化，燥行其政，物以司成，收气繁布，化洽不终，其化成，其气削，其政肃，其令锐切，其动暴折疡疰[3]，其德雾露萧飋，其变肃杀雕零，其谷稻黍，其畜鸡马，其果桃杏，其色白青丹，其味辛酸苦，其象秋，其经手太阴阳明，其脏肺肝，其虫介羽，其物壳络，其病喘喝胸凭仰息，上徵与正商同，其生齐，其病咳，政暴变则名木不荣，柔脆焦首，长气斯救，大火流，炎烁且至，蔓将槁，邪伤肺也。

流衍之纪，是谓封藏，寒司物化，天地严凝，藏政以布，长令不扬，其化凛，其气坚，其政谧[4]，其令流注，其动漂泄沃涌，其德凝惨寒雾，其变冰雪霜雹，其谷豆稷，其畜彘牛，其果栗枣，其色黑丹黅，其味咸苦甘，其象冬，其经足少阴太阳，其脏肾心，其虫鳞倮，其物濡满，其病胀，上羽而长气不化也。政过则化气大举，而埃昏气交，大雨时降，邪伤肾也。故曰：不恒其德，则所胜来复，政恒其理，则所胜同化。此之谓也。

【注释】

[1] 启敕：敕，古"陈"字。指春季万物发生、陈旧布新之象。

[2] 烟埃朦郁：指土湿之气偏盛，烟雨苍茫的自然景象。

[3] 疡疿：指皮肤疾患。

[4] 谧：平静之意。指冬季动物蛰藏，植物不长，一派平静之自然景象。

【经文分析】

1. 五运太过之年的气化、物化现象

岁运太过之年，气候的一般特点是本气流行，即该年的气候特征主要表现为岁运本身的气化偏盛。如"赫曦之纪，是谓蕃茂，阴气内化，阳气外荣，炎暑施化，物得以昌，其化长，其气高，其政动，其令鸣显，其动炎灼妄扰，其德暄暑郁蒸，其变炎烈沸腾"，即火运太过之年，气候偏热，暑热郁蒸。

2. 五运太过之年的发病规律

岁运太过之年，发病规律多为本气之脏偏胜而病，所胜之脏受损而病。如"赫曦之纪……其脏心肺……其病笑、疟、疮疡、血流、狂妄、目赤……其病痓……邪伤心也"。说明火运太过之年，人体发病的规律是心火本身及其所胜之脏肺金的病变。

【原文】

帝曰：天不足西北[1]，左寒而右凉[2]，地不满东南[3]，右热而左温[4]，其故何也？岐伯曰：阴阳之气，高下之理，太少之异也。东南方，阳也，阳者其精降于下，故右热而左温。西北方，阴也，阴者其精奉于上，故左寒而右凉。是以地有高下，气有温凉，高者气寒，下者气热，故适寒凉者胀，之温热者疮，下之则胀已，汗之则疮已，此腠理开闭之常，太少之异耳。帝曰：其于寿夭何如？岐伯曰：阴精所奉[5]其人寿，阳精所降[6]其人夭。帝曰：善。其病也，治之奈何？岐伯曰：西北之气散而寒之，东南之气收而温之，所谓同病异治也。故曰：气寒气凉，治以寒凉，行水渍之。气温气热，治以温热，强其内守。必同其气，可使平也，假者反之[7]。帝曰：善。一州之气，生化寿夭不同，其故何也？岐伯曰：高下之理，地势使然也。崇高则阴气治之，污下则阳气治之，阳胜者先天，阴胜者后天，此地理之常，生化之道也。帝曰：其有寿夭乎？岐伯曰：高者其气寿，下者其气夭，地之小大异也，小者小异，大者大异。故治病者，必明天道地理，阴阳更胜，气之先后，人之寿夭，生化之期，乃可以知人之形气矣。

【注释】

[1] 天不足西北：指从地势而言，西北方阳气不足，阴气偏盛。

[2] 左寒而右凉：指面向东南方位，则左为北，右为西；其气候特点是北方寒而西方凉。

[3] 地不满东南：指从地势而言，东南方阴气不足，阳气偏盛。

[4] 右热而左温：指面向东南方位，则左为东，右为南；其气候特点是东方温而南

方热。

　　[5] 阴精所奉：指西北寒凉地区。

　　[6] 阳精所降：指东南温热地区。

　　[7] 假者反之：指出现假寒假热时，宜采用反治法。

【经文分析】

1. 气运对地域的影响

地域有高低，所禀阴阳之气有不同：东南方阴气少，故温热；西北风方阳气少，故寒凉。

2. 地域与疾病寿夭的关系

寒凉地域胀病多见，温热地域疮疡多见。东南方气候炎热，寿命不如西北方寒凉地域者。因为"阴精所奉其人寿，阳精所降其人夭"，"高者其气寿，下者其气夭"。

3. 地域与治则

不同地域疾病不同，治法和用药的寒凉也随之有差别。"治病者，必明天道地理，阴阳更胜，气之先后，人之寿夭，生化之期，乃可以知人之形气矣。"因而提出了"同病异治"的治疗原则。

【原文】

　　帝曰：善。其岁有不病，而脏气不应不用者何也？岐伯曰：天气制之，气有所从也。帝曰：愿卒闻之。岐伯曰：少阳司天，火气下临，肺气上从，白起金用[1]，草木眚，火见燔焫，革金且耗，大暑以行，咳嚏鼽衄鼻窒，曰疡，寒热胕肿。风行于地，尘沙飞扬，心痛胃脘痛，厥逆膈不通，其主暴速。

　　阳明司天，燥气下临，肝气上从，苍起木用而立，土乃眚，凄沧数至，木伐草萎，胁痛目赤，掉振鼓栗，筋痿不能久立。暴热至，土乃暑，阳气郁发，小便变，寒热如疟，甚则心痛，火行于稿，流水不冰，蛰虫乃见。

　　太阳司天，寒气下临，心气上从，而火且明，丹起金乃眚，寒清时举，胜则水冰，火气高明，心热烦，嗌干善渴，鼽嚏，喜悲数欠，热气妄行，寒乃复，霜不时降，善忘，甚则心痛。土乃润，水丰衍，寒客至，沉阴化，湿气变物，水饮内稸，中满不食，皮䐜肉苛，筋脉不利，甚则胕肿身后痈。

　　厥阴司天，风气下临，脾气上从，而土且隆，黄起[2]水乃眚，土用革，体重肌肉萎，食减口爽，风行太虚，云物摇动，目转耳鸣。火纵其暴，地乃暑，大热消烁，赤沃下[3]，蛰虫数见，流水不冰，其发机速。

　　少阴司天，热气下临，肺气上从，白起金用，草木眚，喘呕寒热，嚏鼽衄鼻窒，大暑流行，甚则疮疡燔灼，金烁石流[4]。地乃燥清，凄沧数至，胁痛善太息，肃杀行，草木变。

　　太阴司天，湿气下临，肾气上从，黑起水变，埃冒云雨，胸中不利，阴痿气大衰而不起不用。当其时反腰脽痛，动转不便也，厥逆。地乃藏阴，大寒且至，蛰虫早附，心下否痛，地裂冰坚，少腹痛，时害于食，乘金则止水增，味乃咸，行水减也。

【注释】

[1] 白起金用：白，指燥金之气。少阳相火司天，金受火郁、郁极乃发，燥金之气起而用事。

[2] 黄起：指湿土之气起而用事。

[3] 赤沃下：姚止庵注曰："谓血水下流也，二便血及赤带之属。"

[4] 金烁石流：形容热势极盛，可溶化金石。

【经文分析】

1. 提出岁运与司天之气的关系

岁运主一年之运，但各年的运气变化还要受六气的影响，特别是当年司天之气、在泉之气，有时候从司天而化，有时候从在泉之化，以司天、在泉为主，即"天气制之，气有所从也"。

2. 岁气与气候、物候、疾病的关系

本段经文对六气司天各年份的气候、物候、疾病流行情况进行了详细的论述，如少阳相火司天，气候为火热盛，物候方面可见草木眚，疾病流行以心肺病变为主。

【原文】

帝曰：岁有胎孕不育，治之不全，何气使然？岐伯曰：六气五类[1]，有相胜制也，同者盛之，异者衰之，此天地之道，生化之常也。故厥阴司天，毛虫静，羽虫育，介虫不成；在泉，毛虫育，倮虫耗，羽虫不育。少阴司天，羽虫静，介虫育，毛虫不成；在泉，羽虫育，介虫耗不育。太阴司天，倮虫静，鳞虫育，羽虫不成；在泉，倮虫育，鳞虫不成。少阳司天，羽虫静，毛虫育，倮虫不成；在泉，羽虫育，介虫耗，毛虫不育。阳明司天，介虫静，羽虫育，介虫不成；在泉，介虫育，毛虫耗，羽虫不成。太阳司天，鳞虫静，倮虫育；在泉，鳞虫耗，倮虫不育。

诸乘所不成之运，则甚也。故气主有所制，岁立有所生，地气制己胜，天气制胜己，天制色，地制形，五类衰盛，各随其气之所宜也。故有胎孕不育，治之不全，此气之常也，所谓中根也。根于外者亦五，故生化之别，有五气五味五色五类五宜。帝曰：何谓也？岐伯曰：根于中者，命曰神机，神去则机息。根于外者，命曰气立，气止则化绝。故各有制，各有胜，各有生，各有成。故曰：不知年之所加[2]，气之同异，不足以言生化。此之谓也。

帝曰：气始而生化，气散而有形，气布而蕃育，气终而象变，其致一也。

然而五味所资，生化有薄厚，成熟有少多，终始不同，其故何也？岐伯曰：地气制之也，非天不生，地不长也。帝曰：愿闻其道。岐伯曰：寒热燥湿，不同其化也。

故少阳在泉，寒毒不生，其味辛，其治苦酸，其谷苍丹。阳明在泉，湿毒不生，其味酸，其气湿，其治辛苦甘，其谷丹素。太阳在泉，热毒不生，其味苦，其治淡咸，其谷黅秬[3]。厥阴在泉，清毒不生，其味甘，其治酸苦，其谷苍赤，其气专，其味正。少阴在泉，寒毒不生，其味辛，其治辛苦甘，其谷白丹。太阴在泉，燥毒不生，其味咸，其气热，其治甘咸，其谷黅秬。化淳[4]则咸守，气专则辛化而俱治。

【注释】

[1] 五类：指毛、羽、倮、介、鳞五类动物。
[2] 年之所加：指各年份的五运六气客主加临的情况。
[3] 秬：高世栻注曰："秬乃黑黍，水之谷也。"
[4] 化淳：指太阴湿土气化淳厚。

【经文分析】

经文提出"气始而生化，气散而有形，气布而蕃育，气终而象变"，说明气为万物生化的决定因素。

1. 六气司天在泉与动物生长繁殖的关系

六气司天与动物生长繁殖的规律表现为六气司天，天虫静，泉虫育，泉之所胜不成；六气在泉，泉虫育，泉之所胜不成。即与司天之气同类则静，与在泉之气同类则育，与在泉所胜之气同类则不成；与在泉之气同类则育，与在泉所胜之气同类则不成或耗。

2. 在泉之气与五味生化厚薄的关系

五味厚薄不同，与在泉之气所制有关，因为在泉之气主下半年，关系到事物的收成，故经文曰"地气制之也，非天不生，地不长也"。

【原文】

故曰：补上下者从之，治上下者逆之，以所在寒热盛衰而调之。故曰：上取下取，内取外取，以求其过。能[1]毒者以厚药，不胜毒者以薄药。此之谓也。气反者，病在上，取之下；病在下，取之上；病在中，傍取之。治热以寒，温而行之[2]；治寒以热，凉而行之；治温以清，冷而行之；治清以温，热而行之。故消之削之，吐之下之，补之泻之，久新同法。帝曰：病在中而不实不坚，且聚且散，奈何？岐伯曰：悉乎哉问也！无积者求其脏，虚则补之，药以祛之，食以随之，行水渍之，和其中外，可使毕已。

帝曰：有毒无毒，服有约乎？岐伯曰：病有久新，方有大小，有毒无毒，固宜常制矣。大毒[3]治病，十去其六；常毒治病，十去其七；小毒治病，十去其八；无毒治病，十去其九；谷肉果菜，食养尽之，无使过之，伤其正也。不尽，行复如法，必先岁气，无伐天和[4]，无盛盛，无虚虚[5]，而遗人夭殃，无致邪，无失正[6]，绝人长命。

帝曰：其久病者，有气从不康，病去而瘠，奈何？岐伯曰：昭乎哉圣人之问也！化不可代[7]，时不可违。夫经络以通，血气以从，复其不足，与众齐同，养之和之，静以待时，谨守其气，无使倾移，其形乃彰，生气以长，命曰圣王。故大要曰：无代化，无违时，必养必和，待其来复。此之谓也。帝曰：善。

【注释】

[1] 能：通耐。耐受。

[2] 温而行之：指温服的用药方法。

[3] 大毒：指气味偏胜或毒性较大的药物。

[4] 无伐天和：伐，消伐，损害。诊治疾病时，不要违背自然界气候变化规律及其与人体的密切关系。

[5] 无盛盛，无虚虚：诊治时，不用令盛者更盛、虚者更虚的方法。

[6] 无致邪，无失正：不要资助邪气，不要损伤正气。

[7] 化不可代：指自然界生长化收藏客观规律不以人的主观意志而改变。

【经文分析】

1. 用药法度

经文提出"能毒者以厚药，不胜毒者以薄药"，说明用药峻缓因人而异，体现了"因人制宜"的治疗原则。同时还提出"大毒治病，十去其六……无毒治病，十去其九；谷肉果菜，食养尽之，无使过之，伤其正也"。说明用药过程中还要根据药性的偏颇处理好攻邪与扶正的关系，这也是临床用药过程中应该遵循的基本原则。

2. 上病下取，下病上取

由于病之标本异位，基于脏腑经络气血生理活动的整体联系性，提出了"病在上，取之下；病在下，取之上；病在中，傍取之"的治疗原则。

3. 反佐法

"治热以寒，温而行之……治清以温，热而行之"，即在用热药治疗寒证，寒药治疗热证时，为了防止药性之寒、热与病性之热、寒互相格拒，以致服药后不能纳入而呕出，或不能到达病所以发挥药效，故采取热（寒）药凉（温）服的方法。或者在热（寒）剂中稍加凉（温）药，以顺从其病之寒热属性。

4. 重视病后调养

经文提出"化不可代，时不可违"，"无代化，无违时，必养必和，待其来复"，说明病后调养应该遵循自然规律。

六元正纪大论篇第七十一

【题解】

六元，指风、火、湿、热、燥、寒六种气候变化的本元，也就是主岁的六气。正纪，即指六气的演变规律。本篇主要记录了六十年内，六气司天、在泉、五运主岁时的气象、物候、灾异变化规律，故名篇称六元正纪大论。

【原文】

黄帝问曰：六化六变[1]，胜复淫治[2]，甘苦辛咸酸淡先后，余知之矣。夫五运之化，或从五气，或逆天气，或从天气而逆地气，或从地气而逆天气，或相得，或不相得，余未能明其事。欲通天之纪，从地之理，和其运，调其化，使上下合德，无相夺伦，天地升降，不失其宜，五运宣行，勿乖其政，调之正味[3]，从逆奈何？岐伯稽首再拜对曰：昭乎哉问也，此天地之纲纪，变化之渊源，非圣帝孰能穷其至理欤！臣虽不敏，请陈其道，令终不灭，久而不易。

【注释】

[1] 六化六变：指六气的正常变化及异常变化。

[2] 胜复淫治：胜气、复气扰乱人体致病病证的治疗。胜，胜气。复，复气。淫，扰乱人体之病变。治，协调平衡之意。

[3] 调之正味：根据运气胜复变化正确应用药食五味调之以协调偏颇，使之平衡。

【经文分析】

本段讨论五运和六气的关系，指出可以根据运气之间的关系认识复杂多样的自然界及人体疾病的治疗原则。

【原文】

帝曰：愿夫子推而次之，从其类序[1]，分其部主[2]，别其宗司[3]，昭其气数[4]，明其正化[5]，可得闻乎？岐伯曰：先立其年，以明其气，金木水火土运行之数，寒暑燥湿风火临御之化，则天道可见，民气可调，阴阳卷舒，近而无惑，数之可数者，请遂言之。

【注释】

[1] 类序：类属和次序。如甲乙属天干，子丑属地支。甲为天干之首，子为地支之首，各有次序。

[2] 部主：部，即步，每岁分为六步，每步由三阴三阳中的一气所主，故称部主。

[3] 宗司：司岁之气为宗，主时之气为司。

[4] 气数：气，岁气。数，五行运行规律。气数指五运六气变化规律。

[5] 正化：六气当位主令所产生的正常生化作用。

【经文分析】

本段提出推演运气的法则"先立其年，以明其气"即年干纪运，年支纪气。如果当年的干支确定了，当年的岁运、岁气即明，当年的气运变化规律也可进一步推算出来。

【原文】

帝曰：太阳之政奈何？岐伯曰：辰戌之纪也。

太阳[1]　太角[2]　太阴[3]　壬辰　壬戌　其运风，其化鸣紊启拆[4]，其变振拉摧拔，其病眩掉目瞑。

太角初正[5]　少徵　太宫　少商　太羽终

太阳　太徵　太阴　戊辰　戊戌同正徵。其运热，其化暄暑郁燠，其变炎烈沸腾，其病热郁。

太徵　少宫　太商　少羽终[6]　少角初[7]

太阳　太宫　太阴　甲辰岁会同天符　甲戌岁会同天符　其运阴埃，其化柔润重泽，其变震惊飘骤，其病湿下重。

太宫　少商　太羽终　太角初　少徵

太阳　太商　太阴　庚辰　庚戌　其运凉，其化雾露萧瑟，其变肃杀雕零，其病燥背瞀胸满。

太商　少羽终　少角初　太徵　少宫

太阳　太羽　太阴　丙辰天符　丙戌天符。其运寒，其化凝惨凛冽，其变冰雪霜雹，其病大寒留于溪谷。

太羽终　太角初　少徵　太宫　少商

凡此太阳司天之政，气化运行先天[8]，天气肃，地气静，寒临太虚，阳气不令，水土合德，上应辰星镇星。其谷玄黅，其政肃，其令徐。寒政大举，泽无阳焰，则火发待时。少阳中治，时雨乃涯，止极雨散，还于太阴，云朝北极，湿化乃布，泽流万物，寒敷于上，雷动于下，寒湿之气，持于气交。民病寒湿，发肌肉萎，足痿不收，濡泻血溢。初之气，地气迁[9]，气乃大温，草乃早荣，民乃厉，温病乃作，身热头痛呕吐，肌腠疮疡。二之气，大凉反至，民乃惨，草乃遇寒，火气遂抑，民病气郁中满，寒乃始。三之气，天政布，寒气行，雨乃降。民病寒，反热中，痈疽注下，心热瞀闷，不治者死。四之气，风湿交争，风化为雨，乃长乃化乃成。民病大热少气，肌肉萎足痿，注下赤白。五之气，阳复化，草乃长乃化乃成，民乃舒。终之气，地气正，湿令行，阴凝太虚，埃昏郊野，民乃惨凄，寒风以至，反者孕乃死。故岁宜苦以燥之温之，必折其郁气[10]，先资其化源，抑其运气，扶其不胜，无使暴过而生其疾，食岁谷以全其真，避虚邪以安其正。适气同异，多少制之，同寒湿者燥热化，异寒湿者燥湿化，故同者多之，异者少之，用寒远寒[11]，用凉远凉，用温远温，用热远热，食宜同法。有假者反常，反是者病，所谓时也。

【注释】

[1] 太阳：指司天之气为太阳寒水。

[2] 太角：指岁运为木运太过。

[3] 太阴：指在泉之气为太阴湿土。

[4] 鸣紊启拆：张介宾注曰："鸣，风木声也。紊，繁盛也。启拆，萌芽发而地脉开也。"

[5] 太角初正：太角，指客运的初运。初正，指主运的初运也是太角，该年客运五步的太过不及与主运五步的太过不及正合。

[6] 少羽终：少羽，指客运的第四运是水运不及。终，指主运的终运为水运不及。

[7] 少角初：少角，指客运的终运为木运不及。初，指主运的初运为木运不及。

[8] 先天：气化运行先于天时而至。

[9] 地气迁：指上一年的在泉之气迁易其位。

[10] 折其郁气：郁气，致郁之气，即偏胜之气。折其郁气指治疗时先纠正偏胜之气。

[11] 用寒远寒：前一"寒"，指寒凉药物；后一"寒"，指寒凉季节或寒证。远，避开之义。即在寒凉季节或疾病属于寒证者，要禁用或慎用寒凉药物。

【经文分析】

本段讨论太阳寒水司天年份，年支为辰戌，共十年，其司天与在泉，以及木火土金水五运的大运、主运、客运的具体内容，气候、物候特点。具体见表7-6。

表7-6　太阳之政气运变化规律

	客气	主气	物候	民病
初之气	少阳	厥阴	初之气，地气迁，气乃大温，草乃早荣	民乃厉，温病乃作，身热头痛呕吐，肌腠疮疡
二之气	阳明	少阴	大凉反至，民乃惨，草乃遇寒，火气遂抑	气郁中满，寒乃始
三之气	太阳	少阴	天政布，寒气行，雨乃降	民病寒，反热中，痈疽注下，心热瞀闷
四之气	厥阴	太阴	风湿交争，风化为雨，乃长乃化乃成	民病大热少气，肌肉萎足痿，注下赤白
五之气	少阴	阳明	阳复化，草乃长乃化乃成	民乃舒
终之气	太阴	太阳	地气正，湿令行，阴凝太虚，埃昏郊野	民乃惨凄，寒风以至，反者孕乃死

【原文】

帝曰：善。阳明之政奈何？岐伯曰：卯酉之纪也。

阳明　少角　少阴　清热胜复同，同正商。丁卯岁会　丁酉　其运风清热。

少角_{初正}　太徵　少宫　太商　少羽_终

阳明　少徵　少阴　寒雨胜复同，同正商。癸卯_{同岁会}　癸酉_{同岁会}　其运热寒雨。

少徵　太宫　少商　太羽_终　太角_初

阳明　少宫　少阴　风凉胜复同。己卯　己酉　其运雨风凉。

少宫　太商　少羽_终　少角_初　太徵

阳明　少商　少阴　热寒胜复同，同正商。乙卯天符　乙酉岁会，太一天符。其运凉热寒。

少商　太羽终　太角初　少徵　太宫

阳明　少羽　少阴　雨风胜复同，同少宫。辛卯　辛酉　其运寒雨风。

少羽终　少角初　太徵　少宫　太商

凡此阳明司天之政，气化运行后天，天气急，地气明，阳专其令，炎暑大行，物燥以坚，淳风乃治，风燥横运[1]，流于气交，多阳少阴，云趋雨府，湿化乃敷。燥极而泽，其谷白丹，间谷命太[2]者，其耗白甲品羽，金火合德，上应太白荧惑。其政切，其令暴，蛰虫乃见，流水不冰，民病咳嗌塞，寒热发，暴振溧癃閟，清先而劲，毛虫乃死，热后而暴，介虫乃殃，其发躁，胜复之作，扰而大乱，清热之气，持于气交。初之气，地气迁，阴始凝，气始肃，水乃冰，寒雨化。其病中热胀，面目浮肿，善眠，鼽衄嚏欠呕，小便黄赤，甚则淋。二之气，阳乃布，民乃舒，物乃生荣。厉大至，民善暴死。三之气，天政布，凉乃行，燥热交合，燥极而泽，民病寒热。四之气，寒雨降。病暴仆，振栗谵妄，少气嗌干引饮，及为心痛痈肿疮疡疟寒之疾，骨痿血便。五之气，春令反行，草乃生荣，民气和。终之气，阳气布，候反温，蛰虫来见，流水不冰，民乃康平，其病温。故食岁谷以安其气，食间谷以去其邪，岁宜以咸以苦以辛，汗之清之散之，安其运气，无使受邪，折其郁气，资其化源。以寒热轻重少多其制，同热者多天化[3]，同清者多地化[4]，用凉远凉，用热远热，用寒远寒，用温远温，食宜同法。有假者反之，此其道也。反是者，乱天地之经，扰阴阳之纪也。

【注释】

[1] 风燥横运：风燥之气偏胜，流于气交。

[2] 间谷命太：张介宾注曰："间谷，间气所化之谷也。命，天赋也。太，气之有余也。"即感司天、在泉之左右间气而成熟的谷类。

[3] 同热者多天化：指岁运与在泉之气同为热气，应多以清凉之气味药物调之。天化，

指阳明燥金清凉之气。

[4] 同清者多地化：指岁运与司天之气同为清凉气，应多以热性药物调节。地化，指在泉的火热之气。

【经文分析】

讨论"阳明司天"年份的气运变化规律，气候、物候特点，发病特点，用药规律。

【原文】

帝曰：善。少阳之政奈何？岐伯曰：寅申之纪也。

少阳　太角　厥阴　壬寅_{同天符}　壬申_{同天符}　其运风鼓，其化鸣紊启坼，其变振拉摧拔，其病掉眩支胁惊骇。

太角_{初正}　少徵　太宫　少商　太羽_终

少阳　太徵　厥阴　戊寅_{天符}　戊申_{天符}　其运暑，其化暄嚣郁燠[1]，其变炎烈沸腾，其病上热郁血溢血泄心痛。

太徵　少宫　太商　少羽_终　少角_初

少阳　太宫　厥阴　甲寅　甲申　其运阴雨，其化柔润重泽，其变震惊飘骤，其病体重胕肿痞饮。

太宫　少商　太羽_终　太角_初　少徵

少阳　太商　厥阴　庚寅　庚申　同正商　其运凉，其化雾露清切，其变肃杀雕零，其病肩背胸中。

太商　少羽_终　少角_初　太徵　少宫

少阳　太羽　厥阴　丙寅　丙申　其运寒肃，其化凝惨溧冽，其变冰雪霜雹，其病寒浮肿。

太羽终　太角初　少徵　太宫　少商

凡此少阳司天之政，气化运行先天，天气正，地气扰，风乃暴举，木偃沙飞[2]，炎火乃流，阴行阳化，雨乃时应，火木同德，上应荧惑岁星。其谷丹苍，其政严，其令扰。故风热参布，云物沸腾，太阴横流，寒乃时至，凉雨并起。民病寒中，外发疮疡，内为泄满。故圣人遇之，和而不争。往复之作，民病寒热疟泄，聋瞑呕吐，上怫肿色变。初之气，地气迁，风胜乃摇，寒去，候乃大温，草木早荣。寒来不杀，温病乃起，其病气怫于上，血溢目赤，咳逆头痛，血崩胁满，肤腠中疮。二之气，火反郁，白埃四起，云趋雨府，风不胜湿，雨乃零，民乃康。其病热郁于上，咳逆呕吐，疮发于中，胸嗌不利，头痛身热，昏愦脓疮。三之气，天政布，炎暑至，少阳临上，雨乃涯。民病热中，聋瞑血溢，脓疮咳呕，鼽衄渴嚏欠，喉痹目赤，善暴死。四之气，凉乃至，炎暑间化，白露降，民气和平，其病满身重。五之气，阳乃去，寒乃来，雨乃降，气门乃闭，刚木早雕，民避寒邪，君子周密。终之气，地气正，风乃至，万物反生，霿雾以行。其病关闭不禁，心痛，阳气不藏而咳。抑其运气，赞所不胜，必折其郁气，先取化源，暴过不生[3]，苛疾不起。故岁宜咸辛宜酸，渗之泄之，渍之发之，观气寒温以调其过，同风热者多寒化，异风热者少寒化，用热远热，用温远温，用寒远寒，用凉远凉，食宜同法，此其道也。有假者反之，反是者病之阶也。

【注释】

[1] 暄嚣郁燠：形容气候闷热之甚。

[2] 木偃沙飞：形容风势之甚，树木吹倒，沙尘飞扬。

[3] 暴过不生：不会发生猝暴太过之气。

【经文分析】

论"寅申之纪"少阳相火司天之年份气运变化规律、气候及物候特点、发病特点、用药规律。

【原文】

帝曰：善。太阴之政奈何？岐伯曰：丑未之纪也。

太阴　少角　太阳　清热胜复同，同正宫[1]。丁丑　丁未　其运风清热。

少角初正　太徵　少宫　太商　少羽终

太阴　少徵　太阳　寒雨胜复同。癸丑　癸未　其运热寒雨。

少徵　太宫　少商　太羽终　太角初

太阴　少宫　太阳　风清胜复同，同正宫。己丑太一天符　己未太一天符　其运雨风清。

少宫　太商　少羽终　少角初　太徵

太阴　少商　太阳　热寒胜复同。乙丑　乙未　其运凉热寒。

少商　太羽终　太角初　少徵　太宫

太阴　少羽　太阳　雨风胜复同，同正宫。辛丑同岁会　辛未同岁会　其运寒雨风。

少羽终　少角初　太徵　少宫　太商

凡此太阴司天之政，气化运行后天，阴专其政，阳气退辟，大风时起，天气下降，地气上腾，原野昏霿，白埃四起，云奔南极，寒雨数至，物成于差夏[2]。民病寒湿，腹满身𪖇愤[3]胕肿，痞逆寒厥拘急。湿寒合德，黄黑埃昏，流行气交，上应镇星辰星。其政肃，其令寂，其谷黅玄。故阴凝于上，寒积于下，寒水胜火，则为冰雹，阳光不治，杀气乃行。故有余宜高，不及宜下，有余宜晚，不及宜早，土之利，气之化也，民气亦从之，间谷命其太也。初之气，地气迁，寒乃去，春气正，风乃来，生布万物以荣，民气条舒，风湿相薄，雨乃后。民病血溢，筋络拘强，关节不利，身重筋痿。二之气，大火正，物承化[4]，民乃和，其病温厉大行，远近咸若，湿蒸相薄，雨乃时降。三之气，天政布，湿气降，地气腾，雨乃时降，寒乃随之。感于寒湿，则民病身重胕肿，胸腹满。四之气，畏火[5]临，溽蒸化，地气腾，天气否隔，寒风晓暮，蒸热相薄，草木凝烟，湿化不流，则白露阴布，以成秋令。民病腠理热，血暴溢疟，心腹满热胪胀[6]，甚则胕肿。五之气，惨令已行，寒露下，霜乃早降，草木黄落，寒气及体，君子周密，民病皮腠。终之气，寒大举，湿大化，霜乃积，阴乃凝，水坚冰，阳光不治。感于寒，则病人关节禁固，腰脽痛，寒湿推于气交而为疾也。必折其郁气，而取化源，益其岁气，无使邪胜，食岁谷以全其真，食间谷以保其精。故岁宜以苦燥之温之，甚者发之泄之。不发不泄，则湿气外溢，肉溃皮拆而水血交流。必赞其阳火，令御甚寒，从气异同，少多其判也，同寒者以热化，同湿者以燥化，异者少之，同者多之，用凉远凉，用寒远寒，用温远温，用热远热，食宜同法。假者反之，此其道也，反是者病也。

【注释】

[1] 同正宫：少角木运不及，上临太阴湿土，则土气旺盛，故少角同正宫，正宫为土运平气年份。

[2] 差夏：指长夏与秋令相交之时。

[3] 膹愤：胀满之意。

[4] 物承化：万物因此得到生长发育。

[5] 畏火：张介宾注曰："少阳相火用事，其气尤烈，故曰畏火。"

[6] 胪胀：腹部胀满。

【原文】

帝曰：善。少阴之政奈何？岐伯曰：子午之纪也。

少阴　太角　阳明　壬子　壬午　其运风鼓，其化鸣紊启拆，其变振拉摧拔，其病支满。

太角_{初正}　少徵　太宫　少商　太羽_终

少阴　太徵　阳明　戊子_{天符}　戊午_{太一天符}　其运炎暑，其化暄曜郁燠，其变炎烈沸腾，其病上热血溢。

太徵　少宫　太商　少羽_终　少角_初

少阴　太宫　阳明　甲子　甲午　其运阴雨，其化柔润时雨，其变震惊飘骤，其病中满身重。

太宫　少商　太羽_终　太角_初　少徵

少阴 太商 阳明 庚子_{同天符} 庚午_{同天符} 同正商 其运凉劲，其化雾露萧瑟，其变肃杀雕零，其病下清。

太商 少羽_终 少角_初 太徵 少宫

少阴 太羽 阳明 丙子_{岁会} 丙午 其运寒，其化凝惨凓冽，其变冰雪霜雹，其病寒下。

太羽_终 太角_初 少徵 太宫 少商

凡此少阴司天之政，气化运行先天，地气肃，天气明，寒交暑[1]，热加燥[2]，云驰雨府，湿化乃行，时雨乃降，金火合德，上应荧惑太白。其政明，其令切[3]，其谷丹白。水火寒热持于气交而为病始也，热病生于上，清病生于下，寒热凌犯而争于中，民病咳喘，血溢血泄鼽嚏，目赤眦疡，寒厥入胃，心痛腰痛，腹大嗌干肿上。初之气，地气迁，燥将去，寒乃始，蛰复藏，水乃冰，霜复降，风乃至，阳气郁，民反周密，关节禁固，腰脽痛，炎暑将起，中外疮疡。二之气，阳气布，风乃行，春气以正，万物应荣，寒气时至，民乃和。其病淋，目瞑目赤，气郁于上而热。三之气，天政布，大火行，庶类番鲜，寒气时至。民病气厥心痛，寒热更作，咳喘目赤。四之气，溽暑至，大雨时行，寒热互至。民病寒热，嗌干黄瘅，鼽衄饮发。五之气，畏火临，暑反至，阳乃化，万物乃生乃长荣，民乃康，其病温。终之气，燥令行，余火内格[4]，肿于上，咳喘，甚则血溢。寒气数举，则霿雾翳，病生皮腠，内舍于胁，下连少腹而作寒中，地将易也。必抑其运气，资其岁胜，折其郁发，先取化源，无使暴过而生其病也。食岁谷以全真气，食间谷以辟虚邪。岁宜咸以软之，而调其上，甚则以苦发之；以酸收之，而安其下，甚则以苦泄之。适气同异而多少之，同天气者以寒清化，同地气者以温热化，用热远热，用凉远凉，用温远温，用寒远寒，食宜同法。有假则反，此其道也，反是者病作矣。

【注释】

[1] 寒交暑：指上一年的终之气暑气交于这一年初之气的寒气。如马莳注曰："往岁巳亥终之客气少阳，今岁子午初之客气太阳，太阳寒交往岁少阳之暑，故曰寒交暑。"张介宾注曰："以下临上曰交。"

[2] 热加燥：马莳注曰："今岁少阴在上而阳明在下，故曰热加燥。"张介宾注曰："以上临下曰加。"

[3] 其政明，其令切：少阴君火司天，火性光明。阳明燥金在泉，金性急切。故此年份上半年气候偏热，下半年气候偏寒凉。

[4] 余火内格：火热之余邪未尽，郁滞于内不得发越。

【原文】

帝曰：善。厥阴之政奈何？岐伯曰：巳亥之纪也。

厥阴　少角　少阳　清热胜复同，同正角。丁巳_{天符}　丁亥_{天符}　其运风清热。

少角_{初正}　太徵　少宫　太商　少羽_终

厥阴　少徵　少阳　寒雨胜复同。癸巳_{同岁会}　癸亥_{同岁会}　其运热寒雨。

少徵　太宫　少商　太羽_终　太角_初

厥阴　少宫　少阳　风清胜复同，同正角。己巳　己亥　其运雨风清。

少宫　太商　少羽_终　少角_初　太徵

厥阴　少商　少阳　热寒胜复同，同正角。乙巳　乙亥　其运凉热寒。

少商　太羽_终　太角_初　少徵　太宫

厥阴　少羽　少阳　雨风胜复同。辛巳　辛亥　其运寒雨风。

少羽_终　少角_初　太徵　少宫　太商

凡此厥阴司天之政，气化运行后天，诸同正岁[1]，气化运行同天[2]，天气扰，地气正[3]，风生高远，炎热从之，云趋雨府，湿化乃行，风火同德，上应岁星荧惑。其政挠[4]，其令速，其谷苍丹，间谷言太者，其耗文角品羽[5]。风燥火热，胜复更作，蛰虫来见，流水不冰，热病行于下，风病行于上，风燥胜复形于中。初之气，寒始肃，杀气方至，民病寒于右之下。二之气，寒不去，华雪水冰，杀气施化，霜乃降，名草上焦，寒雨数至，阳复化，民病热于中。三之气，天政布，风乃时举，民病泣出耳鸣掉眩。四之气，溽暑湿热相薄，争于左之上，民病黄瘅而为胕肿。五之气，燥湿更胜，沉阴乃布，寒气及体，风雨乃行。终之气，畏火司令，阳乃大化，蛰虫出见，流水不冰，地气大发，草乃生，人乃舒，其病温厉。必折其郁气，资其化源，赞其运气，无使邪胜。岁宜以辛调上，以咸调下，畏火之气，无妄犯之。用温远温，用热远热，用凉远凉，用寒远寒，食宜同法。有假反常，此之道也，反是者病。

【注释】

[1] 诸同正岁：指同各平气年的诸年份。正岁，指岁运不是太过，也不是不及的年份，即平气之年。

[2] 同天：指气候、物候变化与天时相一致。

[3] 天气扰，地气正：高世栻注曰："厥阴司天，故天气扰。扰，风之动也。少阳在泉，故地气正。正，阳和也。"

[4] 挠：指扰动、扰乱。

[5] 其耗文角品羽：耗，耗损。文角，毛虫。品，标准，此处作胎孕生长良好。羽，羽虫。厥阴司天年份，少阳相火在泉，上半年风气偏胜，下半年热气偏胜。属木类的毛虫生长由于少阳在泉，气候过热，生长受影响。属火类的羽虫，胎孕生长发育良好。

【经文分析】

讨论厥阴司天之年份气运特点，以及一年六气的气候和发病情况。

【原文】

帝曰：善。夫子之言可谓悉矣，然何以明其应乎？岐伯曰：昭乎哉问也！夫六气者，行有次，止有位[1]，故常以正月朔日[2]平旦视之，睹其位而知其所在矣。运有余，其至先，运不及，其至后，此天之道，气之常也。运非有余非不足，是谓正岁，其至当其时也。帝曰：胜复之气，其常在也，灾眚时至，候也奈何？岐伯曰：非气化者，是谓灾也。

帝曰：天地之数，终始奈何？岐伯曰：悉乎哉问也！是明道也。数之始，起于上而终于下[3]，岁半[4]之前，天气主之，岁半之后，地气主之，上下交互，气交主之，岁纪毕矣。故曰：位明气月可知乎，所谓气也。帝曰：余司其事，则而行之，不合其数何也？岐伯曰：气用有多少，化治有盛衰，衰盛多少，同其化也。

【注释】

[1] 行有次，止有位：指六气运行各有一定的次序与位置。

[2] 正月朔日：农历正月初一。

[3] 起于上而终于下：张介宾注曰："司天在前，在泉在后，司天主上，在泉主下，故起于上而终于下。"

[4] 岁半：指一年的一半。大寒至小暑末为岁之前半，即初之气至三之气所主的时段；大暑至小寒末为岁之后半，即四之气至终之气所主的时段。

【经文分析】

（1）论六气行止迟早的观测方法。
（2）司天、在泉之气运行规律。

【原文】

帝曰：愿闻同化何如？岐伯曰：风温春化同，热曛昏火夏化同，胜与复同，燥清烟露秋化同，云雨昏暝埃长夏化同，寒气霜雪冰冬化同，此天地五运六气之化，更用盛衰之常也。

帝曰：五运行同天化者，命曰天符，余知之矣。愿闻同地化者何谓也？岐伯曰：太过而同天化者三[1]，不及而同天化者亦三[2]，太过而同地化者三[3]，不及而同地化者亦三[4]，此凡二十四岁也。帝曰：愿闻其所谓也。岐伯曰：甲辰甲戌太宫下加[5]太阴，壬寅壬申太角下加厥阴，庚子庚午太商下加阳明，如是者三。癸巳癸亥少徵下加少阳，辛丑辛未少羽下加太阳，癸卯癸酉少徵下加少阴，如是者三。戊子戊午太徵上临[6]少阴，戊寅戊申太徵上临少阳，丙辰丙戌太羽上临太阳，如是者三。丁巳丁亥少角上临厥阴，乙卯乙酉少商上临阳明，己丑己未少宫上临太阴，如是者三。除此二十四岁，则不加不临[7]也。帝曰：加者何谓？岐伯曰：太过而加同天符[8]，不及而加同岁会[9]也。帝曰：临者何谓？岐伯曰：太过不及，皆曰天符，而变行有多少，病形有微甚，生死有早晏耳。

【注释】

[1] 太过而同天化者三：指甲子一周六十年中，太过之岁运的五行属性与同年司天之气的五行属性相同的年份有三组，即戊子、戊午，戊寅、戊申，丙辰、丙戌，共六年，属天符年。

[2] 不及而同天化者亦三：指甲子一周六十年中，不及之岁运的五行属性与同年司天之气的五行属性相同的年份有三组，即丁巳、丁亥，乙卯、乙酉，己丑、己未，共六年，也属天符年。

[3] 太过而同地化者三：指甲子一周六十年中，太过之岁运的五行属性与同年在泉之气的五行属性相同的年份，有三组，即甲辰、甲戌，壬寅、壬申，庚子、庚午，共六年，均属同天符年。

[4] 不及而同地化者亦三：指甲子一周六十年中，不及之岁运的五行属性与客气在泉的五行属性相同的年份，有三组，即癸巳、癸亥，辛丑、辛未，癸卯、癸酉，共六年，均属同岁会年。

[5] 下加：岁运与在泉同化。

[6] 上临：岁运与司天同化。

[7] 不加不临：岁运与司天、在泉均不相同。

[8] 太过而加同天符：指太过之岁的五行属性与同年在泉之气的五行属性相同的年份，即同天符年。

[9] 不及而加同岁会：指不及之岁的五行属性与同年在泉之气的五行属性相同的年份，即同岁会年。

【经文分析】

论运气同化规律。运气同化，即当年的岁运和岁气，在五行归类中，属于同类而有同化的作用。

【原文】

帝曰：夫子言用寒远寒，用热远热，余未知其然也，愿闻何谓远？岐伯曰：热无犯热，寒无犯寒，从者和，逆者病，不可不敬畏而远之，所谓时兴六位[1]也。帝曰：温凉何如？岐伯曰：司气[2]以热，用热无犯，司气以寒，用寒无犯，司气以凉，用凉无犯，司气以温，用温无犯，间气同其主无犯，异其主则小犯之，是谓四畏，必谨察之。帝曰：善。其犯者何如？岐伯曰：天气反时，则可依时，及胜其主则可犯，以平为期，而不可过，是谓邪气反胜者。故曰：无失天信[3]，无逆气宜，无翼其胜，无赞其复，是谓至治。

【注释】

[1] 时兴六位：一年之中，六气分时而兴，每步主时 60 日 87 刻半。时有六位之别，气有寒热温凉之变。

[2] 司气：张介宾注曰："司气者，司天司地之气也。"

[3] 天信：天气应时而至，信而有征，故谓天信。

【经文分析】

讨论用药禁忌，说明掌握运气理论及顺时用药原则的重要性。

【原文】

帝曰：善。五运气行主岁之纪，其有常数[1]乎？岐伯曰：臣请次之。

甲子 甲午岁

上[2]少阴火 中[3]太宫土运 下[4]阳明金 热化二[5]，雨化五[6]，燥化四[7]，所谓正化日[8]也。其化上咸寒，中苦热，下酸热，所谓药食宜也。

乙丑 乙未岁

上太阴土 中少商金运 下太阳水 热化寒化胜复同[9]，所谓邪气化日[10]也。灾七宫。湿化五，清化四，寒化六，所谓正化日也。其化上苦热，中酸和，下甘热，所谓药食宜也。

丙寅 丙申岁

上少阳相火 中太羽水运 下厥阴木 火化二，寒化六，风化三，所谓正化日也。其化上咸寒，中咸温，下辛温，所谓药食宜也。

丁卯岁会 丁酉岁

上阳明金 中少角木运 下少阴火 清化热化胜复同，所谓邪气化日也。灾三宫。燥化九，风化三，热化七，所谓正化日也。其化上苦小温，中辛和，下咸寒，所谓药食宜也。

戊辰 戊戌岁

上太阳水 中太徵火运 下太阴土 寒化六，热化七，湿化五，所谓正化日也。其化上苦温，中甘和，下甘温，所谓药食宜也。

己巳 己亥岁

上厥阴木 中少宫土运 下少阳相火 风化清化胜复同，所谓邪气化日也。灾五宫。风化三，湿化五，火化七，所谓正化日也。其化上辛凉，中甘和，下咸寒，所谓药食宜也。

庚午_{同天符}　庚子岁_{同天符}

上少阴火　中太商金运　下阳明金　热化七，清化九，燥化九，所谓正化日也。其化上咸寒，中辛温，下酸温，所谓药食宜也。

辛未_{同岁会}　辛丑岁_{同岁会}

上太阴土　中少羽水运　下太阳水　雨化风化胜复同，所谓邪气化日也。灾一宫。雨化五，寒化一，所谓正化日也。其化上苦热，中苦和，下苦热，所谓药食宜也。

壬申_{同天符}　壬寅岁_{同天符}

上少阳相火　中太角木运　下厥阴木　火化二，风化八，所谓正化日也。其化上咸寒，中酸和，下辛凉，所谓药食宜也。

癸酉_{同岁会}　癸卯岁_{同岁会}

上阳明金　中少徵火运　下少阴火　寒化雨化胜复同，所谓邪气化日也。灾九宫。燥化九，热化二，所谓正化日也。其化上苦小温，中咸温，下咸寒，所谓药食宜也。

甲戌岁_{岁会同天符}　甲辰岁_{岁会同天符}

上太阳水　中太宫土运　下太阴土　寒化六，湿化五，正化日也。其化上苦热，中苦温，下苦温，药食宜也。

乙亥　乙巳岁

上厥阴木，中少商金运，下少阳相火，热化寒化胜复同，邪气化日也。灾七宫。风化八，清化四，火化二，正化度也。其化上辛凉，中酸和，下咸寒，药食宜也。

丙子_{岁会}　丙午岁

上少阴火　中太羽水运　下阳明金　热化二，寒化六，清化四，正化度也。其化上咸寒，中咸热，下酸温，药食宜也。

丁丑　丁未岁

上太阴土　中少角木运　下太阳水　清化热化胜复同，邪气化度也。灾三宫。雨化五，风化三，寒化一，正化度也。其化上苦温，中辛温，下甘热，药食宜也。

戊寅　戊申_{岁天符}

上少阳相火　中太徵火运　下厥阴木　火化七，风化三，正化度也。其化上咸寒，中甘和，下辛凉，药食宜也。

己卯　己酉岁

上阳明金　中少宫土运　下少阴火　风化清化胜复同，邪气化度也。灾五宫。清化九，雨化五，热化七，正化度也。其化上苦小温，中甘和，下咸寒，药食宜也。

庚辰　庚戌岁

上太阳水　中太商金运　下太阴土　寒化一，清化九，雨化五，正化度也。其化上苦热，中辛温，下甘热，药食宜也。

辛巳　辛亥岁

上厥阴木　中少羽水运　下少阳相火　雨化风化胜复同，邪气化度也。灾一宫。风化三，寒化一，火化七，正化度也。其化上辛凉，中苦和，下咸寒，药食宜也。

壬午　壬子岁

上少阴火　中太角木运　下阳明金　热化二，风化八，清化四，正化度也。其化上咸寒，中酸凉，下酸温，药食宜也。

癸未　癸丑岁

上太阴土　中少徵火运　下太阳水　寒化雨化胜复同，邪气化度也。灾九宫。雨化五，火化二，寒化一，正化度也。其化上苦温，中咸温，下甘热，药食宜也。

甲申　甲寅岁

上少阳相火　中太宫土运　下厥阴木　火化二，雨化五，风化八，正化度也。其化上咸寒，中咸和，下辛凉，药食宜也。

乙酉_{太一天符}　乙卯岁_{天符}

上阳明金　中少商金运　下少阴火　热化寒化胜复同，邪气化度也。灾七宫。燥化四，清化四，热化二，正化度也。其化上苦小温，中苦和，下咸寒，药食宜也。

丙戌_{天符}　丙辰岁_{天符}

上太阳水　中太羽水运　下太阴土　寒化六，雨化五，正化度也。其化上苦热，中咸温，下甘热，药食宜也。

丁亥_{天符}　丁巳岁_{天符}

上厥阴木　中少角木运　下少阳相火　清化热化胜复同，邪气化度也。灾三宫。风化三，火化七，正化度也。其化上辛凉，中辛和，下咸寒，药食宜也。

戊子_{天符}　戊午岁太一_{天符}

上少阴火　中太徵火运　下阳明金　热化七，清化九，正化度也。其化上咸寒，中甘寒，下酸温，药食宜也。

己丑_{太一天符}　己未岁_{太一天符}

上太阴土　中少宫土运　下太阳水　风化清化胜复同，邪气化度也。灾五宫。雨化五，寒化一，正化度也。其化上苦热，中甘和，下甘热，药食宜也。

庚寅 庚申岁

上少阳相火 中太商金运 下厥阴木 火化七，清化九，风化三，正化度也。其化上咸寒，中辛温，下辛凉，药食宜也。

辛卯 辛酉岁

上阳明金 中少羽水运 下少阴火 雨化风化胜复同，邪气化度也。灾一宫。清化九，寒化一，热化七，正化度也。其化上苦小温，中苦和，下咸寒，药食宜也。

壬辰 壬戌岁

上太阳水 中太角木运 下太阴土 寒化六，风化八，雨化五，正化度也。其化上苦温，中酸和，下甘温，药食宜也。

癸巳_{同岁会} 癸亥_{同岁会}

上厥阴木 中少徵火运 下少阳相火 寒化雨化胜复同，邪气化度也。灾九宫。风化八，火化二，正化度也。其化上辛凉，中咸和，下咸寒，药食宜也。

凡此定期之纪，胜复正化，皆有常数，不可不察。故知其要者，一言而终，不知其要，流散无穷，此之谓也。

【注释】

[1] 常数：常，正常。数，河图中的五行生成数。如："天一生水，地六成之……天五生土，地十成之。"

[2] 上：指司天之气。

[3] 中：指岁运。

[4] 下：指在泉之气。

[5] 热化二：指甲子甲午年司天之气为少阴君火，上半年气候偏热，万物感热而生。"二"，为火之生数，按河图居南方。

[6] 雨化五：指甲子甲午岁运为土运太过，土主湿，万物感雨湿之气而化生。"五"，为五行土之生数，按河图居中央。

[7] 燥化四：指甲子甲午年阳明燥金在泉，下半年偏凉偏燥，万物感而收而成。"四"，为五行金之生数，按河图居西方。

[8] 正化日：王冰注曰："正气化也。"

[9] 热化寒化胜复同：热化，指金运不及之年，火来乘金，在火热之气偏胜之时，寒气（即复气）又来制约火热之气，这年冬季又会出现气候偏冷之象。这是自然界自稳调节现象。复气的强弱依胜气的强弱而定，有一分胜气便有一分复气，故曰胜复同。

[10] 邪气化日：胜复之气属反常的气候变化。

【经文分析】

讨论一个甲子周期六十年的运气变化。

凡遇到"岁运不及"年份，就会有"胜气"与"复气"，造成气候状态的反常，并能导致灾害与疾病的发生；"岁运太过"年份，气候的气化相对会平和，称之为"正化"。

【原文】

帝曰：善。五运之气，亦复岁[1]平？岐伯曰：郁极乃发，待时而作也。帝曰：请问其所谓也？岐伯曰：五常之气，太过不及，其发异也。帝曰：愿卒闻之。岐伯曰：太过者暴，不及者徐，暴者为病甚，徐者为病持。帝曰：太过不及，其数何如？岐伯曰：太过者其数成，不及者其数生，土常以生也。

帝曰：其发也何如？岐伯曰：土郁之发，岩谷震惊，雷殷气交，埃昏黄黑，化为白气，飘骤高深，击石飞空，洪水乃从，川流漫衍，田牧土驹[2]。化气乃敷，善为时雨，始生始长，始化始成。故民病心腹胀，肠鸣而为数后，甚则心痛胁䐜，呕吐霍乱，饮发注下，胕肿身重。云奔雨府，霞拥朝阳，山泽埃昏，其乃发也，以其四气。云横天山，浮游生灭，怫之先兆[3]。

金郁之发，天洁地明，风清气切，大凉乃举，草树浮烟，燥气以行，霧雾数起，杀气来至，草木苍干，金乃有声。故民病咳逆，心胁满引少腹，善暴痛，不可反侧，嗌干面尘色恶。山泽焦枯，土凝霜卤，怫乃发也，其气五。夜零白露，林莽声悽，怫之兆也。

水郁之发，阳气乃辟[4]，阴气暴举，大寒乃至，川泽严凝，寒雰结为霜雪，甚则黄黑昏翳，流行气交，乃为霜杀，水乃见祥。故民病寒客心痛，腰脽痛，大关节不利，屈伸不便，善厥逆，痞坚腹满。阳光不治，空积沉阴，白埃昏瞑，而乃发也，其气二火前后。太虚深玄，气犹麻散，微见而隐，色黑微黄，怫之先兆也。

木郁之发，太虚埃昏，云物以扰，大风乃至，屋发折木，木有变。故民病胃脘当心而痛，上支两胁，膈咽不通，食饮不下，甚则耳鸣眩转，目不识人，善暴僵仆。太虚苍埃，天山一色，或气浊色，黄黑郁若，横云不起雨，而乃发也，其气无常。长川草偃，柔叶呈阴，松吟高山，虎啸岩岫，怫之先兆也。

火郁之发，太虚肿翳，大明不彰，炎火行，大暑至，山泽燔燎，材木流津，广厦腾烟，土浮霜卤，止水乃减，蔓草焦黄，风行惑言，湿化乃后。故民病少气，疮疡痈肿，胁腹胸背，面首四支，䐜愤胪胀，疡痹呕逆，瘛瘲骨痛，节乃有动，注下温疟，腹中暴痛，血溢流注，精液乃少，目赤心热，甚则瞀闷懊憹，善暴死。刻终[5]大温，汗濡玄府，其乃发也，其气四。动复则静，阳极反阴，湿令乃化乃成。华发水凝，山川冰雪，焰阳午泽，怫之先兆也。有怫之应而后报也，皆观其极而乃发也，木发无时，水随火也。谨候其时，病可与期，失时反岁，五气不行，生化收藏，政无恒也。

帝曰：水发而雹雪，土发而飘骤，木发而毁折，金发而清明，火发而曛昧，何气使然？岐伯曰：气有多少，发有微甚，微者当其气，甚者兼其下，微其下气而见可知也。

帝曰：善。五气之发，不当位者何也？岐伯曰：命其差。帝曰：差有数乎？岐伯曰：后皆三十度而有奇也。

【注释】

[1] 复岁：五运之复气。

[2] 田牧土驹：王冰注曰："大水已去，石土危然，若群驹散牧于田野。"

[3] 怫之先兆：怫，张介宾注曰："怫，郁也。"指上述为土郁之发的先兆。

[4] 辟：通"避"。

[5] 刻终：指每天时刻之终刻，一日时辰起于寅时，终于丑时。刻终，指丑时末，约凌晨二时许。

【经文分析】

讨论五郁之发的特征，包括自然界气候、物候的变化，发病特征，郁发的时间等。具体见表 7-7。

表 7-7 五郁之发的特征

五郁	气候、物候	疾病	发病时间	发之先兆
木郁	太虚埃昏，云物以扰，大风乃至，屋发折木	胃脘当心而痛，上支两胁，鬲咽不通，食饮不下，甚则耳鸣眩转，目不识人，善暴僵仆	其气无常	长川草偃，柔叶呈阴，松吟高山，虎啸岩岫
火郁	太虚肿翳，大明不彰，炎火行，大暑至，山泽燔燎，材木流津，广厦腾烟，土浮霜卤，止水乃减，蔓草焦黄，风行惑言，湿化乃后	少气，疮疡痈肿，胁腹胸背，面首四支，膜愤胪胀，疡痱呕逆，瘛疭骨痛，节乃有动，注下温疟，腹中暴痛，血溢流注，精液乃少，目赤心热，甚则瞀闷懊恼，善暴死	其气四	华发水凝，山川冰雪，焰阳午泽
土郁	岩谷震惊，雷殷气交，埃昏黄黑，化为白气，飘骤高深，击石飞空，洪水乃从，川流漫衍，田牧土驹。化气乃敷，善为时雨	心腹胀，肠鸣而为数后，甚则心痛胁膜，呕吐霍乱，饮发注下，胕肿身重	其气四	云横天山，浮游生灭
金郁	天洁地明，风清气切，大凉乃举，草树浮烟，燥气以行，霜雾数起，杀气来至，草木苍干	咳逆，心胁满引少腹，善暴痛，不可反侧，嗌干面尘色恶	其气五	夜零白露，林莽声凄
水郁	大寒乃至，川泽严凝，寒雾结为霜雪，甚则黄黑昏翳，流行气交，乃为霜杀	寒客心痛，腰脽痛，大关节不利，屈伸不便，善厥逆，痞坚腹满	其气二火前后	太虚深玄，气犹麻散，微见而隐，色黑微黄

【原文】

帝曰：气至而先后者何？岐伯曰：运太过则其至先，运不及则其至后，此候之常也。帝曰：当时而至者何也？岐伯曰：非太过非不及，则至当时，非是者眚也。

帝曰：善。气有非时而化者何也？岐伯曰：太过者当其时，不及者归其己胜也。帝曰：四时之气，至有早晏高下左右，其候何如？岐伯曰：行有逆顺，至有迟速，故太过者化先天，不及者化后天。帝曰：愿闻其行何谓也？岐伯曰：春气西行，夏气北行，秋气东行，冬气南行。故春气始于下，秋气始于上，夏气始于中，冬气始于标[1]。春气始于左，秋气始于右，冬气始于后[2]，夏气始于前。此四时正化之常。故至高之地，冬气常在；至下之地，春气常在[3]，必谨察之。帝曰：善。

【注释】

[1] 标：张介宾注曰："万物盛长之表也。"

[2] 后：面南而立，则左东右西，背北。后，指北；后文前，指南。

[3] 至高之地，冬气常在；至下之地，春气常在：王冰注曰："高山之巅，盛夏冰雪；污下川津，严冬草生。常在之义足明矣。"

【经文分析】

（1）五运之气有太过、不及之别。

（2）根据五运太过、不及可以判断气候变化的情况。

（3）四时方位不同，气候迁移方向有别，四时之气的气化作用也有一定的差别。

（4）四时之气与地势高下的关系。

【原文】

黄帝问曰：五运六气之应见[1]，六化之正，六变之纪何如？岐伯对曰：夫六气正纪，有化有变，有胜有复，有用有病，不同其候，帝欲何乎？帝曰：愿尽闻之。岐伯曰：请遂言之。夫气之所至也，厥阴所至为和平，少阴所至为暄，太阴所至为埃溽，少阳所至为炎暑，阳明所至为清劲，太阳所至为寒雾，时化之常也[2]。

厥阴所至为风府为璺启[3]，少阴所至为火府为舒荣，太阴所至为雨府为员盈[4]，少阳所至为热府为行出，阳明所至为司杀府为庚苍，太阳所至为寒府为归藏，司化之常也[5]。

厥阴所至为生为风摇，少阴所至为荣为形见，太阴所至为化为云雨，少阳所至为长为番鲜，阳明所至为收为雾露，太阳所至为藏为周密，气化之常也[6]。

厥阴所至为风生，终为肃；少阴所至为热生，中为寒；太阴所至为湿生，终为注雨；少阳所至为火生，终为蒸溽；阳明所至为燥生，终为凉；太阳所至为寒生，中为温。德化之常也[7]。

厥阴所至为毛化[8]，少阴所至为羽化，太阴所至为倮化，少阳所至为羽化，阳明所至为介化，太阳所至为鳞化，德化之常也。

厥阴所至为生化，少阴所至为荣化，太阴所至为濡化，少阳所至为茂化，阳明所至为坚化，太阳所至为藏化，布政之常也[9]。

厥阴所至为飘怒，大凉，少阴所至为大暄，寒，太阴所至为雷霆骤注，烈风，少阳所至为飘风燔燎，霜凝，阳明所至为散落，温，太阳所至为寒雪冰雹白埃，气变之常也。

厥阴所至为挠动为迎随，少阴所至为高明焰为曛，太阴所至为沉阴为白埃为晦暝，少阳所至为光显为彤云为曛，阳明所至为烟埃为霜为劲切为悽鸣，太阳所至为刚固为坚芒为立，令行之常也[10]。

厥阴所至为里急，少阴所至为疡胗身热，太阴所至为积饮否隔，少阳所至为嚏呕为疮疡，阳明所至为浮虚，太阳所至为屈伸不利，病之常也。

厥阴所至为支痛，少阴所至为惊惑恶寒战慄谵妄，太阴所至为稸满，少阳所至为惊躁瞀昧暴病，阳明所至为鼽尻阴股膝髀腨胻足病，太阳所至为腰痛，病之常也。

厥阴所至为緛戾[11]，少阴所至为悲妄衄蔑[12]，太阴所至为中满霍乱吐下，少阳所至为喉痹耳鸣呕涌，阳明所至为皴揭，太阳所至为寝汗痉，病之常也。

厥阴所至为胁痛呕泄，少阴所至为语笑，太阴所至为重胕肿，少阳所至为暴注瞤瘛暴死，阳明所至为鼽嚏，太阳所至为流泄禁止，病之常也。

凡此十二变[13]者，报德以德，报化以化，报政以政，报令以令，气高则高，气下则下，气后则后，气前则前，气中则中，气外则外，位之常也。故风胜则动，热胜则肿，燥胜则干，寒胜则浮，湿胜则濡泄，甚则水闭胕肿，随气所在，以言其变耳。

【注释】

[1] 应见：气至所应当表现的自然界物象、人体脉象等皆谓之"应见"。

[2] 时化之常也：四时应见的正常物候特点。

[3] 墾启：指植物萌芽破土而出。

[4] 员盈：张志聪注曰："员盈，周备也。"指植物生长充实成熟。

[5] 司化之常也：六气中主气变化的常规。

[6] 气化之常也：六气主时引起的正常生化作用。

[7] 德化之常也：六气的正常特性及生化作用。

[8] 毛化：指厥阴之气所至，适合毛虫的胎孕生长。下文的"羽"，泛指禽类鸟类动物。"倮"，泛指无毛无羽无介无鳞的动物。"介"，泛指带有甲壳的动物。"鳞"，泛指带有鳞甲的水生动物。

[9] 布政之常也：六气敷布，万物顺从六气而生化的规律。

[10] 令行之常也：时令气候随六气而变化的常规。

[11] 緛戾：緛（ruǎn 软），筋脉短缩；戾（lì 利），身体屈曲。

[12] 衊（miè）：血污。

[13] 十二变：指前述气候变化与疾病变化的时化之常、司化之常、气化之常、德化之常（二条）、布政之常、气变之常、令行之常、病之常（四条）的十二条经文。

【经文分析】

讨论六气十二变的一般规律，包括六气所至的性质和作用、气候变化特征、物化特征、六气胜复引起的气候变化及六气所至的发病特征，以及六气与病变性质的关系。具体见表7-8。

表7-8 六气十二变的一般规律

六气	厥阴所至	少阴所至	太阴所至	少阳所至	阳明所至	太阳所至
时化之常	和平	暄	埃溽	炎暑	清劲	寒雰
司化之常	风府、璺启	火府、舒荣	雨府、员盈	热府、行出	司杀府、庚苍	寒府、归藏
气化之常	生、风摇	荣、形见	化、云雨	长、番鲜	收、雾露	藏、周密
德化之常	风生、终为肃	热生、中为寒	湿生、终为注雨	火生、终为蒸溽	燥生、终为凉	寒生、中为温
德化之常	毛化	羽化	倮化	羽化	介化	鳞化
布政之常	生化	荣化	濡化	茂化	坚化	藏化
气变之常	飘怒、大凉	大暄、寒	雷霆骤注、烈风	飘风燔燎、霜凝	散落、温	寒雪冰雹白埃
令行之常	挠动、迎随	高明焰、曛	沉阴、白埃、晦暝	光显、彤云、曛	烟埃、霜、劲切、悽鸣	刚固、坚芒、立
病之常	里急	扬胕身热	积饮否隔	嚏呕、疮疡	浮虚	屈伸不利
病之常	支痛	惊惑恶寒战慄谵妄	稸满	惊躁瞀昧暴病	鼽尻阴股膝髀腨䯒足病	腰痛
病之常	緛戾	悲妄衄衊	中满霍乱吐下	喉痹耳鸣呕涌	皴揭	寝汗痉
病之常	胁痛呕泄	语笑	重胕肿	暴注䐜瘛暴死	鼽嚏	流泄禁止

【原文】

帝曰：愿闻其用也。岐伯曰：夫六气之用，各归不胜而为化，故太阴雨化，施于太阳；太阳寒化，施于少阴；少阴热化，施于阳明；阳明燥化，施于厥阴；厥阴风化，施于太阴。各命其所在以征之也。帝曰：自得其位何如？岐伯曰：自得其位，常化也。帝曰：愿闻所在也。岐伯曰：命其位而方月[1]可知也。

帝曰：六位之气盈虚何如？岐伯曰：太少异也，太者之至徐而常，少者暴而亡。帝曰：天地之气，盈虚何如？岐伯曰：天气不足，地气随之，地气不足，天气从之，运居其中而常先也。恶所不胜，归所同和，随运归从而生其病也。故上胜则天气降而下，下胜则地气迁而上，多少而差其分[2]，微者小差，甚者大差，甚则位易气交易，则大变生而病作矣。《大要》曰：甚纪五分，微纪七分，其差可见。此之谓也。

【注释】

[1] 方月：方，方隅；月，月令也。

[2] 多少而差其分：上升与下降的差分，取决于胜气的微甚。多少，指胜气的微甚。微甚，指上升与下降。

【经文分析】

（1）论六气之用。

（2）论六气之位。

（3）论六气之盈虚。

【原文】

帝曰：善。论言热无犯热，寒无犯寒。余欲不远寒，不远热奈何？岐伯曰：悉乎哉问也！发表不远热，攻里不远寒。帝曰：不发不攻而犯寒犯热何如？岐伯曰：寒热内贼，其病益甚。帝曰：愿闻无病者何如？岐伯曰：无者生之，有者甚之。帝曰：生者何如？岐伯曰：不远热则热至[1]，不远寒则寒至，寒至则坚否腹满，痛急下利之病生矣，热至则身热，吐下霍乱，痈疽疮疡，瞀郁注下，瞤瘛肿胀，呕衄鼽头痛，骨节变肉痛，血溢血泄，淋閟之病生矣。帝曰：治之奈何？岐伯曰：时必顺之，犯者治以胜也。

黄帝问曰：妇人重身[2]，毒[3]之何如？岐伯曰：有故无殒，亦无殒也。帝曰：愿闻其故何谓也？岐伯曰：大积大聚，其可犯也，衰其大半而止，过者死。

帝曰：善。郁之甚者治之奈何？岐伯曰：木郁达[4]之，火郁发[5]之，土郁夺[6]之，金郁泄[7]之，水郁折[8]之，然调其气，过者折之，以其畏也，所谓泻之。帝曰：假者何如？岐伯曰：有假其气，则无禁也。所谓主气不足，客气胜也。

帝曰：至哉圣人之道！天地大化运行之节，临御之纪，阴阳之政，寒暑之令，非夫子孰能通之！请藏之灵兰之室，署曰《六元正纪》，非斋戒不敢示，慎传也。

【注释】

[1] 不远热则热至：指气候炎热时，用了具有温热作用的药物或食物，则会出现热病。

[2] 重身：指怀孕。

[3] 毒：指峻利攻下药物。

[4] 达：指疏泄肝气，使之通畅。

[5] 发：指发越之法。如因其势而散之、扬之、升之等。

[6] 夺：张介宾注曰："夺，直取之也。……凡滞在上者夺其上，吐之可也。滞在中者，夺其中，伐之可也。滞在下者，夺其下，泻之可也。"

[7] 泄：主要指宣泄肺气之法。张介宾注曰："泄，疏利也，……其伤在气分，或解其表，或破其气，或通其便。凡在表、在里、在上、在下，皆可谓之泄也。"

[8] 折：主要指驱逐水邪之法。张介宾注曰："折，调制也。……凡折之之法，如养气可以化水，治在肺也；实土可以制水，治在脾也；壮水可以胜水，治在命门也；自强可以帅水，治在肾也；分利可以泄水，治在膀胱也。"

【经文分析】

（1）讨论用药原则与主时之气的关系。
（2）讨论孕妇用药的法则。
（3）讨论五郁致病而导致的病变治疗原则。

至真要大论篇第七十四

【题解】

至真要，指所论内容精深重要，本篇与《天元纪大论》、《五运行大论》、《六微旨大论》、《五常政大论》、《六元正纪大论》、《气交变大论》等六篇大论以及《刺法论》、《本病论》两个遗篇，都以论述五运六气学说为主要内容，但《至真要大论》着重阐述此学说的临床应用。马蒔曰"此篇总结前八篇未尽之义，至真至要"，故名篇。

【原文】

黄帝问曰：五气交合，盈虚更作，余知之矣。六气分治，司天地者，其至何如？岐伯再拜对曰：明乎哉问也！天地之大纪，人神之通应也。帝曰：愿闻上合昭昭，下合冥冥，奈何？岐伯曰：此道之所主，工之所疑也。帝曰：愿闻其道也。岐伯曰：厥阴司天，其化以风；少阴司天，其化以热；太阴司天，其化以湿；少阳司天，其化以火；阳明司天，其化以燥；太阳司天，其化以寒。以所临脏位，命其病者也[1]。帝曰：地化奈何？岐伯曰：司天同候，间气皆然。帝曰：间气何谓？岐伯曰：司左右者，是谓间气也。帝曰：何以异之？岐伯曰：主岁者纪岁，间气者纪步也[2]。

帝曰：善。岁主奈何？岐伯曰：厥阴司天为风化，在泉为酸化，司气为苍化，间气为动化。少阴司天为热化，在泉为苦化，不司气化，居气[3]为灼化。太阴司天为湿化，在泉为甘化，司气为黅化，间气为柔化。少阳司天为火化，在泉为苦化，司气为丹化，间气为明化。阳明司天为燥化，在泉为辛化，司气为素化，间气为清化。太阳司天为寒化，在泉为咸化，司气为玄化，间气为藏化。故治病者，必明六化分治，五味五色所生，五脏所宜，乃可以言盈虚病生之绪也。

帝曰：厥阴在泉而酸化先，余知之矣。风化之行也何如？岐伯曰：风行于地，所谓本也，余气同法。本乎天者，天之气也，本乎地者，地之气也，天地合气，六节分而万物化生矣。故曰：谨候气宜，无失病机。此之谓也。

【注释】

[1] 以所临脏位，命其病者也：根据六气影响到相应脏腑部位确定疾病名称。

[2] 主岁者纪岁，间气者纪步也：指司天、在泉之气主管一年的气候变化，司天和在泉的左右间气主管一年中相应气位的气候变化，即二之气、四之气、初之气与五之气所主时段的气候变化。

[3] 居气：指间气。

【经文分析】

1. 六气与阴阳的关系

风寒暑湿燥火六气，存在于天地之间，为本源，三阴三阳作为气候变化的标象，分别与六气相应，即厥阴风木、少阴君火、太阴湿土、少阳相火、阳明燥金、太阳寒水，体现了六气的标本关系。六步之气，各有分治。

2. 间气概念及与岁气的区别

"主岁者纪岁，间气者纪步"。主岁之气指司天、在泉，此二者都可称为岁气，司天主上半年之气化，在泉主下半年之气化；间气指司天、在泉左右各间气，各主一步之气化。

3. 六气的气化特征

六气司天、在泉及左右间气各有不同的气化特点。如："厥阴司天为风化，在泉为酸化，司气为苍化，间气为动化。"

4. 谨候气宜，无失病机

六气之化不同，与自然界五味、五色、五脏通应有异，临证必须辨明运气所在，仔细观察六气变化之所宜，才能真正掌握五行生克的病机。

【原文】

帝曰：其主病何如？岐伯曰：司岁备物[1]，则无遗主矣。帝曰：先岁物何也？岐伯曰：天地之专精[2]也。帝曰：司气者何如？岐伯曰：司气者主岁同，然有余不足也。帝曰：非司岁物何谓也？岐伯曰：散[3]也，故质同而异等也，气味有薄厚，性用有躁静，治保[4]有多少，力化[5]有浅深，此之谓也。

帝曰：岁主脏害[6]何谓？岐伯曰：以所不胜命之，则其要也。帝曰：治之奈何？岐伯曰：上淫于下，所胜平之[7]，外淫于内[8]，所胜治之。帝曰：善。平气何如？岐伯曰：谨察阴阳所在而调之，以平为期，正者正治，反者反治。

【注释】

[1] 司岁备物：根据不同年份的气候变化采集应气运而生长的药物。备，准备。

[2] 天地之专精：指根据不同年份气候变化采集的药物，得天地精专之气化，气全力厚。

[3] 散：气味分散。

[4] 治保：药物对人体的调节作用。

[5] 力化：指药力所及。

[6] 岁主脏害：当年的主岁之气对人体脏腑的损害。

[7] 上淫于下，所胜平之：因司天之气淫胜而伤人的病证，根据司天之气的淫胜进行治疗。

[8] 外淫于内：在泉之气淫胜的发病情况。

【经文分析】

1. 采集药物的原则

由于不同年份的运气对气候及物候的影响，不同年份的药物质量也有一定的差别，因而提出了"司岁备物"的采药原则。

2. 岁气偏盛导致脏气损伤的发病规律及治则

岁主之气伤害五脏，一定是因为所不胜之脏而受病，如风木偏盛，则脾受邪，治疗原则为"以平为期"。

【原文】

帝曰：夫子言察阴阳所在而调之，论言人迎与寸口相应，若引绳小大齐等，命曰平，阴之所在寸口何如？岐伯曰：视岁南北[1]，可知之矣。帝曰：愿卒闻之。岐伯曰：北政之岁，少阴在泉，则寸口不应；厥阴在泉，则右不应；太阴在泉，则左不应。南政之岁，少阴司天，则寸口不应；厥阴司天，则右不应；太阴司天，则左不应。诸不应者，反其诊则见矣。帝曰：尺候何如？岐伯曰：北政之岁，三阴在下，则寸不应；三阴在上，则尺不应。南政之岁，三阴在天，则寸不应；三阴在泉，则尺不应。左右同。故曰：知其要者，一言而终，不知其要，流散无穷。此之谓也。

【注释】

[1] 南北：指南政和北政。五运六气学说用此归类六十年的各年份，将部分年份归属于南政之年，部分年份归属于北政之年。

【经文分析】

本段经文讨论南北政不同年份脉象变化的具体情况。由于《内经》对南政和北政概念未有明言，历代医家对南北政的内容认识不一，至今未有定论。

【原文】

帝曰：善。天地之气，内淫而病何如？岐伯曰：岁厥阴在泉，风淫所胜，则地气不明，平野昧，草乃早秀。民病洒洒振寒，善伸数欠，心痛支满，两胁里急，饮食不下，鬲咽不通，食则呕，腹胀善噫，得后与气，则快然如衰，身体皆重。岁少阴在泉，热淫所胜，则焰浮川泽，阴处反明。民病腹中常鸣，气上冲胸，喘不能久立，寒热，皮肤痛，目暝，齿痛，頯[1]肿，恶寒发热如疟，少腹中痛，腹大，蛰虫不藏。岁太阴在泉，草乃早荣，湿淫所胜，则埃昏岩谷，黄反见黑，至阴之交[2]。民病饮积，心痛，耳聋浑浑焞焞，嗌肿，喉痹，阴病血见，少腹痛肿，不得小便，病冲头痛，目似脱，项似拔，腰似折，髀不可以回，腘如结，腨如别。岁少阳在泉，火淫所胜，则焰明郊野，寒热更至。民病注泄赤白，少腹痛，溺赤，甚则血便，少阴同候。岁阳明在泉，燥淫所胜，则霿雾清暝[3]。民病喜呕，呕有苦，善大息，心胁痛不能反侧，甚则嗌干面尘，身无膏泽，足外反热。岁太阳在泉，寒淫所胜，则凝肃惨慄。民病少腹控睾[4]，引腰脊，上冲心痛，血见，嗌痛，颔肿。

帝曰：善。治之奈何？岐伯曰：诸气在泉，风淫于内，治以辛凉，佐以苦，以甘缓之，以辛散之。热淫于内，治以咸寒，佐以甘苦，以酸收之，以苦发之。湿淫于内，治以苦热，佐以酸淡，以苦燥之，以淡泄之。火淫于内，治以咸冷，佐以苦辛，以酸收之，以苦发之。燥淫于内，治以苦温，佐以甘辛，以苦下之。寒淫于内，治以甘热，佐以苦辛，以咸泻之，以辛润之，以苦坚之。

帝曰：善。天气之变何如？岐伯曰：厥阴司天，风淫所胜，则太虚埃昏，云物以扰，寒生春气，流水不冰。民病胃脘当心而痛，上支两胁，鬲咽不通，饮食不下，舌本强，食则呕，冷泄腹胀，溏泄，瘕，水闭，蛰虫不去，病本于脾。冲阳[5]绝，死不治。少阴司天，热淫所胜，怫热至，火行其政。民病胸中烦热，嗌干，右胠满，皮肤痛，寒热咳喘，大雨且至，唾血，血泄，鼽衄，嚏，呕，溺色变，甚则疮疡胕肿，肩背臂臑及缺盆中痛，心痛肺䐜，腹大满，膨膨而喘咳，病本于肺。尺泽绝，死不治。太阴司天，湿淫所胜，则沉阴且布，雨变枯槁，胕肿，骨痛，阴痹。阴痹者，按之不得，腰脊头项痛，时眩，大便难，阴气不用，饥不欲食，咳唾则有血，心如悬，病本于肾。太溪绝，死不治。少阳司天，火淫所胜，则温气流行，金政不平。民病头痛，发热恶寒而疟，热上皮肤痛，色变黄赤，传而为水，身面胕肿，腹满仰息，泄注赤白，疮疡，咳唾血，烦心，胸中热，甚则鼽衄，病本于肺。天府绝，死不治。阳明司天，燥淫所胜，则木乃晚荣，草乃晚生，筋骨内变，民病左胠胁痛，寒清于中，感而疟，大凉革候，咳，腹中鸣，注泄鹜溏，名木敛生，菀于下，草焦上首，心胁暴痛，不可反侧，嗌干面尘腰痛，丈夫癩疝，妇人少腹痛，目昧，眦疡，疮，痤，痈，蛰虫来见，病本于肝。太冲绝，死不治。太阳司天，寒淫所胜，则寒气反至，水且冰，血变于中，发为痈疡，民病厥心痛，呕血，血泄，鼽衄，善悲，时眩仆。运火炎烈，雨暴乃雹，胸腹满，手热，肘挛，腋肿，心澹澹大动，胸胁胃脘不安，面赤目黄，善噫嗌干，甚则色炲，渴而欲饮，病本于心。神门绝，死不治。所谓动气，知其藏也。

帝曰：善。治之奈何？岐伯曰：司天之气，风淫所胜，平以辛凉，佐以苦甘，以甘缓之，以酸泻之。热淫所胜，平以咸寒，佐以苦甘，以酸收之。湿淫所胜，平以苦热，佐以酸辛，以苦燥之，以淡泄之。湿上甚而热，治以苦温，佐以甘辛，以汗为故而止。火淫所胜，平以酸冷，佐以苦甘，以酸收之，以苦发之，以酸复之，热淫同。燥淫所胜，平以苦湿，佐以酸辛，以苦下之。寒淫所胜，平以辛热，佐以甘苦，以咸泻之。

【注释】

[1] 頄：颧骨。

[2] 至阴之交：张志聪注曰："乃三气四气之交，土司令也。"

[3] 霿雾清瞑：阳明在泉之年，下半年气候偏凉，天气阴暗。

[4] 控睾：疼痛牵扯至睾丸。

[5] 冲阳：穴位名，张介宾曰："冲阳，足脾胃之脉也，在足跗上动脉应手。土不胜木，则脾胃气竭而冲阳绝，故死不治。"

【经文分析】

（1）六气司天、在泉淫胜所致物候变化及病候，具体见表7-9。

表7-9 六气司天、在泉淫胜致脏腑损伤表

司天、在泉之气	淫胜邪气	损伤所胜之脏	司天、在泉之气	淫胜邪气	损伤所胜之脏	司天、在泉之气	淫胜邪气	损伤所胜之脏
厥阴	风	脾	太阴	湿	肾	阳明	燥	肝
少阴	热	肺	少阳	火	肺	太阳	寒	心

（2）六气司天、在泉淫胜之病的治疗方法：六气司天淫胜所致病候的治疗与在泉之气淫胜所致病候治疗基本一致，具体见表7-10。

表7-10 六气司天、在泉淫胜而病治法对照表

厥阴	司天	风淫所胜	平以辛凉，佐以苦甘，以甘缓之，以酸泻之
	在泉	风淫于内	治以辛凉，佐以苦，以甘缓之，以辛散之
少阴	司天	热淫所胜	平以咸寒，佐以苦甘，以酸收之
	在泉	热淫于内	治以咸寒，佐以甘苦，以酸收之，以苦发之

续表

太阴	司天	湿淫所胜	平以苦热，佐以酸辛，以苦燥之，以淡泄之
		湿上甚而热	治以苦温，佐以甘辛（以汗为故而止）
	在泉	湿淫于内	治以苦热，佐以酸淡，以苦燥之，以淡泄之
少阳	司天	火淫所胜	平以酸冷，佐以苦甘，以酸收之，以苦发之，以酸复之
	在泉	火淫于内	治以咸冷，佐以苦辛，以酸收之，以苦发之
阳明	司天	燥淫所胜	平以苦湿，佐以酸辛，以苦下之
	在泉	燥淫于内	治以苦温，佐以甘辛，以苦下之
太阳	司天	寒淫所胜	平以辛热，佐以甘苦，以咸泻之
	在泉	寒淫于内	治以甘热，佐以苦辛，以咸泻之，以辛润之，以苦坚之

【原文】

帝曰：善。邪气反胜[1]，治之奈何？岐伯曰：风司于地[2]，清反胜之，治以酸温，佐以苦甘，以辛平之。热司于地，寒反胜之，治以甘热，佐以苦辛，以咸平之。湿司于地，热反胜之，治以苦冷，佐以咸甘，以苦平之。火司于地，寒反胜之，治以甘热，佐以苦辛，以咸平之。燥司于地，热反胜之，治以平寒，佐以苦甘，以酸平之，以和为利。寒司于地，热反胜之，治以咸冷，佐以甘辛，以苦平之。

帝曰：其司天邪胜[3]何如？岐伯曰：风化于天[4]，清反胜之，治以酸温，佐以甘苦。热化于天，寒反胜之，治以甘温，佐以苦酸辛。湿化于天，热反胜之，治以苦寒，佐以苦酸。火化于天，寒反胜之，治以甘热，佐以苦辛。燥化于天，热反胜之，治以辛寒，佐以苦甘。寒化于天，热反胜之，治以咸冷，佐以苦辛。

【注释】

[1] 邪气反胜：本气反为己所不胜之气（邪气）乘之。
[2] 风司于地：指厥阴风木在泉。
[3] 司天邪胜：司天之气被邪气反胜。
[4] 风化于天：指风气司天。

【经文分析】

六气反胜致病的治法。"邪气反胜"指司天、在泉之气，受所不胜之气的侵犯，其治疗方法与本气淫胜不同，本气淫胜而病，治疗着重于制约（平治）本气。六气反胜致病的治疗，既要制约反胜之气，又要防止本气偏亢。例如，风木司天而燥金反胜为病，治疗以酸温之品，酸入肝，温胜清，佐以甘苦，以辛平之，即用辛味防止风木本气偏亢。

【原文】

帝曰：六气相胜[1]奈何？岐伯曰：厥阴之胜，耳鸣头眩，愦愦欲吐，胃鬲如寒，大风数举，倮虫不滋，胠胁气并，化而为热，小便黄赤，胃脘当心而痛，上支两胁，肠鸣飧泄，少腹痛，注下赤白，甚则呕吐，鬲咽不通。少阴之胜，心下热善饥，脐下反动，气游三焦，炎暑至，木乃津，草乃萎，呕逆躁烦，腹满痛，溏泄，传为赤沃。太阴之胜，火气内郁，疮疡于中，流散于外，病在胠胁，甚则心痛热格，头痛，喉痹，项强，独胜则湿气内郁，寒迫下焦，痛留顶，互引眉间，胃满，雨数至，燥化乃见[2]，少腹满，腰脽重强，内不便，善注泄，足下温，头重，足胫胕肿，饮发于中，胕肿于上。少阳之胜，热客于胃，烦心，心痛，目赤，欲呕，呕酸，善饥，耳痛，溺赤，善惊，谵妄，暴热消烁，草萎水涸，介虫乃屈，少腹痛，下沃赤白。阳明之胜，清发于中，左胠胁痛，溏泄，内为嗌塞，外发㿗疝，大凉肃杀，华英改容，毛虫乃殃，胸中不便，嗌塞而咳。太阳之胜，凝溧且至，非时水冰，羽乃后化，痔疟发，寒厥，入胃则内生心痛，阴中乃疡[3]，隐曲不利，互引阴股，筋肉拘苛，血脉凝泣，络满色变，或为血泄，皮肤否肿，腹满食减，热反上行，头项囟顶脑户中痛，目如脱，寒入下焦，传为濡泻。

帝曰：治之奈何？岐伯曰：厥阴之胜，治以甘清，佐以苦辛，以酸泻之。少阴之胜，治以辛寒，佐以苦咸，以甘泻之。太阴之胜，治以咸热，佐以辛甘，以苦泻之。少阳之胜，治以辛寒，佐以甘咸，以甘泻之。阳明之胜，治以酸温，佐以辛甘，以苦泄之。太阳之胜，治以甘热，佐以辛酸，以咸泻之。

【注释】

[1] 胜：指偏胜之气。

[2] 雨数至，燥化乃见：频雨过后，连续干燥少雨。

[3] 阴中乃疡：指阴部疮疡。

【经文分析】

本段讨论六气偏胜所致病候及治疗，具体见表 7-11。

表 7-11　六气偏胜所致病候及治疗表

六气	病候	治疗
厥阴	耳鸣头眩，愦愦欲吐，胃鬲如寒……胠胁气并，化而为热，小便黄赤，胃脘当心而痛，上支两胁，肠鸣飧泄，少腹痛，注下赤白，甚则呕吐，鬲咽不通	治以甘清，佐以苦辛，以酸泻之
少阴	心下热善饥，脐下反动，气游三焦……呕逆躁烦，腹满痛，溏泄，传为赤沃	治以辛寒，佐以苦咸，以甘泻之
太阴	火气内郁，疮疡于中，流散于外，病在胠胁，甚则心痛热格，头痛，喉痹，项强，独胜则湿气内郁，寒迫下焦，痛留顶，互引眉间，胃满，雨数至，燥化乃见，少腹满，腰脽重强，内不便，善注泄，足下温，头重，足胫胕肿，饮发于中，胕肿于上	治以咸热，佐以辛甘，以苦泻之
少阳	热客于胃，烦心，心痛，目赤，欲呕，呕酸，善饥，耳痛，溺赤，善惊，谵妄，暴热消烁，草萎水涸，介虫乃屈，少腹痛，下沃赤白	治以辛寒，佐以甘咸，以甘泻之

续表

六气	病候	治疗
阳明	左胠胁痛，溏泄，内为嗌塞，外发㿗疝，大凉肃杀……胸中不便，嗌塞而咳	治以酸温，佐以辛甘，以苦泄之
太阳	痔疟发，寒厥，入胃则内生心痛，阴中乃疡，隐曲不利，互引阴股，筋肉拘苛，血脉凝泣，络满色变，或为血泄，皮肤否肿，腹满食减，热反上行，头项囟顶脑户中痛，目如脱，寒入下焦，传为濡泻	治以甘热，佐以辛酸，以咸泻之

【原文】

帝曰：六气之复[1]何如？岐伯曰：悉乎哉问也！厥阴之复，少腹坚满，里急暴痛，偃木飞沙，倮虫不荣，厥心痛，汗发，呕吐，饮食不入，入而复出，筋骨掉眩，清厥，甚则入脾，食痹而吐。冲阳绝，死不治。少阴之复，燠热[2]内作，烦躁鼽嚏，少腹绞痛，火见燔焫，嗌燥，分注时止[3]，气动于左，上行于右，咳，皮肤痛，暴瘖，心痛，郁冒不知人，乃洒淅恶寒，振栗，谵妄，寒已而热，渴而欲饮，少气，骨痿，隔肠不便，外为浮肿哕噫，赤气后化[4]，流水不冰，热气大行，介虫不复，病痱，胗，疮，疡，痈，疽，痤，痔，甚则入肺，咳而鼻渊。天府绝，死不治。太阴之复，湿变乃举，体重中满，食饮不化，阴气上厥，胸中不便，饮发于中，咳喘有声，大雨时行，鳞见于陆[5]，头顶痛重而掉瘛尤甚，呕而密默，唾吐清液，甚则入肾，窍泻无度。太溪绝，死不治。少阳之复，大热将至，枯燥燔蓺，介虫乃耗，惊瘛咳衄，心热烦躁，便数憎风，厥气上行，面如浮埃，目乃眴瘛，火气内发，上为口糜，呕逆，血溢，血泄，发而为疟，恶寒鼓慄，寒极反热，嗌络焦槁，渴引水浆，色变黄赤，少气，脉萎，化而为水，传为胕肿，甚则入肺，咳而血泄。尺泽绝，死不治。阳明之复，清气大举，森木苍干，毛虫乃厉，病生胠胁，气归于左，善太息，甚则心痛否满，腹胀而泄，呕苦，咳哕，烦心，病在鬲中头痛，甚则入肝，惊骇筋挛。太冲绝，死不治。太阳之复，厥气上行，水凝雨冰，羽虫乃死，心胃生寒，胸膈不利，心痛否满，头痛，善悲，时眩仆，食减，腰脽反痛，屈伸不便，地裂冰坚，阳光不治，少腹控睾，引腰脊，上冲心，唾出清水，及为哕噫，甚则入心，善忘，善悲。神门绝，死不治。

帝曰：善，治之奈何？岐伯曰：厥阴之复，治以酸寒，佐以甘辛，以酸泻之，以甘缓之。少阴之复，治以咸寒，佐以苦辛，以甘泻之，以酸收之，辛苦发之，以咸软之。太阴之复，治以苦热，佐以酸辛，以苦泻之，燥之，泄之。少阳之复，治以咸冷，佐以苦辛，以咸软之，以酸收之，辛苦发之。发不远热，无犯温凉，少阴同法。阳明之复，治以辛温，佐以苦甘，以苦泄之，以苦下之，以酸补之。太阳之复，治以咸热，佐以甘辛，以苦坚之。治诸胜复，寒者热之，热者寒之，温者清之，清者温之，散者收之，抑者散之，燥者润之，急者缓之，坚者软之，脆者坚之，衰者补之，强者泻之，各安其气，必清必静，则病气衰去，归其所宗，此治之大体也。

【注释】

[1] 复：指复气。其作用是制约偏胜之气。

[2] 燠热：郁热。

[3] 分注时止：二便失调。

[4] 赤气后化：火气之行令推迟。

[5] 鳞见于陆：指雨水暴发，河水猛涨，鱼类出现于陆地。

【经文分析】

本段讨论六气之复所致病候及治疗，具体见表 7-12。

表 7-12　六气之复所致病候及治疗表

六气	病候	治疗
厥阴	少腹坚满，里急暴痛……厥心痛，汗发，呕吐，饮食不入，入而复出，筋骨掉眩，清厥，甚则入脾，食痹而吐	治以酸寒，佐以甘辛，以酸泻之，以甘缓之
少阴	燠热内作，烦躁鼽嚏，少腹绞痛，火见燔焫，嗌燥，分注时止，气动于左，上行于右，咳，皮肤痛，暴瘖，心痛，郁冒不知人，乃洒淅恶寒，振慄，谵妄，寒已而热，渴而欲饮，少气，骨痿，隔肠不便，外为浮肿哕噫，赤气后化，……病疿，胗，疮，疡，痈，疽，痤，痔，甚则入肺，咳而鼻渊	治以咸寒，佐以苦辛，以甘泻之，以酸收之，辛苦发之，以咸软之
太阴	体重中满，食饮不化，阴气上厥，胸中不便，饮发于中，咳喘有声……头顶痛重而掉瘛尤甚，呕而密默，唾吐清液，甚则入肾，窍泻无度	治以苦热，佐以酸辛，以苦泻之，燥之，泄之
少阳	惊瘛咳衄，心热烦躁，便数憎风，厥气上行，面如浮埃，目乃眲瘛，火气内发，上为口糜，呕逆，血溢，血泄，发而为疟，恶寒鼓慄，寒极反热，嗌络焦槁，渴引水浆，色变黄赤，少气，脉萎，化而为水，传为胕肿，甚则入肺，咳而血泄	治以咸冷，佐以苦辛，以咸软之，以酸收之，辛苦发之。发不远热，无犯温凉，少阴同法
阳明	病生胠胁，气归于左，善太息，甚则心痛否满，腹胀而泄，呕苦，咳哕，烦心，病在鬲中头痛，甚则入肝，惊骇筋挛	治以辛温，佐以苦甘，以苦泄之，以苦下之，以酸补之
太阳	心胃生寒，胸膈不利，心痛否满，头痛，善悲，时眩仆，食减，腰脽反痛，屈伸不便，……少腹控睾，引腰脊，上冲心，唾出清水，及为哕噫，甚则入心，善忘，善悲	治以咸热，佐以甘辛，以苦坚之

【原文】

帝曰：善。气之上下[1]何谓也？岐伯曰：身半以上，其气三[2]矣，天之分也，天气主之[3]。身半以下，其气三[4]矣，地之分也，地气主之[5]。以名命气，以气命处[6]，而言其病。半，所谓天枢也。故上胜而下俱病者，以地名之。下胜而上俱病者，以天名之。所谓胜至，报气屈伏而未发也。复至则不以天地异名，皆如复气为法也。

　　帝曰：胜复之动，时有常乎？气有必乎？岐伯曰：时有常位，而气无必也。帝曰：愿闻其道也。岐伯曰：初气终三气，天气主之，胜之常也。四气尽终气，地气主之，复之常也。有胜则复，无胜则否。帝曰：善。复已而胜何如？岐伯曰：胜至则复，无常数也，衰乃止耳。复已而胜，不复则害，此伤生也。帝曰：复而反病何也？岐伯曰：居非其位，不相得也。大复其胜则主胜之，故反病也。所谓火燥热也。帝曰：治之何如？岐伯曰：夫气之胜也，微者随之，甚者制之。气之复也，和者平之，暴者夺之。皆随胜气，安其屈伏，无问其数，以平为期，此其道也。

【注释】

[1] 气之上下：指六气司天在泉。

[2] 身半以上，其气三：指人身半以上应初之气至三之气，为司天所主。

[3] 天气主之：指上半年的初之气、二之气、三之气，由司天之气所主管。

[4] 身半以下，其气三：指人身半以下应四之气至终之气，为在泉之气所主。

[5] 地气主之：指下半年的四之气、五之气、终之气，由在泉之气所主管。

[6] 以名命气，以气命处：用三阴三阳对六气进行命名，如风为厥阴……寒为太阳。根据六气顺序，确定六步气位。

【经文分析】

1. 人身之气应天地之气

　　自然界气机运行规律是天气下降，地气上升，人居天地之间，人身内部气化功能的基本形式也遵循自然界气机升降规律。

2. 胜复之气的发生规律及治疗原则

　　一般规律为有胜有复，无胜无复，但复气有时也可能成为新的胜气。治疗原则为"以平为期"。

【原文】

　　帝曰：善。客主之胜复奈何？岐伯曰：客主之气，胜而无复也。帝曰：其逆从何如？岐伯曰：主胜逆，客胜从，天之道也。帝曰：其生病何如？岐伯曰：厥阴司天，客胜则耳鸣掉眩，甚则咳；主胜则胸胁痛，舌难以言。少阴司天，客胜则鼽嚏，颈项强，肩背瞀热，头痛，少气，发热，耳聋，目暝，甚则胕肿，血溢，疮疡，咳喘；主胜则心热烦躁，甚则胁痛支满。太阴司天，客胜则首面胕肿，呼吸气喘；主胜则胸腹满，食已而瞀。少阳司天，客胜则丹胗外发，及为丹熛[1]疮疡，呕逆，喉痹，头痛，嗌肿，耳聋，血溢，内为瘛疭；主胜则胸满，咳，仰息，甚而有血，手热。阳明司天，清复内余[2]，则咳衄嗌塞，心鬲中热，咳不止而白血[3]出者死。太阳司天，客胜则胸中不利，出清涕，感寒则咳；主胜则喉嗌中鸣。

厥阴在泉，客胜则大关节不利，内为痉强拘瘛，外为不便；主胜则筋骨繇并[4]，腰腹时痛。少阴在泉，客胜则腰痛，尻股膝髀腨胻足病，瞀热以酸，胕肿不能久立，溲便变；主胜则厥气上行，心痛发热，鬲中众痹皆作，发于胠胁，魄汗不藏，四逆而起。太阴在泉，客胜则足痿下重，便溲不时，湿客下焦，发而濡泻，及为肿，隐曲之疾；主胜则寒气逆满，食饮不下，甚则为疝。少阳在泉，客胜则腰腹痛而反恶寒，甚则下白，溺白；主胜则热反上行而客于心，心痛发热，格中而呕。少阴同候。阳明在泉，客胜则清气动下，少腹坚满而数便泻；主胜则腰重腹痛，少腹生寒，下为鹜溏，则寒厥于肠，上冲胸中，甚则喘，不能久立。太阳在泉，寒复内余，则腰尻痛，屈伸不利，股胫足膝中痛。

帝曰：善。治之奈何？岐伯曰：高者抑之，下者举之，有余折之，不足补之，佐以所利，和以所宜，必安其主客，适其寒温，同者逆之，异者从之[5]。帝曰：治寒以热，治热以寒，气相得者逆之，不相得者从之，余以知之矣。其于正味[6]何如？岐伯曰：木位之主，其泻以酸，其补以辛。火位之主，其泻以甘，其补以咸。土位之主，其泻以苦，其补以甘。金位之主，其泻以辛，其补以酸。水位之主，其泻以咸，其补以苦。厥阴之客，以辛补之，以酸泻之，以甘缓之。少阴之客，以咸补之，以甘泻之，以咸收之。太阴之客，以甘补之，以苦泻之，以甘缓之。少阳之客，以咸补之，以甘泻之，以咸软之。阳明之客，以酸补之，以辛泻之，以苦泄之。太阳之客，以苦补之，以咸泻之，以苦坚之，以辛润之。开发腠理，致津液，通气也。

【注释】

[1] 丹熛（biāo）：病名，即丹毒之类疾患。

[2] 清复内余：阳明燥金司天，受主气制约郁于内而不能外达。

[3] 白血：肺部出血。

[4] 筋骨繇并：筋骨振摇强直，关节挛急不利。繇，同摇。并，挛缩。

[5] 同者逆之，异者从之：主气、客气相同而发病时，可用逆治法治疗；主客之气不同时发病，可用从治法治疗，或从主气发病而治，或从客气发病而治。

[6] 正味：五行气化所生的五味各有所入。

【经文分析】

（1）客气和主气之间的胜复变化及致病规律。

（2）主克胜复致病的治疗原则：包括对症治法、异同治法、正味治法。

【原文】

帝曰：善。愿闻阴阳之三也何谓？岐伯曰：气有多少，异用也。帝曰：

阳明何谓也？岐伯曰：两阳合明也。帝曰：厥阴何也？岐伯曰：两阴交尽也。

帝曰：气有多少，病有盛衰，治有缓急，方有大小，愿闻其约[1]奈何？岐伯曰：气有高下，病有远近，证有中外，治有轻重，适其至所为故也[2]。大要曰：君一臣二，奇之制也；君二臣四，偶之制也；君二臣三，奇之制[3]也；君二臣六，偶之制[4]也。故曰：近者奇之，远者偶之，汗者不以奇，下者不以偶，补上治上制以缓，补下治下制以急，急则气味厚，缓则气味薄，适其至所，此之谓也。病所远而中道气味之者，食而过之，无越其制度也。是故平气之道，近而奇偶，制小其服也。远而奇偶，制大其服也。大则数少，小则数多。多则九之，少则二之。奇之不去则偶之，是谓重方。偶之不去，则反佐以取之，所谓寒热温凉，反从其病也。

【注释】

[1] 约：规律。

[2] 适其至所为故也：使治疗能有效地作用于病变部位。

[3] 奇之制：即奇方。

[4] 偶之制：即偶方。

【经文分析】

（1）三阴三阳的划分原则：根据阴阳之气的多少而划分。

（2）制方法度：提出了七方概念，即大、小、缓、急、奇、偶、重方。

【原文】

帝曰：善。病生于本[1]，余知之矣。生于标[2]者，治之奈何？岐伯曰：病反其本，得标之病，治反其本，得标之方。帝曰：善。六气之胜，何以候之？岐伯曰：乘其至也，清气大来，燥之胜也，风木受邪，肝病生焉。热气大来，火之胜也，金燥受邪，肺病生焉。寒气大来，水之胜也，火热受邪，心病生焉。湿气大来，土之胜也，寒水受邪，肾病生焉。风气大来，木之胜也，土湿受邪，脾病生焉。所谓感邪而生病也。乘年之虚，则邪甚也[3]。失时之和[4]，亦邪甚也。遇月之空[5]，亦邪甚也。重感于邪，则病危矣。有胜之气，其必来复也。

帝曰：其脉至何如？岐伯曰：厥阴之至其脉弦，少阴之至其脉钩，太阴之至其脉沉，少阳之至大而浮，阳明之至短而涩，太阳之至大而长。至而和则平，至而甚则病，至而反者病，至而不至者病，未至而至者病，阴阳易者危。

帝曰：六气标本，所从不同奈何？岐伯曰：气有从本者，有从标本者，有不从标本者也。帝曰：愿卒闻之。岐伯曰：少阳太阴从本，少阴太阳从本从标，阳明厥阴不从标本从乎中也。故从本者化生于本，从标本者有标本之化，从中者以中气为化也。帝曰：脉从而病反者，其诊何如？岐伯曰：脉至而从，按之不鼓，诸阳皆然。帝曰：诸阴之反，其脉何如？岐伯曰：脉至而从，按之鼓甚而盛也。是故百病之起，有生于本者，有生于标者，有生于中气者，有取本而得者，有取标而得者，有取中气而得者，有取标本而得者，有逆取而得者，有从取而得者。逆，正顺也。若顺，逆也。故曰：知标与本，用之不殆，明知逆顺，正行无问。此之谓也。不知是者，不足以言诊，足以乱经。故《大要》曰：粗工嘻嘻，以为可知，言热未已，寒病复始，同气异形，迷诊乱经。此之谓也。夫标本之道，要而博，小而大，可以言一而知百病之害，言标与本，易而勿损，察本与标，气可令调，明知胜复，为万民式，天之道毕矣。

【注释】

[1] 本：根本，指风寒暑湿燥火六气。六气是物化的根本，也是疾病发生的根源，故谓"本"。

[2] 标：标象、效应，此处指三阴三阳。

[3] 乘年之虚，则邪甚也：谓岁气不及，邪气乘侮。

[4] 失时之和：谓四时主时之气失和。

[5] 遇月之空：指月廓空缺之时。

【经文分析】

1. 治病必辨六气标本

疾病的发生，有起于标，有起于本，有起于中见之气，因而诊治疾病，必明辨标本。

2. 六气淫胜与五脏及脉象的关系

六气淫胜，伤及本脏及相胜之脏，如遇"三虚"，则病情更加严重，且不同之气淫胜，可见不同的脉应征象。

【原文】

帝曰：胜复之变，早晏何如？岐伯曰：夫所胜者，胜至已病，病已愠愠[1]，而复已萌也。夫所复者，胜尽而起，得位而甚[2]，胜有微甚，复有少多，胜和而和，胜虚而虚，天之常也。帝曰：胜复之作，动不当位，或后时而至，其故何也？岐伯曰：夫气之生与其化，衰盛异也。寒暑温凉，盛衰之用，其在四维[3]。故阳之动，始于温，盛于暑；阴之动，始于清，盛于寒。春夏秋冬，各差其分。故大要曰：彼春之暖，为夏之暑，彼秋之忿，为冬之怒，谨按四维，斥候皆归，其终可见，其始可知。此之谓也。帝曰：差有数乎？岐伯曰：又凡三十度也。帝曰：其脉应皆何如？岐伯曰：差同正法，待时而去也。脉要曰：春不沉，夏不弦，冬不涩，秋不数，是谓四塞。沉甚曰病，弦甚曰病，涩甚曰病，数甚曰病，参见曰病，复见曰病，未去而去曰病，去而不去曰病，反者死。故曰：气之相守司也，如权衡之不得相失也。夫阴阳之气，清静则生化治，动则苛疾起，此之谓也。

帝曰：幽明何如？岐伯曰：两阴[4]交尽，故曰幽，两阳[5]合明，故曰明，幽明之配，寒暑之异也。帝曰：分至[6]何如？岐伯曰：气至之谓至，气分之谓分，至则气同，分则气异[7]，所谓天地之正纪也。帝曰：夫子言春秋气始于前，冬夏气始于后，余已知之矣。然六气往复，主岁不常也，其补泻奈何？岐伯曰：上下所主，随其攸利[8]，正其味，则其要也，左右同法。大要曰：少阳之主，先甘后咸；阳明之主，先辛后酸；太阳之主，先咸后苦；厥阴之主，先酸后辛；少阴之主，先甘后咸；太阴之主，先苦后甘。佐以所利，资以所生，是谓得气。

帝曰：善。夫百病之生也，皆生于风寒暑湿燥火，以之化之变[9]也。经言盛者泻之，虚者补之，余锡[10]以方士[11]，而方士用之尚未能十全，余欲令要道必行，桴鼓相应，犹拔刺雪污，工巧神圣[12]，得闻乎？岐伯曰：审察病机，无失气宜[13]，此之谓也。帝曰：愿闻病机何如？岐伯曰：诸风掉眩，皆属于肝。诸寒收引[14]，皆属于肾。诸气膹郁，皆属于肺。诸湿肿满，皆属于脾。诸热瞀瘛[15]，皆属于火。诸痛痒疮，皆属于心。诸厥固泄，皆属于下。诸痿喘呕，皆属于上。诸禁鼓慄，如丧神守，皆属于火。诸痉项强，皆属于湿。诸逆冲上，皆属于火。诸胀腹大，皆属于热。诸躁狂越，皆属于火。诸暴强直，皆属于风。诸病有声，鼓之如鼓，皆属于热。诸病胕肿，疼酸惊骇，皆属于火。诸转反戾[16]，水液浑浊，皆属于热。诸病水液，澄澈清冷，皆属于寒。诸呕吐酸，暴注下迫，皆属于热。故大要曰：谨守病机，各司其属，有者求之，无者求之，盛者责之，虚者责之，必先五胜，疏其血气，令其调达，而致和平。此之谓也。

【注释】

[1] 愠愠：愠（yùn），通蕴，积蓄之义。

[2] 得位而甚：复气发生在其所主时位，气候变化剧烈，发病严重。位，时位。

[3] 四维：农历三、六、九、十二月。

[4] 两阴：指太阴与少阴。

[5] 两阳：指太阳与少阳。

[6] 分至：指春分、秋分、夏至、冬至。

[7] 至则气同，分则气异：夏至、冬至分别于三之气、终之气之中，故至则气同；春分、秋分分别位于初之气与二之气、四之气与五之气之间，故分则气异。

[8] 攸利：所宜之义。

[9] 之化之变：指六气的正常变化与异常变化。

[10] 锡：同"赐"，给予之义。

[11] 方士：指医生。

[12] 工巧神圣：《难经·六十一难》云："望而知之谓之神，闻而知之谓之圣，问而知之谓之工，切脉而知之谓之巧。"工巧神圣，指中医学的望闻问切四种诊察方法。

[13] 无失气宜：诊治疾病不要违背六气主时之宜。

[14] 收引：肢体蜷缩，屈曲不伸。

[15] 瞀瘛：神识昏糊，筋脉抽搐。

[16] 转反戾：指筋脉拘挛所致的角弓反张等多种症状。

【经文分析】

（1）讨论胜复之作，动不当位的原因。

（2）讨论脉气相应，不应则病。

（3）讨论病机十九条：包括五脏病机 5 条，上下病机 2 条，六气病机 12 条。

【原文】

帝曰：善。五味阴阳之用何如？岐伯曰：辛甘发散为阳，酸苦涌泄为阴，咸味涌泄为阴，淡味渗泄为阳。六者或收，或散，或缓，或急[1]，或燥，或润，或软，或坚[2]，以所利而行之，调其气，使其平也。帝曰：非调气而得者[3]，治之奈何？有毒无毒，何先何后？愿闻其道。岐伯曰：有毒无毒，所治为主，适大小为制也。帝曰：请言其制。岐伯曰：君一臣二，制之小也；君一臣三佐五，制之中也；君一臣三佐九，制之大也。寒者热之，热者寒之，微者逆之，甚者从之，坚者削之，客者除之，劳者温之，结者散之，留者攻之，燥者濡之，急者缓之，散者收之，损者温之，逸者行之，惊者平之，上之下之，摩之浴之，薄之劫之，开之发之，适事为故。帝曰：何谓逆从[4]？岐伯曰：逆者正治，从者反治，从少从多，观其事也。帝曰：反治何谓？岐伯曰：热因寒用，寒因热用，塞因塞用，通因通用，必伏其所主，而先其所因[5]，其始则同，其终则异，可使破积，可使溃坚，可使气和，可使必已。

帝曰：善。气调而得者何如？岐伯曰：逆之，从之，逆而从之，从而逆之，疏气令调，则其道也。

帝曰：善。病之中外何如？岐伯曰：从内之外者，调其内；从外之内者，治其外；从内之外而盛于外者，先调其内而后治其外；从外之内而盛于内者，先治其外而后调其内；中外不相及，则治主病。

帝曰：善。火热复恶寒，发热有如疟状，或一日发，或间数日发，其故何也？岐伯曰：胜复之气，会遇之时，有多少也。阴气多而阳气少，则其发日远；阳气多而阴气少，则其发日近。此胜复相薄，盛衰之节，疟亦同法。

帝曰：论言治寒以热，治热以寒，而方士不能废绳墨而更其道也。有病热者寒之而热，有病寒者热之而寒，二者皆在，新病复起，奈何治？岐伯曰：诸寒之而热者取之阴，热之而寒者取之阳，所谓求其属也。

帝曰：善。服寒而反热，服热而反寒，其故何也？岐伯曰：治其王气[6]，是以反也。帝曰：不治王而然者何也？岐伯曰：悉乎哉问也！不治五味属[7]也。夫五味入胃，各归所喜攻，故酸先入肝，苦先入心，甘先入脾，辛先入肺，咸先入肾，久而增气，物化之常也，气增而久，夭之由也[8]。

帝曰：善。方制君臣何谓也？岐伯曰：主病之谓君，佐君之谓臣，应臣之谓使，非上下三品之谓也。帝曰：三品何谓？岐伯曰：所以明善恶之殊贯也。帝曰：善。病之中外何如？岐伯曰：调气之方，必别阴阳，定其中外，各守其乡，内者内治，外者外治，微者调之，其次平之，盛者夺之，汗之下之，寒热温凉，衰之以属，随其攸利，谨道如法，万举万全，气血正平，长有天命。帝曰：善。

【注释】

[1] 急：荡涤攻下。

[2] 坚：坚阴止泻。

[3] 非调气而得者：不应和六气胜复变化而致的疾病。

[4] 逆从：指逆治法（正治法）与从治法（反治法）。

[5] 伏其所主，而先其所因：要制伏疾病之根本，必先探求发病的原因。

[6] 王气：旺盛之气。

[7] 不治五味属：治疗时没有分析药物主治功效理论而施治。

[8] 气增而久，夭之由也：指若长期服用某一种作用的药物或食物，则必然会导致人体之气发生偏胜现象，若人体气机长期处于偏胜状态，则导致疾病发生。

【经文分析】

（1）五味阴阳属性及功效。

（2）制方法度：应从调气入手，不能按药物有毒无毒作为标准。

（3）正治法和反治法：提出了正治法和反治法度应用原则及具体治疗方法。

（4）治病求本：针对虚寒、虚热，提出了"治求其属"的原则。

（5）五味不宜偏嗜：五味各有所喜，通应五脏，但不宜过用，否则导致本脏之气偏盛。

刺法论篇第七十二（遗篇）

【题解】

本篇重点讨论运气失常、疫疠流行的道理，并提出了以刺法为主预防疫疠的方法，故名

《刺法论》。

【原文】

黄帝问曰：升降不前[1]，气交有变，即成暴郁，余已知之。何如预救生灵，可得却乎？

岐伯稽首再拜对曰：昭乎哉问！臣闻夫子言，既明天元，须穷刺法，可以折郁扶运[2]，补弱全真，写盛蠲余，令除斯苦。

帝曰：愿卒闻之。

【注释】

[1] 升降不前：升，即在泉之右间应随中运变动而升为司天之左间。降，即司天之右间，应随中运变动而降为在泉之左间。不前，指未表现出本运主岁的司天、在泉之气。

[2] 折郁扶运：折服因运气变化而影响人体所致的郁气，以扶持因运气变化所致人体的不足。

【经文分析】

提出升降不前，气交有变可能导致暴郁。

【原文】

岐伯曰：升之不前，即有期凶也。木欲升而天柱窒抑之[1]，木欲发郁，亦须待时，当刺足厥阴之井[2]。火欲升而天蓬窒抑之，火欲发郁，亦须待时，君火相火同刺包络之荣。土欲升而天冲窒抑之，土欲发郁，亦须待时，当刺足太阴之俞。金欲升而天英窒抑之，金欲发郁，亦须待时，当刺手太阴之经。水欲升而天芮窒抑之，水欲发郁，亦须待时，当刺足少阴之合。

帝曰：升之不前，可以预备，愿闻其降，可能先防。

岐伯曰：既明其升。必达其降也，升降之道，皆可先治也。木欲降而地晶[3]窒抑之，降而不入，抑之郁发，散而可得位[4]，降而郁发，暴如天间之待时也。降而不下，郁可速矣[5]，降可折其所胜也[6]，当刺手太阴之所出[7]，刺手阳明之所入[8]。火欲降，而地玄窒抑之，降而不入，抑之郁发，散而可矣。当折其所胜，可散其郁，当刺足少阴之所出，刺足太阳之所入。土欲降而地苍窒抑之，降而不下，抑之郁发，散而可入，当折其胜，可散其郁，当刺足厥阴之所出，刺足少阳之所入，金欲降而地彤窒抑，降而不下，抑之郁发，散而可入，当折其胜，可散其郁，当刺心包络所出，刺手少阳所入也。水欲降而地阜窒抑之，降而不下，抑之郁发，散而可入，当折其土，可散其郁，当刺足太阳之所出，刺足阳明之所入。

帝曰：五运之至有前后，与升降往来，有所承抑之[9]，可得闻乎刺法？

岐伯曰：当取其化源[10]也。是故太过取之，不及资之，太过取之，次抑其郁[11]，取其运之化源，令折郁气；不及扶资，以扶运气，以避虚邪也。资取之法，令出《密语》。

【注释】

[1] 天柱窒抑之：金星天柱，水星天蓬，木星天冲，火星天英，土星天芮。木性欲升，金星（天柱）克之，故为窒抑。后文"天蓬窒抑之"等与此同理。

[2] 井：即通常所言"五行腧"。合穴属水，经穴属金，腧穴属土，荥穴属火，井穴属木。如足太阴"井"为隐白穴，"荥"为大都穴，"输"为太白穴，"经"为商丘穴，"合"为阴陵泉穴。

[3] 地晶：金星为地晶，水星为地玄，木星为地苍，火星为地彤，土星为地阜。也是金、水、木、火、土五星的别名。

[4] 降而不入，抑之郁发，散而可得位：欲降而不得入，抑而成郁，待郁气散才能得位。

[5] 降而不下，郁可速矣：应降而未降，可迅速形成郁滞。

[6] 降可折其所胜也：欲使其降，可折减其所胜之气。如木郁则治金。余仿此。

[7] 所出：即井穴。《灵枢·九针十二原》："所出为井。"

[8] 所入：即合穴。《灵枢·九针十二原》："所入为合。"

[9] 有所承抑之：运之太过不及与气之升降往来，有相承相抑的关系。

[10] 取其化源：治六气生化之本源。

[11] 次抑其郁：按照升降的次序，抑制其郁滞的发作。

【经文分析】

1. 升之不前致郁的原因及针刺治疗方法

运气应升，若受它所不胜的一行阻抑而不能升，就要成为剧烈的郁气而为害，但要到当位的时候才能发病。预防方法可刺本经的井穴，具体如表7-13所示。

表 7-13 升之不前发为诸郁的成因及刺法

诸郁	成因	机理	针刺取穴
木郁	天柱窒抑	天柱为金星，金克木	刺足厥阴之井大敦穴
火郁	天蓬窒抑	天蓬为水星，水克火	刺包络之荥劳宫穴
土郁	天冲窒抑	天冲为木星，木克土	刺足太阴之输太白穴
金郁	天英窒抑	天英为火星，火克金	刺手太阴之经经渠穴
水郁	天芮窒抑	天芮为土星，土克水	刺足少阴之合阴谷穴

2. 降而不入致郁的原因及针刺治疗方法

运气应降，如果受它所不胜的一行阻抑而不能降，也会形成郁滞而为害。要使它能够下降，可以折服它所不胜的一行。刺其阴经之所出及阳经之所入。

具体如表7-14所示。

表 7-14 降而不入发为诸郁的成因及刺法

诸郁	成因	机理	针刺取穴
木郁	地晶窒抑	地晶为金星，金克木	刺手太阴之所出少商穴
			刺手阳明之所入曲池穴
火郁	地玄窒抑	地玄为水星，水克火	刺足少阴之所出涌泉穴
			刺足太阳之所入委中穴
土郁	地苍窒抑	地苍为木星，木克土	刺足厥阴之所出大敦穴
			刺足少阳之所入阳陵泉穴
金郁	地彤窒抑	地彤为火星，火克金	刺心包络之所出中冲穴
			刺手少阳之所入天井穴
水郁	地阜窒抑	地阜为土星，土克水	刺足太阳之所出隐白穴
			刺足阳明之所入足三里穴

3. 升降不前的治疗原则

运气的升降迁移失常，导致机体相应部位的气机失调，临证应该按照运气的变化规律确立治疗原则，即"取其化源"，具体方法为有余者泻，不足者补。

【原文】

黄帝问曰：升降之刺，以知其要。愿闻司天未得迁正[1]，使司化之失其常政，即万化之或其皆妄，然与民为病，可得先除，欲济群生，愿闻其说。岐伯稽首再拜曰：悉乎哉问！言其至理，圣念慈悯，欲济群生，臣乃尽陈斯道，可申洞微。太阳复布[2]，即厥阴不迁正，不迁正，气塞于止，当刺足厥阴之所流[3]。厥阴复布，少阴不迁正，不迁正，即气塞于上，当刺心包络脉之所流。少阴复布，太阴不迁正，不迁正，即气留于上，当刺足太阴之所流。太阴复布，少阳不迁正，不迁正，则气塞未通，当刺手少阳之所流。少阳复布，则阳明不迁正，不迁正，则气未通上，当刺手太阴之所流。阳明复布，太阳不迁正，不迁正，则复塞其气，当刺足少阴之所流。

帝曰：迁正不前，以通其要。愿闻不退，欲折其余，无令过失[4]，可得明乎？

岐伯曰：气过有余，复作布正，是名不退位[5]也。使地气不得后化[6]，新司天未可迁正，故复布化令如故也。巳亥之岁，天数有余，故厥阴不退位也，风行于上，木化布天，当刺足厥阴之所入。子午之岁，天数有余，故少阴不退位也，热行于上，火余化布天，当刺手厥阴之所入。丑未之岁，天数有余，故太阴不退位也，湿行于上，雨化布天，当刺足太阴之所入。寅申之岁，天数有余，故少阳不退位也，热行于上，火化布天，当刺手少阳所入。卯酉之岁，天数有余，故阳明不退位也，金行于上，燥化布天，当刺手太阴之所入。辰戌之岁，天数有余，故太阳不退位也，寒行于上，凛水化布天，当刺足少阴之所入。故天地气逆，化成民病，以法刺之，预可平疴。

【注释】

[1] 迁正：上年司天左间进为次年司天行令，或上年在泉左间，迁为次年在泉行令。

[2] 太阳复布：太阳指上年司天之气，复布，仍在施布，继续行使它的权力。

[3] 所流：流同"溜"，所流即荥穴，《灵枢·九针十二原》曰："所溜为荥。"

[4] 欲折其余，无令过失：折服有余之气，使之不太过而形成疾病。

[5] 不退位：退位，指上年司天退居为今年司天右间，或上年在泉，退位为今年在泉右间。如果上年岁气有余，到次年还不能退居到司天或在泉的右间位，而仍在施布继续行使权力，称为不退位。

[6] 地气不得后化：上年在泉的地气，因为岁气的有余，不得退后为今年的间气。

【经文分析】

1. 岁气不迁正的刺法

每岁司天至一岁终时，应由原来司天的左间气迁正为司天行令。若因上年司天之气太过，使其左间气当其时而未得迁正，于是气化失其正常，气郁而不伸，就要发生疾病。防治方法，应刺未迁正而郁滞之经的荥穴。具体见表 7-15。

表 7-15　诸气不迁正的机理及刺法

不迁正	成因	变化	针刺方法
厥阴	太阳复布	气塞于止	刺足厥阴荥穴行间
少阴	厥阴复布	气塞于上	刺心包络脉荥穴劳宫
太阴	少阴复布	气留于上	刺足太阴荥穴大都
少阳	太阴复布	气塞未通	刺手少阳荥穴液门
阳明	少阳复布	气未通上	刺手太阴荥穴鱼际
太阳	阳明复布	复塞其气	刺足少阴荥穴然谷

2. 岁气不退位的刺法

上年司天之气太过有余而不退位，继续行使它的权力，致使在泉的地气也不退居右间，于是新司天之气应迁正而未能迁正，不退位的上年司天仍旧发挥作用，布散其生化之气，导致疾病发生。防治用泻法，刺有余之经的合穴。具体见表 7-16。

表 7-16　诸气不退位的机理及刺法

不退位	成因	变化	针刺方法
巳亥	天数有余，厥阴不退位	风行于上，木化布天	刺足厥阴合穴曲泉
子午	天数有余，少阴不退位	热行于上，火余化布天	刺手厥阴合穴曲泽
丑未	天数有余，太阴不退位	湿行于上，雨化布天	刺足太阴合穴阴陵泉
寅申	天数有余，少阳不退位	热行于上，火化布天	刺手少阳合穴天井
卯酉	天数有余，阳明不退位	金行于上，燥化布天	刺手太阴合穴尺泽
辰戌	天数有余，太阳不退位	寒行于上，凛水化布天	刺足少阴合穴阴谷

【原文】

黄帝问曰：刚柔二干，失守其位，使天运之气皆虚乎？与民为病，可得平乎？

岐伯曰：深乎哉问！明其奥旨，天地迭移，三年化疫，是谓根之可见[1]，必有逃门[2]。

假令甲子刚柔失守[3]，刚未正，柔孤而有亏[4]，时序不令，即音律非从[5]，如此三年，变大疫也。详其微甚。察其浅深，欲至而可刺，刺之当先补肾俞，次三日，可刺足太阴之所注。又有下位已卯不至，而甲子孤立者[6]，次三年作土疠[7]，其法补写，一如甲子同法也。其刺以毕，又不须夜行及远行，令七日洁，清静斋戒，所有自来。肾有久痛者，可以寅时面向南，净神不乱思，闭气不息七遍，以引颈咽气顺之，如咽甚硬物，如此七遍后，饵舌下津令无数。

假令丙寅刚柔失守，上刚干失守，下柔不可独主之，中水运非太过，不可执法而定之。布天有余，而失守上正，天地不合，即律吕音异[8]，如此即天运失序，后三年变疫。详其微甚，差有大小，徐至即后三年，至甚即首三年，当先补心俞，次五日，可刺肾之所入。又有下位地甲子[9]，辛巳柔不附刚，亦名失守，即地运皆虚，后三年变水疠，即刺法皆如此矣。其刺如华，慎其大喜欲情于中，如不忌，即其气复散也，令静七日，心欲实，令少思。

假令庚辰刚柔失守，上位失守，下位无合，乙庚金运，故非相招[10]，布天未退，中运胜来[11]，上下相错，谓之失守，姑洗林钟[12]，商音不应也。如此则天运化易，三年变大疫。详天数，差的微甚，微即微，三年至，甚即甚，三年至，当先补肝俞，次三日，可刺肺之所行。刺毕，可静神七日，慎勿大怒，怒必真气却散之。又或在下地甲子乙未失守者，即乙柔干，即上庚独治之，亦名失守者，即天运孤主之，三年变疠，名曰金疠，其至待时也。详其地数之等差，亦推其微甚，可知迟速耳。诸位乙庚失守，刺法同。肝欲平，即勿怒。

假令壬午刚柔失守，上壬未近正，下丁独然，即虽阳年，亏及不同[13]，上下失守，相招其有期，差之微甚，各有其数也，律吕二角，失而不和，同音有日[14]，微甚如见，三年大疫。当刺脾之俞，次三日，可刺肝之所出也。刺毕，静神七日，勿大醉歌乐，其气复散，又勿饱食，勿食生物，欲令脾实，气无滞饱，无久坐，食无太酸，无食一切生物，宜甘宜淡。又或地下甲子，丁酉失守其位，未得中司，即气不当位，下不与壬奉合者，亦名失守，非名合德，故柔不附刚，即地运不合，三年变疠，其刺法亦如木疫之法。

假令戊申刚柔失守，戊癸虽火运，阳年不太过也，上失其刚，柔地独主，其气不正，故有邪干，迭移其位，差有浅深，欲至将合，音律先同，如此天运失时，三年之中，火疫至矣，当刺肺之俞。刺毕，静神七日，勿大悲伤也，悲伤即肺动，而其气复散也，人欲实肺者，要在息气也。又或地下甲子，癸亥失守者，即柔失守位也，即上失其刚也。即亦名戊癸不相合德者也，即运与地虚，后三年变疠，即名火疠。

是故立地五年，以明失守，以穷法刺，于是疫之与疠，即是上下刚柔之名也，穷归一体也。即刺疫法，只有五法，即总其诸位失守，故只归五行而统之也。

【注释】

[1] 天地迭移，三年化疫，是谓根之可见：司天、在泉之气的不断更替变换，发生刚柔失守的情况，经三年左右，造成时疫流行，这是因司天、在泉之气的更换而失守，是导致疾病发生的根源。

[2] 逃门：避免时疫所伤的办法。

[3] 甲子刚柔失守：在甲子年，甲与己都属土运，甲为刚己为柔。子与午都属少阴司天，子、午为刚支。凡少阴司天，必阳明在泉，阳明属卯酉而与土运相配，卯酉为柔支，而己卯为甲子年的在泉之化，这样上甲则下己，上子则下卯，上刚而下柔，上下不相协调，不能呼应，故称刚柔失守。以下丙寅与辛巳，庚辰与乙未，壬午与丁酉，戊申与癸亥照此类推。

[4] 刚未正，柔孤而有亏：刚柔失守，司天之气未能迁正，则在泉之柔气便孤立而空虚。

[5] 时序不令，即音律非从：四时次序失于常令的寒温，则对应的律吕不能相从。此言刚柔失调，阳律与阴吕不能相从。

[6] 下位已卯不至，而甲子孤立者：下位指在泉，甲子年己卯在泉，己卯不能迁正，而使司天的甲子阳刚之气孤立无配。

[7] 土疠：土运之年，因在泉不迁正而酿成的疫疠。后文水疠、金疠、木疠、火疠义同。

[8] 律吕音异：阳律阴吕之音不相协调。

[9] 下位地甲子：下位地，指在泉。甲子，代表干支。下位地甲子，指在泉之气的干支。

[10] 故非相招：由于上位刚干失守，则下位柔干也无以相合，刚柔失守，故上下不相呼应。

[11] 中运胜来：即来往中运。上年司天的阳明燥金未退位，在泉的少阴之火来胜中运之金。

[12] 姑洗林钟：张景岳曰："庚辰阳律，太商也，其管姑洗。乙未阴吕，少商也，其管林钟。"高士宗曰："姑洗，阳律也。林钟，阴律也。"

[13] 亏及不同：壬属木运太过，因壬年的司天不能迁正，属丁之年的在泉单独迁正，木运不能气化，必见亏虚。所以虽是阳年，却不同阳年太过的规律。

[14] 律吕二角，失而不合，同音有日：阳律太角，阴吕少角，如果壬丁失守，司天、在泉不能同时迁正，则律吕二角不能相合，待到上下同时迁正之日，律吕二角就协调同音。

【经文分析】

1. 刚柔失守导致疫疠流行的机理及针刺防治方法

当司天、在泉之气不能迁正，刚干和柔干失守，四时气候不按节令的递变而反常的时候，在三年左右就会有时疫发生，因此应详细审察郁之微甚，病之浅深，及其数至之期，按五行的生克规律进行针刺，先补膀胱经所不胜脏之俞以固其本，三日后再刺本经之穴以泄其郁气，从而避免时疫的发生。以甲子年为例，如果甲子年刚柔失守，甲为土运，甲与己合，甲为刚，己为柔。子午少阴司天，卯酉阳明在泉与土运相配。子午为刚支，卯酉为柔支，甲己子卯刚柔失守，上刚之司天未能迁正，则下柔之在泉孤立而亏虚，上下不相协调，四时寒温的次序不相呼应。于是在甲、乙、丙三年左右，可能有时疫流行。因此应审查其郁气的微甚，病邪的浅深，在疫病将要发生之前，采用针刺预防。因甲子为土运之年，刚柔失守则土疫将至，按五行生克规律，水为所不胜之行，故恐伤水脏，应先补膀胱经的肾俞穴以固其本，隔三天刺本经足太阴之所注太白穴以泄土气之郁。这样就可以预防疫疠的发生。其他各年同理，详见表7-17。

表 7-17 诸年刚干柔干失守为病刺法表

年份	成因	刺法	机理
甲子	刚柔失守，刚未正，柔孤而有亏，时序不令	先补肾俞，次三日，刺足太阴之所注太白穴	补水，泻土
丙寅	刚柔失守，上刚干失守，下柔不可独主之	先补心俞，次五日，刺肾之所入阴谷穴	补火，泻水
庚辰	刚柔失守，上位失守，下位无合	先补肝俞，次三日，刺肺之所行经渠穴	补木，泻金
壬午	刚柔失守，上壬未近正，下丁独然	先刺脾俞，次三日，刺肝之所出大敦穴	补土，泻木
戊申	刚柔失守，上失其刚，柔地独主	当补肺俞，次三日，刺手厥阴之所流劳宫穴	补金，泻火

2. 五疠刺治之后的养护方法

本段经文强调，对五疠的防治，除针刺补泻之法外，还可配合导引吐纳、精神调摄等养护方法。具体见表7-18。

表 7-18 五疠刺后的调护方法

五疠	调护方法
土疠	不夜行及远行，令七日洁，清静斋戒。肾有久痛者，寅时面向南，净神不乱思，闭气不息七遍，下津
水疠	慎其大喜欲情于中，令静七日，令少思
金疠	静神七日，慎勿大怒
木疠	静神七日，勿大醉歌乐，勿饱食，勿食生物，无久坐，食无太酸，无食一切生物，宜甘宜淡
火疠	静神七日，勿大悲伤

【原文】

黄帝曰：余闻五疫之至，皆相染易，无问大小，病状相似，不施救疗，如何可得不相移易者？

岐伯曰：不相染者，正气存内，邪气可干，避其毒气，天牝从来，复得其往[1]，气出于脑，即不邪干。气出于脑，即室先想心如日[2]，欲将入于疫室，先想青气自肝而出，左行于东，化作林木；次想白气自肺而出，右行于西，化作戈甲；次想赤气自心而出，南行于上，化作焰明；次想黑气自肾而出，北行于下，化作水；次想黄气自脾而出，存于中央，化作土。五气护身之毕，以想头上如北斗之煌煌，然后可入于疫室。又一法，于春分之日，日未出而吐之[3]。又一法，于雨水日后，三浴以药泄汗。又一法，小金丹方：辰砂二两，水磨雄黄一两，叶子雌黄[4]一两，紫金半两，同入合中，外固，了地一尺筑地实[5]，不用炉，不须药制，用火二十斤[6]煅了也；七日终，候冷七日取，次日出合子埋药地中，七日取出，顺日研之三日，炼白沙蜜为丸，如梧桐子大，每日望东吸日华气[7]一口，冰水一下丸，和气咽之，服十粒，无疫干也。

黄帝问曰：人虚即神游失守位，使鬼神外干，是致夭亡，何以全真？愿闻刺法。岐伯稽首再拜曰：昭乎哉问！谓神移失守，虽在其体，然不致死，或有邪干，故令夭寿。只如厥阴失守，天以虚，人气肝虚，感天重虚[8]。即魂游于上，邪干厥大气[9]，身温犹可刺之，刺足少阳之所过[10]，次刺肝之俞。人病心虚，又遇君相二火司天失守，感而三虚[11]，遇火不及，黑尸鬼[12]犯之，令人暴亡，可刺手少阳之所过，复刺心俞。人脾病，又遇太阴司天失守，感而三虚，又遇土不及，青尸鬼邪，犯之于人，令人暴亡，可刺足阳明之所过，复刺脾之俞。人肺病，遇阳明司天失守，感而三虚，又遇金不及，有赤尸鬼犯人，令人暴亡，可刺手阳明之所过，复刺肺俞。人肾病，又遇太阳司天失守，感而三虚，又遇水运不及之年，有黄尸鬼，干犯人正气，吸人神魂，致暴亡，可刺足太阳之所过，复刺肾俞。

黄帝问曰：十二藏之相使，神失位，使神彩之不圆，恐邪干犯，治之可刺？愿闻其要。岐伯稽首再拜曰：悉乎哉问！至理道真宗，此非圣帝，焉穷斯源，是谓气神合道，契符上天[13]。心者，君主之官，神明出焉，可刺手少阴之源。肺者，相傅之官，治节出焉，可刺手太阴之源。肝者，将军之官，谋虑出焉，可刺足厥阴之源。胆者，中正不官，决断出焉，可刺足少阳之源。膻中者，臣使之官，喜乐出焉，可刺心包络所流。脾为谏议之官，知周出焉，可刺脾之源。胃为仓廪之官，五味出焉，可刺胃之源。大肠者，传道之官，变化出焉，可刺大肠之源。小肠者，受盛之官，化物出焉，可刺小肠之源。肾者，作强之官，伎巧出焉，刺其肾之源。三焦者，决渎之官，水道出焉，刺三焦之源。膀胱者，州都之官，津液藏焉，气化则能出矣，刺膀胱之源。凡此十二官者，不得相失也。是故刺法有全神养真之旨，亦法有修真之道，非治疾也。故要修养和神也，道贵常存，补神固根，精气不散，神守不分，然即神守而虽不去，亦能全真，人神不守，非达至真，至真之要，在乎天玄[14]，神守天息[15]，复入本元，命曰归宗。

【注释】

[1] 天牝从来，复得其往：高士宗曰："天牝，即玄牝，人身真元之气之。天牝从来，从鼻息而下丹田，得其从来，复得其往，合五脏元真之气。"

[2] 即室先想心如日：即，到也。指入病室之前，振作精神，如像阳气很充足一样，没有恐惧的心理。

[3] 日未出而吐之："用远志去心，以水煎之，日未出饮二盏而吐，吐之不疫。"

[4] 叶子雌黄：纹理层叠如叶。指上好的雌黄。

[5] 了地一尺筑地实：高士宗曰："了地，入地也。"入地一尺修建坚固地穴。

[6] 用火二十斤：火指炭火。用二十斤炭为燃料。

[7] 日华气：日出时的精华之气。

[8] 重虚：指人体脏气已虚，又感受天之虚邪，谓之重虚。

[9] 邪干厥大气：因外邪侵入致大气厥逆。高士宗曰："邪干，即病厥。厥，厥逆也。大气，肝气上逆也。"

[10] 刺足少阳之所过：《灵枢·九针论》曰："所过为原。"指刺足少阳胆经原穴。

[11] 三虚：指人体脏气虚，逢司天在泉失守所致的天虚之年，又复感虚邪贼风，是谓三虚。

[12] 黑尸鬼：因感水疠之邪死亡后，其邪能传染他人。下青尸鬼、赤尸鬼、黄尸鬼等义同，皆指疫毒之气。

[13] 契符上天：对照符合司天之气。

[14] 天玄：即人身之精。张景岳曰："玄者，水之色。天玄者，天一之义。以至真之要，重在精也。"

[15] 神守天息：张景岳曰："天息者，鼻息通乎天也。守息则气存，气存则神存，故曰神守天息。"

【经文分析】

1. 正气存内，邪不可干

经文根据五行归类的原则，提出了配合精神因素使五脏之气充足的五气护身法，能够护卫身体，抗御疫疠之气的侵犯。具体方法归纳如表 7-19。

表 7-19　五气护身方法表

次序	五色	五脏	方位	五行	机理
先想	青气	自肝出	左行于东	木	化作林木，以壮肝气
次想	白气	自肺出	右行于西	金	化作戈甲，充足肺气
次想	赤气	自心出	南行于上	火	化作焰明，壮实心气
次想	黑气	自肾出	北行于下	水	化作水，充实肾气
次想	黄气	自脾出	存于中央	土	化作土，化生万物

2. 药物预防

（1）吐法：春分之日，日未出，饮去心远志所煎之水二盏，吐之。

（2）浴法：雨水日后，用药液洗浴三次，令汗泄出。

（3）服小金丹法

1）组成：辰砂二两，水磨雄黄一两，叶子雌黄一两，紫金半两。

2）制法：同入合中，外固，了地一尺筑地实，不用炉，不须药制，用火二十斤煅了也；七日终，候冷七日取，次日出合子埋药地中，七日取出，顺日研之三日，炼白沙蜜为丸，如梧桐子大。

3）服法：每日望东吸日华气一口，冰水一下丸，和气咽之，服十粒。

3. "三虚"的针刺治疗方法

三虚致病，可导致骤然死亡，救治方法可刺与本脏相表里之经的所过（原穴），复刺膀胱经的本脏腧穴以辅之。如厥阴风木司天失守，天运空虚，加上人体肝气内虚，神游失守，二者并至为重虚，此时其所不胜之金疫之邪乘虚侵犯（白尸鬼干人），导致手足厥冷，或骤然昏倒，不省人事等肝气上逆的病变。救刺之法，当刺与肝相表里的足少阳胆经之所过（原穴）丘墟穴，再刺膀胱经的肝俞穴补肝。其余诸虚同理，具体见表7-20。

表 7-20　"三虚"的针刺治疗方法表

五脏内虚	天运空虚	疫邪侵犯	刺法
肝虚	厥阴司天失守	金疫（白尸鬼干人）	刺足少阳之原穴丘墟，复刺肝俞穴
心虚	君火相火司天失守	水疫（黑尸鬼干人）	刺手少阳之原穴阳池，复刺心俞穴
脾虚	太阴司天失守	木疫（青尸鬼干人）	刺足阳明之所过冲阳，复刺脾俞穴
肺虚	阳明司天失守	火疫（赤尸鬼干人）	刺手阳明之原穴合谷，复刺肺俞穴
肾虚	太阳司天失守	土疫（黄尸鬼干人）	刺足太阳之原穴京骨，复刺肾俞穴

4. 全神养真法

提出针刺本经的原穴，能够使十二脏协调配合，精气神内守，不受疫疠的侵袭。例如，心藏神，若情欲等伤心，则神不守舍，产生病变，治疗可用补法，刺手少阴原穴神门。余脏同理。

本病论篇第七十三（遗篇）

【题解】

本篇讨论运气升降、迁正、退位失常及由此导致的病变，论证疫疠发生的根本原因在于运气失常，故篇名《本病论》。

【原文】

黄帝问曰：天元九窒[1]，余已知之，愿闻气交，何名失守[2]？岐伯曰：谓其上下升降，迁正退位[3]，各有经论，上下各有不前，故名失守也。是故气交失易位[4]，气交乃变，变易非常[5]，即四失序，万化不安，变民病也。帝曰：升降不前，愿闻其故，气交有变，何以明知？岐伯曰：昭乎哉问，明乎道矣？气交有变，是谓天地机[6]，但欲降而不得降者，地窒刑之[7]。又有五运太过，而先天而至者，即交不前，但欲升而不得其升，中运抑之，但欲降而不得其降，中运抑之[8]。于是有升之不前，降之不下者，有降之不下，升而至天者，有升降俱不前，作如此之分别，即气交之变。变之有异，常各各不同，灾有微甚者也。

【注释】

[1] 天元九窒：天元，指天空星体。九窒，九种星体运行失常。

[2] 失守：位置升降失常，此处指客气六步升降迁退失常。

[3] 上下升降，迁正退位：对客气司天、在泉、左右间气各种正常运动的概括。

[4] 气交失易位：天地之气正常的位置发生失误。

[5] 变易非常：变化超过常度。

[6] 天地机：机，关键。天地机，天地运动变化的关键。

[7] 地窒刑之：地窒，地晶、地玄、地苍、地彤、地阜五星被窒抑。刑，形成。此言欲降不降是由于地星被窒抑所导致。

[8] 中运抑之：五运太过抑制六气，如丙水太过可抑制少阳相火之气的升降等。

【经文分析】

1. 客气的升、降、迁、退

客气六步的司天、在泉、左右四间气，每年都有升、降、迁、退的变化。自在泉之右间升为司天之左间称为"升"，自司天之右间气降至在泉之左间称为"降"，自司天之左间升居司天之气（三之气）称"迁正"，自司天之气降至司天之右间称"退位"。

2. 气交有变

受上一年司天之气五行属性的制约，以及五运太过的影响导致，客气六步不能按时互为司天，互为在泉，互为间气，称为"气交有变"。"气交有变"表现为"升之不前"、"降之不下"、"不迁正"、"不退位"四种情况。

【原文】

帝曰：愿闻气交遇会胜抑[1]之由，变成民病，轻重何如？岐伯曰：胜相会，抑伏使然[2]。是故辰戌之岁，木气升之，主逢天柱，胜而不前[3]；又遇庚戌，金运先天，中运胜之，忽然不前。木运升天，金乃抑之，升而不前，即清生风少，肃杀于春，露霜复降，草木乃萎。民病温疫早发，咽嗌乃干，四肢满，肢节皆痛；久而化郁，即大风摧拉，折陨鸣紊。民病卒中偏痹，手足不仁。

是故巳亥之岁，君火升天，主窒天蓬，胜之不前；又厥阴未迁正，则少阴未得升天，水运以至其中者，君火欲升，而中水运抑之，升之不前，即清寒复作，冷生旦暮。民病伏阳，而内生烦热，心神惊悸，寒热间作；日久成郁，即暴热乃至，赤风瞳翳，化疫，温疠暖作，赤气彰而化火疫，皆烦而燥渴，渴甚，治之以泄之可止。

是故子午之岁，太阴升天，主窒天冲，胜之不前；又或遇壬子，木运先天而至者，中木运抑之也，升天不前，即风埃四起，时举埃昏，雨湿不化。民病风厥涎潮，偏痹不随，胀满；久而伏郁，即黄埃化疫也。民病夭亡，脸肢府黄疸满闭。湿令弗布，雨化乃微。

是故丑未之年，少阳升天，主窒天蓬，胜之不前；又或遇太阴未迁正者，即少阴未升天也，水运以至者，升天不前，即寒雰反布，凛冽如冬，水复涸，冰再结，暄暖乍作，冷夏布之，寒暄不时。民病伏阳在内，烦热生中，心神惊骇，寒热间争；以久成郁，即暴热乃生，赤风气瞳翳，化成郁疠，乃化作伏热内烦，痹而生厥，甚则血溢。

是故寅申之年，阳明升天，主窒天英，胜之不前；又或遇戊申戊寅，火运先天而至；金欲升天，火运抑之，升之不前。即时雨不降，西风数举，咸卤燥生。民病上热喘嗽，血溢；久而化郁，即白埃翳雾，清生杀气，民病胁满，悲伤，寒鼽嚏，嗌干，手坼皮肤燥。

是故卯酉之年，太阳升天，主窒天芮，胜之不前；又遇阳明未迁正者，即太阳未升天也，土运以至，水欲升天，土运抑之，升之不前，即湿而热蒸，寒生两间[4]。民病注下，食不及化；久而成郁，冷来客热，冰雹卒至。民病厥逆而哕，热生于内，气痹于外，足胫酸疼，反生心悸，懊热，暴烦而复厥。

【注释】

[1] 遇会胜抑：张景岳曰："六气有遇、有会、有胜、有抑，则抑伏者为变。"

[2] 胜相会，抑伏使然：胜气相会必致抑窒而伏，这是导致气交有变的原因。

[3] 胜而不前：此言庚戌之年，太阳寒水司天，厥阴风木应升为司天左间，但因天柱金星所胜，风木之升不得向前，即前文"抑伏使然"的具体说明。后面经文内容同此理。

[4] 寒生两间：两间指司天之左右间气之时。

【经文分析】

本段经文讨论升之不前与疾病的关系。自在泉之右间升为司天之左间称为"升"，如果未表现出司天之左间气，就叫作"升之不前"；以巳亥年为例：从客气六步之间的关系而论，巳亥之岁为厥阴风木司天，司天之左间应是少阴君火，故曰"巳亥之岁，君火升天"。但由于巳亥之前一年是辰戌太阳寒水司天，于是就抑制了少阴君火升于司天的左间，所以说"主窒天蓬，胜之不前"。巳亥与辰戌各是两个年岁的代称，凡逢乙巳、乙亥、丁巳、丁亥、己巳、己亥、癸巳、癸亥，均属此例。如果从运与气的关系而论，则水运之岁与巳亥相遇，少阴君火之气也受抑而不能升，故原文又言"又厥阴未迁正，则少阴未得升天，水运以至其中者，君火欲升，而中水运抑之，升之不前……"。辛巳、辛亥年均如此。受水抑制而不能升至司天的左间即可出现："清寒复作，冷生旦暮。民病伏阳，而内生烦热，……赤气彰而化火疫……。"

【原文】

黄帝曰：升之不前，余已尽知其旨，愿闻降之不下，可得明乎？岐伯曰：悉乎哉问也！是之谓天地微旨，可以尽陈斯道。所谓升已必降[1]也，至天三年，次岁必降，降而入地，始为左间也。如此升降往来，命之六纪[2]者矣。

是故丑未之岁，厥阴降地，主窒地晶，胜而不前；又或遇少阴未退位，即厥阴未降下，金运以至中，金运承之[3]，降之未下，抑之变郁，木欲降下，金运承之，降而不下，苍埃远见，白气承之，风举埃昏，清燥行杀，霜露复下，肃杀布令。久而不降，抑之化郁，即作风燥相伏，暄而反清，草木萌动，杀霜乃下，蛰虫未见，惧清伤脏。

是故寅申之岁，少阴降地，主窒地玄，胜之不入；又或遇丙申丙寅，水运太过，先天而至，君火欲降，水运承之，降而不下，即彤云才见，黑气反生[4]，暄暖如舒，寒常布雪，凛冽复作，天云惨凄。久而不降，伏之化郁，寒胜复热，赤风化疫，民病面赤、心烦、头痛、目眩也，赤气彰而温病欲作也。

是故卯酉之岁，太阴降地，主窒地苍，胜之不入；又或少阳未退位者，即太阴未得降也；或木运以至，木运承之，降而不下，即黄云见而青霞彰，郁蒸作而大风，雾翳埃胜，折陨乃作。久而不降也，伏之化郁，天埃黄气，地布湿蒸。民病四肢不举、昏眩、肢节痛、腹满填臆[5]。

是故辰戌之岁，少阳降地，主窒地玄，胜之不入；又或遇水运太过，先天而至也，水运承之，降而不下，即彤云才见，黑气反生，暄暖欲生，冷气卒至，甚则冰雹也。久而不降，伏之化郁，冷气复热，赤风化疫，民病面赤、心烦、头痛、目眩也，赤气彰而热病欲作也。

是故巳亥之岁，阳明降地，主窒地彤，胜而不入；又或遇太阳未退位，即阳明未得降；即火运以至之，火运承之不下，即天清而肃，赤气乃彰，暄热反作。民皆昏倦，夜卧不安，咽干引饮，懊热内烦，天清朝暮，暄还复作；久而不降，伏之化郁，天清薄寒，远生白气。民病掉眩，手足直而不仁，两胁作痛，满目𥇀𥇀然。

是故子午之年，太阳降地，主窒地阜胜之，降而不入；又或遇土运太过，先天而至，土运承之，降而不入，即天彰黑气，暝暗凄惨，才施黄埃而布湿，寒化令气，蒸湿复令。久而不降，伏之化郁，民病大厥，四肢重怠，阴痿少力，天布沉阴，蒸湿间作。

【注释】

[1] 升已必降：张景岳注："六气之运，右者升而左者降也。"即六气由左至右转次，六气之中任何一气一定先由在泉升至司天，然后复降，故曰升已必降。

[2] 六纪：每气在天三年，在地三年，六年循环一周，按六步规则运转。六，六步。纪，

规律。

[3] 金运承之：指中运之阻抑。承，抵制。

[4] 彤云才见，黑气反生：张景岳注："皆寒水胜火之化。"彤云、黑气分别代表气候寒暖。

[5] 臆：本作"肊"，《说文解字》曰："肊，胸骨也。"

【经文分析】

本段讨论降之不下与疾病的关系。降，指降至在泉的左间，从在泉左间至司天三之气，升降正是三年（司天一年，司天右间一年，在泉左间一年），故曰"至天三年，次岁必降"。以子午年为例：子午之岁，太阳寒水之气应降至在泉的左间，如果碰上甲子、甲午之岁，则土主岁运而"土运承之，降而不入"，出现"天彰黑气……久而不降，伏之化郁，民病大厥，……蒸湿间作"。

【原文】

帝曰：升降不前，晰知其宗，愿闻迁正，可得明乎？

岐伯曰：正司中位，是谓迁正位，司天不得其迁正者，即前司天，以过交司之日[1]，即遇司天太过有余日也，即仍旧治天数，新司天未得迁正也。

厥阴不迁正，即风暄不时，花卉萎瘁。民病淋溲，目系转，转筋，喜怒，小便赤。风欲令而寒由不去[2]，温暄不正，春正失时。

少阴不迁正，即冷气不退[3]，春冷后寒，暄暖不时。民病寒热，四肢烦痛，腰脊强直。木气虽有余，而位不过于君火也[4]。

太阴不迁正，即云雨失令，万物枯焦，当生不发。民病手足肢节肿满，大腹水肿，填臆不食，飧泄胁满，四肢不举。雨化欲令，热犹治之[5]，温煦于气，亢而不泽。

少阳不迁正，即炎灼弗令，苗莠不荣，酷暑于秋，肃杀晚至，霜露不时。民病痎疟，骨热，心悸，惊骇；甚时血溢。

阳明不迁正，则暑化于前，肃杀于后[6]，草木反荣。民病寒热，鼽嚏，皮毛折，爪甲枯焦；甚则喘嗽息高，悲伤不乐。热化乃布，燥化未令，即清劲未行，肺金复病。

太阳不迁正，即冬清反寒，易令于春，杀霜在前，寒冰于后，阳光复治，凛冽不作，民病温疠至，喉闭嗌干，烦躁而渴，喘息而有音也。寒化待燥，犹治天气，过失序[7]，与民作灾。

【注释】

[1] 交司之日：张景岳曰："新旧之交，大寒日也。"

[2] 风欲令而寒由不去：上一年太阳寒水之气不退位，则今年厥阴风木不能迁正。

[3] 冷气不退：少阴君火不迁正，故春寒持久。

[4] 位不过于君火：木气虽太过而不退位，但时间不会超过君火当令之时。

[5] 雨化欲令，热犹治之：张景岳注："君火有余，湿化不行也。"

[6] 暑化于前，肃杀于后：张景岳注："金为火制，故暑热在前，肃杀在后。"因金气未行，故草木反荣。

[7] 寒化待燥，犹治天气，过失序：张景岳注："寒化须待燥去，犹得治天，但过期失序，则与民为灾。"

【经文分析】

本段经文讨论司天不迁正与疾病的关系。"正司中位，是谓迁正"，中位，指司天三之气。三之气未能表现出本气司天之令，称为不迁正。如果司天之左间不能升居司天三之气，就会导致气候反常，发生疾病。原因是"前司天，以过交司之日，……新司天未得迁正也"，如"太阳不迁正，即冬清反寒，易令于春，杀霜在前，寒冰于后，阳光复治，凛冽不作，民病温疠至……"

【原文】

帝曰：迁正早晚，以命其旨，愿闻退位，可得明哉？

岐伯曰：所谓不退者，即天数未终，即天数有余，名曰复布政[1]，故名曰再治天也。即天令如故，而不退位也。

厥阴不退位，即大风早举，时雨不降，湿令不化，民病温疫，疵废[2]，风生，皆肢节痛，头目痛，伏热内烦，咽喉干引饮。

少阴不退位，即温生春冬，蛰虫早至，草木发生，民病膈热，咽干，血溢，惊骇，小便赤涩，丹瘤，疮疡留毒。

太阴不退位，而取寒暑不时，埃昏布作，湿令不去，民病四肢少力，食饮不下，泄注淋满，足胫寒，阴痿，闭塞，失溺，小便数。

少阳不退位，即热生于春，暑乃后化，冬温不冻，流水不冰，蛰虫出见，民病少气，寒热更作，便血，上热，小腹坚满，小便赤沃[3]，甚则血溢。

阳明不退位，即春生清冷，草木晚荣，寒热间作。民病呕吐，暴注，食饮不下，大便干燥，四肢不举，目瞑掉眩。

太阳不退位，即春寒夏作，冷雹乃降，沉阴昏翳，二之气寒犹不去。民病痹厥，阴痿，失溺，腰膝皆痛，温疠晚发。

【注释】

[1] 复布政：继续司令。

[2] 疵废：萎废之病。

[3] 赤沃：张景岳曰："赤尿也。"

【经文分析】

本段经文讨论司天不退位与疾病的关系。自司天之气降至司天之右间称"退位"，如果前一年的司天之气，不退于司天之右间，未表现出司天之气，就叫作"不退位"。如阳明不退位，则燥气偏胜而"春生清冷"，厥阴风木被抑，故"民病……目瞑掉眩"。

【原文】

帝曰：天岁早晚[1]，余已知之，愿闻地数，可得闻乎？

岐伯曰：地下迁正、升天及退位不前之法，即地土产化，万物失时之化也[2]。

【注释】

[1] 早晚：先后。

[2] 地下迁正、升天及退位不前之法，即地土产化，万物失时之化也：张景岳注："若地数不前而失其正，即应于地土之产化，皆万物失时之化也。"

【经文分析】

"地数"，指在泉的迁正、退位。如果在泉之气不能按时迁正和退位，就可能出现土湿之化的情况。因为在泉之气处于冬季，冬季主藏，反而出现土化现象，则表现为"万物失时之化也"。

【原文】

帝曰：余闻天地二甲子，十干十二支，上下经纬天地[1]，数有迭移，失守其位，可得昭乎？岐伯曰：失之迭位者，谓虽得岁正，未得正位之司，即四时不节，即生大疫。注《玄珠密语》云：阳年三十年，除六年天刑，计有太过二十四年，除此六年，皆作太过之用。令不然之旨，今言迭支迭位，皆可作其不及也。

假令甲子阳年，土运太窒[2]，如癸亥天数有余者，年虽交得甲子，厥阴犹尚治天，地已迁正，阳明在泉，去岁少阳以作右间，即厥阴之地阳明，故不相和奉者也。癸巳相会，土运太过，虚反受木胜，故非太过也，何以言土运太过，况黄钟不应太窒，木既胜而金还复，金既复而少阴如至，即木胜如火而金复微，如此则甲己失守，后三年化成土疫，晚至丁卯，早至丙寅，土疫至也。大小善恶，推其天地，详乎太一。又只如甲子年，如甲至子而合，应交司而治天，即下己卯未迁正，而戊寅少阳未退位者，亦甲己下有合也，即土运非太过，而木乃乘虚而胜土也，金次又行复胜之，即反邪化也。阴阳天地殊异尔，故其大小善恶，一如天地之法旨也。

假令丙寅阳年太过，如乙丑天数有余者，虽交得丙寅，太阴尚治天也。地已迁正，厥阴司地，去岁太阳以作右间，即天太阴而地厥阴，故地不奉天化也。乙辛相会，水运太虚，反受土胜，故非太过，即太簇之管[3]，太羽不应，土胜而雨化，木复即风，此者丙辛失守其会，后三年化成水疫，晚至己巳，早至戊辰，甚即速，微即徐，水疫至也，大小善恶，推其天地数，乃太一游宫。又只如丙寅年，丙至寅且合，应交司而治天，即辛巳未得迁正，而庚辰太阳未退位者，亦丙辛不合德也，即水运亦小虚而小胜，或有复，后三年化疬，名曰水疬，其状如水疫。治法如前。

假令庚辰阳年太过，如己卯天数有余者，虽交得庚辰年也，阳明犹尚治天，地已迁正，太阴司地，去岁少阴以作右间，即天阳明而地太阴也，故地不奉天也。乙巳相会，金运太虚，反受火胜，故非太过也，即姑洗之管，太商不应，火胜热化，水复寒刑，此乙庚失守，其后三年化成金疫也，速至壬午，徐至癸未，金疫至也，大小善恶，推本年天数及太一也。又只如庚辰，如庚至辰，且应交司而治天，即下乙未未得迁正者，即地甲午少阴未退位者，且乙庚不合德也，即下乙未干失刚，亦金运小虚也，有小胜或无复，且三年化疬，名曰金疬，其状如金疫也。治法如前。

假令壬午阳年太过，如辛巳天数有余者，虽交后壬午年也，厥阴犹尚治天，地已迁正，阳明在泉，去岁丙申少阳以作右间，即天厥阴而地阳明，故地不奉天者也。丁辛相合会，木运太虚，反受金胜，故非太过也，即蕤宾之管[4]，太角不应，金行燥胜，火化热复，甚即速，微即徐。疫至大小善恶，推疫至之年天数及太一。又只如壬至午，且应交司而治之，即下丁酉未得迁正者，即地下丙申少阳未得退位者，见丁壬不合德也，即丁柔干失刚，亦木运小虚也，有小胜小复。后三年化疬，名曰木疬，其状如风疫也。治法如前。

假令戊申阳年太过，如丁未天数太过者，虽交得戊申年也。太阴犹尚司天，地已迁正，厥阴在泉，去岁壬戌太阳以退位作右间，即天丁未，地癸亥，故地不奉天化也。丁癸相会，火运太虚，反受水胜，故非太过也，即夷则之管[5]，上太徵不应，此戊癸失守其会，后三年化疫也，速至庚戌，大小善恶，推疫至之年天数及太一。又只如戊申，如戊至申，且应交司治天，即下癸亥未得迁正者，即地下壬戌太阳未退位者，见戊癸未合德也，即下癸柔干失刚，见火运小虚，有小胜或无复也，后三年化疬，名曰火疬也。治法如前，治之法，可寒之泄之。

【注释】

[1] 上下经纬天地：上下，指干支组成的甲子；经纬，指治理。天地运动的一般规律可用甲子的干支上下配属来推演。

[2] 土运太窒：张景岳曰："窒，抑塞也。此下皆重明前章刚柔失守之义。"

[3] 管：指律管。阳六律与阴六律合称十二律。

[4] 蕤宾之管：张介宾注："蕤宾之管，太角之律也，阳木不正，故蕤宾失音。"

[5] 夷则之管：张介宾注："夷则之管，火之律也，上管属阳，太徵也，下管属阴，少徵也。戊不得正，故上之太徵不应。"

【经文分析】

本节经文从干支顺序的阴阳配属，观测司天、在泉守位与失位的变化，以此预测气候变化及与疾病的关系，强调干支失位，可以导致疫疠发生。以甲子年为例：

（1）癸亥年对甲子年的影响：甲子的前一年是癸亥。癸亥年厥阴风木司天，如果厥阴风木司天没有退位，那么甲子年的少阴君火就不能迁正，故"年虽交得甲子"而"厥阴犹尚治天"（司天），以致甲子年岁运虽然为土运太过，但还是可能被司天的厥阴风木之气所抑，形成了厥阴风木司天、阳明燥金在泉的失位变化，致金与木"不相和奉者也"。

（2）"癸己相会"：甲己均为土运，甲为太过，己为不及。虽然甲子年岁运为土运太过，但由于癸亥年的影响，土运反而成为不及，其运的变化相当于土运不及之"己"年，故曰"癸己相会"。此处之"癸"代表前一年的癸亥年，"己"代表不及之土运。所以土运太过的甲子年，反虚而受木胜，表现的是厥阴风木司天之气，故曰"况黄钟不应太窒"，"何以言土运太过"。由于"木既胜而金还复，金既复而少阴如至，即木胜如火而金复微"，使甲年出现己年的运气变化，导致"甲己失守，后三年化成土疫"。当然并非绝对的三年化疫，也可以"早至丙寅"。至于是否化疫，疫情的严重程度，还需根据实际情况而定。

（3）甲己有合：指甲子年"应交司而治天"，即甲子年少阴君火应时而司天，但到了下一个己卯年（即甲子纪年的第二个"己"年），由于己卯的前一年"戊寅少阳未退位者"，则在泉之厥阴风木"乃乘虚而胜土也"，致己卯年的阳明燥金司天之气"又行复胜之"引起气候变化的"邪化"。

下文的"假令丙寅阳年太过"至"假令戊申阳年太过"四段，均可参考甲子年进行分析。

【原文】

黄帝曰：人气不足，天气如[1]虚，人神失守，神光[2]不聚，邪鬼[3]干人，致有夭亡，可得闻乎？

岐伯曰：人之五脏，一脏不足，又会天虚，感邪之至也。人忧愁思虑即伤心，又或遇少阴司天，天数不及，太阴作接间至，即谓天虚也，此即人气天气同虚也。又遇惊而夺精，汗出于心，因而三虚，神明失守。心为君主之官，神明出焉，神失守位，即神游上丹田[4]，在帝太一帝君泥丸宫一下。神既失守，神光不聚，却遇火不及之岁，有黑尸鬼见之，令人暴亡。

人饮食、劳倦即伤脾，又或遇太阴司天，天数不及，即少阳作接间至，即谓之虚也，此即人气虚而天气虚也。又遇饮食饱甚，汗出于胃，醉饱行房，汗出于脾，因而三虚，脾神失守，脾为谏议之官，智周出焉。神既失守，神光失位而不聚也，却遇土不及之年，或己年或甲年失守，或太阴天虚，青尸鬼见之，令人卒亡。

人久坐湿地，强力入水即伤肾，肾为作强之官，伎巧出焉。因而三虚，肾神失守，神志失位，神光不聚，却遇水不及之年，或辛不会符，或丙年失守，或太阳司天虚，有黄尸鬼至，见之令人暴亡。

人或恚怒，气逆上而不下，即伤肝也。又遇厥阴司天，天数不及，即少阴作接间至，是谓天虚也，此谓天虚人虚也。又遇疾走恐惧，汗出于肝。肝为将军之官，谋虑出焉。神位失守，神光不聚，又遇木不及年，或丁年不符，或壬年失守，或厥阴司天虚也，有白尸鬼见之，令人暴亡也。

已上五失守者，天虚而人虚也，神游失守其位，即有五尸鬼干人，令人暴亡也，谓之曰尸厥。人犯五神易位，即神光不圆也。非但尸鬼，即一切邪犯者，皆是神失守位故也。此谓得守者生，失守者死。得神者昌，失神者亡。

【注释】

[1] 如：遇上之意。

[2] 神光：张景岳曰："神明也。"

[3] 邪鬼：即病邪。

[4] 上丹田：张景岳曰："人之脑为髓海，是谓上丹田。"

【经文分析】

本段讨论"三虚"致病。三虚指"人气不足，天气如虚，人神失守"，说明气候失常，人体五脏功能失调，加上神明失守，是导致疫疠之气致病的重要原因，这种强调正邪双方面共同作用导致疾病发生的观点，是《内经》发病观的重要组成部分。经文提出"得神者昌，失神者亡"，特别强调神明的重要性，对后世中医学治疗疫疠有积极的指导作用。

主要参考文献

陈无择.2007.三因极一病证方论.王象礼,张玲,赵怀舟,校注.北京:人民卫生出版社

成无己.2012.注解伤寒论.北京:人民卫生出版社

方药中,许家松.2007.黄帝内经素问运气七篇讲解.北京:人民卫生出版社

冯时.2017.中国天文考古学.3版.北京:中国社会科学出版社

黎敬波.2010.内经临床运用.北京:科学出版社

李东垣.2005.脾胃论.文魁,丁国华,整理.北京:人民卫生出版社

刘奎.2003.松峰说疫.北京:学苑出版社

刘完素.2005.素问玄机原病式.孙洽熙,孙峰,整理.北京:人民卫生出版社

柳少逸.2015.五运六气三十二讲.北京:中国中医药出版社

任应秋.1982.运气学说.2版.上海:上海科学技术出版社

苏颖.2016.五运六气概论.北京:中国中医药出版社

苏颖.2017.中医运气学.北京:中国中医药出版社

田合禄,田蔚.2001.中医运气学解密.太原:山西科学技术出版社

王冰.2015.重广补注黄帝内经素问.北京:中医古籍出版社

王玉生.1996.类经图翼·类经附翼评注.西安:陕西科学技术出版社

王玉兴.2013.黄帝内经素问三家注·运气分册.北京:中国中医药出版社

吴弥漫.2010.内经临床发挥.北京:科学出版社

吴弥漫,古继红.2010.内经临床精要.北京:科学出版社

邢玉瑞.2010.运气学说的研究与评述.北京:人民卫生出版社

杨威,白卫国.2011.五运六气研究.北京:中国中医药出版社

叶桂.2006.临证指南医案.苏礼,整理.北京:人民卫生出版社

余师愚.1996.疫疹一得.郭谦亨,孙守才,点校.北京:中国中医药出版社

张登本.2019.张登本解读五运六气.北京:中国医药科技出版社

张介宾.2016.类经.北京:中医古籍出版社

张宇鹏,王国为.2017.五运六气精华类编.北京:中医古籍出版社

张仲景.2017.伤寒杂病论.北京:中医古籍出版社

张子和.2005.儒门事亲.邓铁涛,赖畴,整理.北京:人民卫生出版社

周学海.2007.读医随笔.2版.闫志安,周鸿艳,校注.北京:中国中医药出版社